ESSAI
SUR LES
ALIMENS.

ESSAI

SUR

LES ALIMENS,

POUR servir de Commentaire aux Livres Diététiques d'Hippocrate.

TOME PREMIER.

A PARIS,
De l'Imprimerie de VINCENT, rue S. Severin, à l'Ange.

M DCC LVII.

Avec Approbation & Privilege du Roi.

ESSAI
SUR LES
ALIMENS,

Pour servir de Commentaire aux Livres Diététiques d'HIPPOCRATE.

par Mr Lorry.

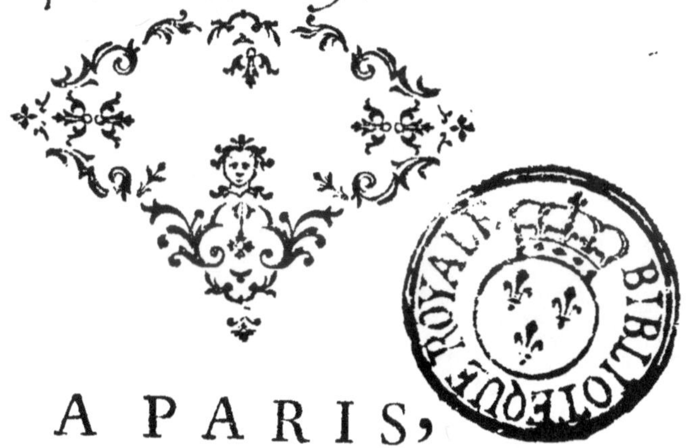

A PARIS,
Chez VINCENT, Imprimeur-Libraire, rue Saint Severin.

M. DCC. LIV.

Avec Approbation & Privilege du Roi.

A MONSEIGNEUR
LE MARECHAL
DUC DE RICHELIEU.

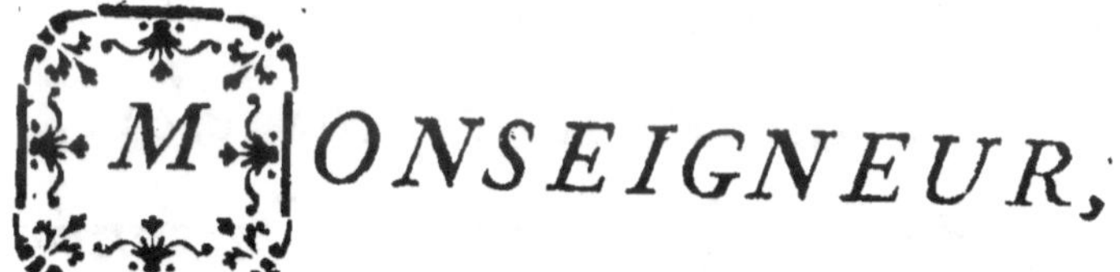

ONSEIGNEUR,

Les Grandeurs & les Dignités dont les hommes sont

revêtus, ne leur attirent de leurs ſemblables qu'une vénération ſtérile. Les Sciences rendent un hommage plus éclatant & plus légitime à ceux qui les protégent en les éclairant. Tous les hommes doivent un tribut ſincere de reconnoiſſance à ces Héros de l'humanité, qui enflammés de l'amour du bien public, le procurent d'autant plus, qu'ils ſont plus élevés au-deſſus des autres. Vous méritez & cet hommage & cette reconnoiſſance des gens qui s'appliquent aux Sciences utiles, par l'étendue & la juſteſſe de votre génie, & par l'ardeur avec laquelle il embrasse tout ce qui peut être utile au genre humain.

Pour moi, MONSEIGNEUR, j'ai une raison plus pressante encore de vous offrir ces foibles fruits de mes travaux ; c'est l'ardeur dont vous m'animez ; ce sont les bontés dont votre cœur se plaît à me combler.

J'ai l'honneur d'être, avec un très-profond respect,

MONSEIGNEUR,

Votre trés - humble &
très-obéissant Serviteur
LORRY M. D.

PREFACE.

L'OUVRAGE que je présente au Public n'est pas un de ces Traités dont l'objet ait l'appareil de la nouveauté, & sur lequel on puisse reprocher aux Auteurs, leur oubli ou leur négligence.

Je dois au contraire m'attendre à supporter la défiance & le dégoût, qu'inspire naturellement aux Lecteurs le titre d'un sujet sur lequel la plûpart des Ecrivains ont échoué ; mais quoique je ne prétende en aucune façon, ni aux lumieres ni aux talens de ceux qui ont avant moi entrepris d'écrire sur les alimens, je crois au moins ma témérité excusable, par les circonstances heureuses dans lesquelles je me ſuis trouvé, & par les vues dans leſquelles j'ai hazardé de faire part de mes réflexions ſur cette matiere.

La Médecine en genéral, comme toutes ſes parties, a été longtemps à s'aſſurer des routes qu'elle devoit ſuivre pour parvenir à la connoiſſance de la vérité. La pratique de cet Art a été plus heureuſe, parce que toujours active, toujours dépendante des circonſtances, & ſut-tout toujours jugée par les événemens, il ne lui étoit pas permis de s'infecter impunément des erreurs des Philoſophes. Mais auſſi la partie théorique de la Médecine n'a-t-elle pas toujours guidé ſa pratique, & il s'eſt formé une diſtinction injurieuſe de Médecins ; aux uns on a accordé beaucoup d'un ſçavoir inutile, & aux autres, avec peu de ſcience, beaucoup de talent pour guérir les maladies, comme s'il n'étoit pas essentiel que la théorie dirigeât la pratique, & que celle-ci ne fût pas, si elle n'est guidée par des principes clairs & évidens, un empyrisme pernicieux, & même j'ose le dire, impraticable.

Pourquoi donc cette distinction a-t-elle été si accréditée, & paroît-elle même encore subsister aujourd'hui ? C'est qu'on peut s'égarer impunément dans ce qu'on appelle théorie. Mais quand l'humanité souffre auprès de son semblable affligé, & implorant le secours le plus nécessaire, on oublie tous les jeux d'esprit, on se rappelle les vrais principes, & l'on voit alors & la vraie théorie des choses, & sa vraie application à la pratique.

Je ne crains point de l'avancer, malgré la diversité des opinions des Médecins, malgré la différence des sectes qui ont rendu quelquefois notre Profession ridicule, il existe une théorie universelle, reconnue dans tous les tems, dans tous les pays où l'eſprit eſt cultivé, qui guide les Médecins dans leurs actions, & avant qu'on la conſacrât à l'immortalité dans des écrits publics, elle exiſtoit dans l'eſprit de ceux qui pratiquoient la Médecine auprès des malades, pour peu qu'ils euſſent l'eſprit juſte, & qu'ils rechercha ſſent la vérité avec l'ardeur naturelle aux hommes vertueux, qui ont aſſez de courage pour faire le ſacrifice de leurs jours à l'utilité de leurs concitoyens.

Cette belle théorie a toujours frappé d'admiration ceux qui ont cultivé notre Art, toutes les fois que l'on a reconnu ſes veſtiges. Hippocrate eſt le ſeul Auteur parmi les Anciens, qui l'ait connue pure & ſans tache (*a*); il a poſé les fondemens inébranlables de

(a) *Lib. de Priſcâ Medicinâ.*

cette théorie ; il nous a même précautionné contre l'illusion, en observant avec cette force & avec cette énergie que donne la persuasion, qu'il ne falloit point chercher de principes merveilleux pour en faire la base de la Médecine, que cette espeçe de liberté n'étoit accordée qu'aux Arts qui étoient au-dessus de la portée des hommes, & qui ne pouvoient être d'aucun usage dans la Société, qu'il falloit marcher d'après ce que nous avions de connoissances certaines, en déduire des connoissances aussi certaines. Il l'a fait, & on peut dire que ce qu'il nous a laissé sur la Médecine est un trésor inépuisable, dont le tems a scellé la vérité & a fait sentir tout le prix.

J'espere que l'on n'attribuera pas ces éloges, que l'amour seul de la vérité m'inspire, à un préjugé fanatique en faveur des Anciens. On les doit à Hippocrate ces éloges,

& ſi Galien, avec le plus beau génie du monde, a rendu à la Médecine des ſervices importans, c'eſt que malgré l'envie démeſurée qu'il a eu d'être Philoſophe, il avoit ſenti tout le vrai des Ouvrages d'Hippocrate, & qu'il s'en eſt autant rapproché dans l'obſervation, qu'il s'en étoit éloigné dans la théorie.

Mais nous lui devons auſſi tous les malheurs qui ſont tombés ſur la Médecine ; il l'a infecté de la philoſophie des Péripatéticiens, elle a ſuivi le même ſort, a eu la même gloire, a partagé ſes infortunes. Les premiers Alchymiſtes, quelque fougueux qu'ils fuſſent, ont bien ſenti qu'ils pouvoient attaquer Galien, mais ils ont toujours reſpecté Hippocrate, & même ont pouſſé pour lui la vénération, juſqu'à en vouloir faire un Chymiſte, tant la force de la vérité a d'empire ſur les hommes, quelque égarement qu'on leur ſuppoſe d'ailleurs.

La théorie d'Hippocrate étant éclipſée dans les écrits, a donc ſubſiſté dans l'eſprit des Médecins; il n'eſt pas poſſible qu'un eſprit juſte s'en écarte, elle eſt fondée dans la nature, elle eſt le fruit de la réflexion; les faits que nous voyons tous les jours ſous nos yeux, la font naître en nous comme malgré nous, pour peu que nous écoutions la voix de la nature, & que les préjugés philoſophiques ne nous aveuglent pas entierement.

Hippocrate avoit ſéparé la Médecine de la Philoſophie (*a*); par quel malheur celle-ci y eſt-elle rentrée, & a-t-elle retardé tous nos progrès? Depuis cette époque fatale, nous avons ſuivi toutes les révolutions de la Philoſophie, nous avons été avec elle occupés de

---

(a) *Celſ. Præfat.*

bagatelles inutiles, Dialecticiens, Métaphysiciens, & enfin dans ces derniers siécles nous avons avec elle abjuré nos erreurs, nous nous sommes livrés comme elle à des objets plus importans, nous avons repris le goût de l'observation, nous avons abandonné les hypotheses, pour suivre les traces de la nature & pour épier ses mouvemens : qu'en est-il arrivé ? On a retrouvé l'édifice bâti par Hippocrate, précisément au même point où ce grand homme l'avoit laissé ; mais du moins a-t-on acquis des matériaux immenses & qui s'accroissent tous les jours : & surtout a-t-on remporté de toutes ces erreurs, la conviction précieuse que nous devons suivre une route nouvelle, & que nous n'en devons pas suivre désormais d'autres.

La malheureuse expérience que nous avons fait de toutes les illusions qui nous avoient séduit, avoient déja fait appercevoir, & la ſtérilité de la philoſophie Ariſtotélicienne, & fait ſentir que la fertilité des hypotheſes ne portoit aucun fruit réel : beaucoup de grands hommes avoient déja donné des eſquiſſes de cette théorie d'Hippocrate, on avoit commencé à réduire à leur juſte valeur les phénoménes qui ſe préſentoient tous les jours, quand un ſeul homme, pourvu d'un génie vaſte, & fait pour embraſſer l'enceinte de toute la nature, connoiſſant également & la Médecine ancienne, & tout ce que les Phyſiciens modernes avoient découvert, a franchi lui ſeul une carriere immenſe, & nous a montré les avantages de la théorie d'Hippocrate éclairée par les obſervations des Modernes.

Le travail prodigieux de Boerhaave a été tout entier conſacré à l'utilité des hommes. Le produit qu'a eu entre ſes mains la méthode indiquée par Hippocrate, lui a fourni des richesses immenses, qu'il a répandu à pleines mains sur notre Art. En marchant de principes évidens en conséquences démontrées, il a vu la nature lui ouvrir tous ses secrets : il s'est arrêté aux limites que l'humanité ne peut franchir, si l'observation ne lui fournit de nouvelles lumieres. S'il n'a pas pû porter le même flambeau sur tous les objets de notre Art, c'est que le génie des hommes ne peut pas tout embrasser.

Il n'est donc pas étonnant que plusieurs des matieres les plus importantes qu'embrasse la vaste enceinte de la Médecine, ne soient encore qu'ébauchées, & que nous en trouvions beaucoup qui ne soient même pas encore ramenées à leurs vrais principes. Il faut suivre une route toute nouvelle, ou plutôt il faut reprendre celle que nous avions abandonné.

Dans ce nouveau point de vue où il faut envisager les objets de nos travaux, nous éprouvons des difficultés que n'avoient point à essuyer les Sciences dans leur enfance ; ce sont les obstacles qu'élévent, malgré nous contre tous nos efforts, les préjugés accrédités, ce sont les opinions qu'il faut combattre, puisque les hommes n'en ont point eu de si absurdes qui n'aient eu leurs partisans.

Mais quelle est la méthode la plus heureuse pour les combattre ? C'est encore celle qu'Hippocrate nous a enseigné, & que M. Boerhaave a suivi : c'est de forcer les hommes à reconnoître la vérité. On ne peut se refuser à ses impressions lumineuses, lorsque marchant de principes en conséquences, elle nous conduit comme par la main.

J'ignore si dans le Traité des Alimens que je présente au Public, j'ai rempli exactement le but que je m'étois proposé ; mais je n'en ai point eu d'autre, dans une matiere obscure & difficile à réduire aux vrais principes de la raison, que de rassembler en un corps de doctrine les connoissances certaines que nous avons sur les alimens, de sorte que l'on soit forcé de convenir, que ce qui paroît ordinairement dirigé par l'empyrisme le plus général, est cependant soumis à des loix certaines, & desquelles on ne peut s'écarter sans danger.

La seule raison qui m'ait engagé puissamment à le faire, c'est que je ne connois aucun Auteur qui l'ait fait. De tous les Traités d'Alimens que j'aie lu, les uns rapportent tout à l'empyrisme, & quand on les a médité profondément, on ne trouve aucune raison suffisante qui puisse déterminer à ajouter foi à leurs oracles ; il ne reſte dans l'eſprit aucune régle qui puiſſe guider pour les cas qu'ils n'ont pas prévu.

Les autres examinent les principes des al mens, en font une analyſe chymique, & de-là déduiſent leurs vertus. L'expérience nous a aſſez détrompé ſur les grandes eſpérances que nous avions conçu de cette analyſe ; & la raiſon a aſſez démontré quelles ſont les bornes que nous devons preſcrire aux conſéquences que l'on veut en déduire.

Je ne prétends cependant point à la gloire d'être inventeur ; je n'ai pas avancé une ſeule propoſition qui ne ſoit implicitement dans Hippocrate, que Boerhaave & que Sanctorius n'ayent ſenti ; qui enfin n'ait été pluſieurs fois enſeignée dans les Ecoles ; mais j'oſe aſſurer que perſonne n'a réuni juſqu'ici ces vérités en un ſeul corps de doctrine : c'eſt, je crois, la raiſon qui fait que les préjugés & les erreurs ont encore un grand empire ſur cette matiere.

Détruire ces erreurs, contribuer en quelque choſe au progrès de la Médecine, & à la connoiſſance de la vérité, voilà quel eſt mon premier but & ma principale intention. La premiere idée qui m'ait engagé dans des recherches ſérieuſes ſur cet objet, a été d'examiner juſqu'à quel point pouvoit conduire la théorie d'Hippocrate dans une matiere livrée totalement à l'empyriſme.

Il me ſera permis à préſent de demander à mes Lecteurs un peu d'indulgence pour les fautes que je puis avoir commiſes. Si dans les principes que j'ai employé, & qui font la baſe de cet Eſſai, il y en a quelqu'un qui ſoit hazardé, je ne demande aucune grace pour lui, il eſt juſte qu'on en faſſe ſentir la fauſſeté. Dans notre Art, un principe qui peut conduire à l'erreur, doit être regardé comme un conſeil pernicieux à la Société. Je déſire ardemment de lui être utile, & je me flatte que mes travaux ne ſeront jamais ſouillés par aucun motif étranger. Je dois donc ſouhaiter moi-même d'être déſabuſé ſi je ſuis dans l'erreur.

Tout ce que je puis exiger de faveur, c'eſt qu'on examine le ſtyle & quelques défauts d'ordre, avec moins d'exactitude qu'on ne le feroit pour des objets moins intéreſſans. L'attention extraordinaire, qu'il faut faire à l'objet même, ſépare de cette exactitude ſcrupuleuſe qu'exige la Langue de notre Patrie. Les hommes attachés à des profeſſions laborieuſes, qui demandent un travail & une étude auſſi variée que néceſſaire, *qui muſas colunt ſeveriores*, n'ont pas toujours le tems de limer & de polir leur ſtyle : ceux qui l'ont fait ſont infiniment eſtimables. Je connois un Ouvrage, qui eſt encore enfermé dans un Cabinet ſçavant, d'où l'amitié a bien voulu le tirer en ma faveur : l'Auteur eſt un génie qui ſçait allier les agrémens les plus flateurs à la ſolidité ; il a orné de très-beaux Vers, les regles les plus auſteres de l'Hygienne. Digne d'être entre les mains des gens de Lettres les plus difficiles, il peut inſtruire les Médecins les plus ſçavans. Heureux qui peut réunir ces avantages ! Pour moi j'avoue que j'ai beſoin de beaucoup d'indulgence ſur cet article.

ESSAI SUR LES ALIMENS.

IDÉE d'aliment ne nous présente autre chose à l'esprit qu'un corps propre à soutenir ou à augmenter notre substance ; à la soutenir dans les pertes inévitables que souffrent continuellement & les humeurs, & les solides mêmes de notre machine ; à l'augmenter jusqu'au point de fermeté & de solidité qu'elle doit avoir pour que toutes les fonctions s'exécutent avec la force propre à l'animal parvenu au dernier point de sa vigueur : (*a*) *Aluntur quædam ut augescant &*

(a) *Hippocr. de Alimento.*

ſubſiſtant, quædam ut ſubſiſtant & in eodem ſtatu permaneant, uti ſenes, quædam etiam ut robur recuperent (*a*).

Pour ſoutenir, pour réparer, pour augmenter, il faut des corps qui ſoient de même nature que le nôtre, autrement ſa ſubſtance changeroit tous les jours; ce qui n'arrive point. Au contraire, toujours formés des mêmes principes, nous avons toujours les mêmes propriétés. La matiere de l'aliment eſt évidemment différente de celle qui conſtitue notre corps; il faut donc qu'elle ſe change en notre propre ſubſtance. C'eſt en ce changement que conſiſte toute la nutrition: (*b*) c'eſt à quoi conſpire le méchaniſme de tout le corps, comme nous aurons lieu de le prouver dans la ſuite de cet Ouvrage.

On ne doit pas ſe former d'autre idée ſur les alimens & ſur la nutrition de tous les corps, quels qu'ils ſoient. Toutes les ſubſtances que nous voyons

(*a*) Rien ne peut exprimer cette vivacité du grec: Τρέφεται τὰ μὲν εἰς αὔξησιν καὶ εἰς τὸ εἶναι. τὰ δὲ εἰς τὸ εἶναι μόνον, οἷον οἱ γέροντες. τὰ δὲ πρὸς τούτων καὶ εἰς ῥώμην.

(b) *Gal. comment. 2. in libr. de Alimento.* ὁμοίωσις τοῦ τρέφοντος τῷ τρεφομένῳ.

s'augmenter, ont donc généralement la propriété de changer des matieres étrangeres en leur propre substance. C'est ainsi qu'elles réparent les pertes périodiques de la nature.

Les végétaux & les animaux qui tous les jours sous nos yeux suivent toutes les vicissitudes des âges, ont par conséquent cette propriété. Les minéraux même, par un méchanisme qui nous est d'autant plus inconnu, que ces substances sont plus étrangeres à notre corps & plus éloignées de notre nature, se nourrissent aussi, croissent dans les entrailles de la terre, & ont leurs élémens, que la Chymie par des travaux immenses est enfin parvenue à entrevoir ; élémens au reste très-peu altérés, & qui font que ces corps sont eux-mêmes très-peu & très-difficilement altérables.

Les végétaux & les animaux ont entre eux une analogie parfaite ; ils sont formés & composés des mêmes principes (*a*), & ils ne different que

(*a*) Ce que nous appellons principes sont proprement les parties constituantes de ces corps tels qu'ils se présentent aux yeux des par le dégré d'altération plus ou moins grand dans ces mêmes principes.

Il y a en effet dans tous les corps de ces deux regnes un progrès continuel d'altération. Cette altération commence à la même origine, & se réunit à la même fin. Entre ces deux extrémités sont comprises les nuances infinies que nous trouvons entre les différens végétaux, les animaux, & même entre leurs produits, suivant le dégré de force, de rapidité, & de concours des causes altérantes.

Tel est, d'après les vûes de la nature, exposées clairement par Beccher, l'ordre de l'altération des corps. Les minéraux plus simples participent davantage de la nature élémentaire, mais aussi sont-ils moins sujets au changement. Les végétaux plus composés, plus organisés, sont nourris par une matiere qui participe moins de leur nature, mais aussi plus altérable. Les animaux enfin, prenant le principe de leur nourriture déja changé, déja

Physiciens en décomposant les corps par l'analyse, & ce n'est nullement les premiers élémens qui sont inaltérables.

altéré dans les végétaux, sont nécessairement les plus proches du dernier dégré d'altération & de la désunion.

Cette approximation à la désunion est, dans l'ordre admirable de la nature, une suite nécessaire des dégrés d'altération que les principes des corps ont reçû ; car plus ils s'éloignent de leur état primitif, plus ils s'avancent nécessairement vers le dernier période d'altération qui est la fin de tous les corps, où leurs différences s'anéantissent.

Les minéraux les plus parfaits n'ont besoin de nourriture que pour augmenter leur volume. D'une structure trop solide pour admettre dans leurs parties un mouvement intérieur, ils sont indissolubles par les agens naturels. Si dans les minéraux quelque substance est capable d'une prompte altération, qu'on examine son origine, & l'on verra que de près ou de loin elle doit se rapporter au regne végétal ou bien même à l'animal ; les observations des Historiens de la nature l'ont assez prouvé.

Les végétaux au contraire, ou du moins le plus grand nombre d'entr'eux, ont besoin de nourriture pour subsister ; mais enfin ils peuvent se passer plus long-tems que les animaux de cette réparation. Ceux-ci, comme plus altérables, exigent une nutrition plus prompte, plus certaine, & se conservent le moins.

Les Pharmaciens sçavent que la conservation des parties des animaux est plus difficile que celle des plantes, du moins des plantes ordinaires; car il y en a plusieurs qui s'approchent infiniment par leurs principes du regne animal; & l'on peut assurer, sans crainte d'être contredit, que ce sont ces plantes qui sont les plus difficiles à conserver.

Les végétaux ont donc quelque chose de plus simple & de plus élémentaire que les animaux, comme Beccher (*a*) l'a prononcé; aussi leur nourriture est-elle plus simple & plus uniforme. L'Auteur de la nature n'a pas perdu ses richesses à nourrir des corps destitués de goût & de sentiment. La vicissitude & l'ordre des saisons, la pluie du Printems, la premiere chaleur du soleil dont les rayons commencent à devenir plus perpendiculaires, sont les causes générales qui tuméfient les graines, qui font

(a) *Beccher, libr. 1. Sect. 4. cap. iv.*

éclorre les plantes, & qui continuent leur nutrition dans la plante même.

En général l'humeur qui nourrit les végétaux eſt tirée en partie de la ſemence, en partie de la terre qui fournit les mêmes ſucs pour tant d'eſpéces différentes. Si quelque plante refuſe de ſe nourrir dans un terrain, ce n'eſt gueres le terrain qu'il faut en accuſer, c'eſt ſouvent ou le trop de chaleur, ou la trop grande aridité ; ſouvent c'eſt au contraire trop d'humidité ou trop de fraîcheur. La terre eſt par elle-même en état de fournir des ſucs nutritifs. L'expérience de Vanhelmont, répétée pluſieurs fois, prouve que l'eau ſeule a pû ſuffire pour donner de l'accroiſſement aux plantes.

Pour les animaux, la matiere de leur nutrition eſt preſque auſſi variée que les eſpéces différentes des végétaux. Mais dans les plantes tout n'eſt pas également nutritif ; nous prouverons ailleurs que tout ce qui eſt fortement médicamenteux ne peut pas ſervir d'aliment.

Pluſieurs genres différens d'animaux ſe nourriſſent de la même eſpéce de plante ; le même animal ſe nourrit de plusieurs genres de végétaux. Il y a donc dans les plantes une matiere nutritive, matiere beaucoup moins variée que les espéces des plantes qui la contiennent (*a*).

De plus cette même matiere doit être extrêmement multipliée pour le seul genre humain. Les hommes tirent leur aliment de tant d'espéces de plantes différentes, & se les assimilent si également, qu'il est nécessaire qu'il y ait quelque chose de commun entre elles, pour qu'elles puissent produire un même effet sur des sujets de même espéce; & souvent sur le même sujet. Cette matiere doit avoir la propriété de pouvoir être réduite en la même substance. Nous ne prononçons pas ici qu'elle soit la même pour tous les genres d'animaux; nous avons vû des Physiciens (*b*) penser bien differemment des autres, sur la matiere qui devoit servir d'aliment aux plumes des oiseaux & aux écailles de certaines

---

(a) *Alimentum & alimenti species, unum & multæ. Unum quatenus genus unum.* τροφῆς δὲ τρέφον τοῦτο τροφή. Hippoc. de Alimento.

(b) *Borelli, Part. 2. de motu animalium. Reaumur, Mém. de l'Academ. 1718.*

eſpéces de cruſtacés ; cependant l'uſage que nous faiſons d'une variété prodigieuſe d'animaux qui ſe ſont nourris eux-mêmes de végétaux d'eſpéces toutes différentes de celles dont nous nous ſervons ordinairement, nous marque au moins combien la matiere nutritive eſt étendue.

Mais ce n'eſt pas encore tout ce que nous avons à conſidérer : quelque analogues que ſoient les parties nutritives des plantes & des animaux avec celles qui doivent enfin proprement nous nourrir, il n'en eſt aucune qui ſoit nutritive par elle-même ; il faut auparavant qu'elle ait éprouvé l'action des différentes fonctions, qu'elle ait pris, pour ainſi dire, le caractere propre, de l'animal qu'elle doit nourrir.

Tous les corps qui doivent nous ſervir d'aliment, ſont réduits néceſſairement en une ſeule & même ſubſtance, qui eſt cette ſubſtance chyleuſe & lymphatique dont ſe forment toutes nos humeurs. De celle-ci ſe forme cette autre eſpéce de lymphe mucilagineuſe, qui, par des dégrés ſucceſſifs d'atténuation, pénetre dans tous les canaux les plus ſubtils du corps humain. Cette lymphe est destinée à arroser les premieres fibres, à s'y attacher, à les augmenter & à les réparer ; elle remplit cette fonction depuis le moment de la conception où les derniers de ces canaux sont d'une petitesse au-dessus de toute imagination jusqu'à la derniere vieillesse, où ce liquide s'arrête dans des canaux plus grossiers, & produit la rigidité inflexible, compagne nécessaire de cet âge.

C'est de la distribution générale de cette matiere dans toutes les parties du corps, que dépend l'accroissement & la réparation (*a*).

Il suit de ce peu de principes, que l'altération que nous avons à faire prendre aux alimens, dépend en premier lieu de la facilité plus ou moins grande qu'a la matiere qui doit servir d'aliment à être altérée ; en second lieu, des agens corporels qui tendent à l'altérer & à se l'assimiler. Cette assimilation consiste à

(a) *Facultas alimenti pervenit & ad os & ad omnes partes ejus, & in nervum & in venam, & in arteriam & in musculum, & membranam, & carnem, & pinguedinem, & in sanguinem & in medullam, & cerebrum, & spinalem medullam, & viscera, & omnes ipsorum partes.* Hippocr. de Alimento.

produire, de plusieurs substances hétérogenes, une seule, qui, quoique prise de divers corps, devienne une seule & même matiere, comme l'avoit parfaitement bien senti le grand Hippocrate, le premier des Médecins, & celui qui a le mieux parlé sur la matiere nutritive, quand il nous a répété plusieurs fois : *Alimentum unum & species ejus multæ* ; ou dans un style encore plus concis : *Alimentum unum, & non unum.*

Mais dans le grand nombre des corps que la Providence a répandu sur la terre pour nous servir de nourriture, la facilité à s'altérer n'est pas la même ; elle varie non-seulement dans le dégré, mais aussi dans la différence des principes qu'il faut unir & qu'il faut séparer de l'extrait nutritif.

Nous observons la même diversité dans la force des agens qui travaillent à ce changement. Rien ne fait varier davantage les conseils que les Médecins ont à donner sur les alimens. Plus un homme sera robuste, plus il perdra de ses principes, plus il faudra qu'il répare ; mais aussi il aura plus de force pour réparer.

C'eſt donc un examen très-intéreſſant pour tous les hommes, que celui qui les avertit de la qualité des alimens qu'il doivent choiſir, & de la quantité qu'ils doivent en prendre. C'eſt une comparaiſon néceſſaire pour les Médecins que celle des forces avec la réſiſtance des alimens, comme Hippocrate nous en a inſtruit. Conſidérons donc chacune de ces choſes ; d'abord en général, puis en particulier.

La matiere nutritive en général, & tout ce qui peut la concerner, eſt le premier ſujet qui ſe préſente à nos recherches. Dans une ſeconde Partie, examinons les forces, & tout ce qui peut réſulter de leur comparaiſon avec la matiere nutritive. De-là nous deſcendrons dans l'examen particulier de chacun de ces objets. Et le ſujet de la troiſiéme Partie ſera la matiere des alimens conſidérée dans les différens corps nutritifs en particulier. La quatriéme enfin contiendra la comparaiſon de ces eſpéces particulieres d'alimens aux différens ſujets ; mais nous ſéparerons cette Partie, comme trop vaſte & trop étendue, dans le deſſein de la traiter en particulier.

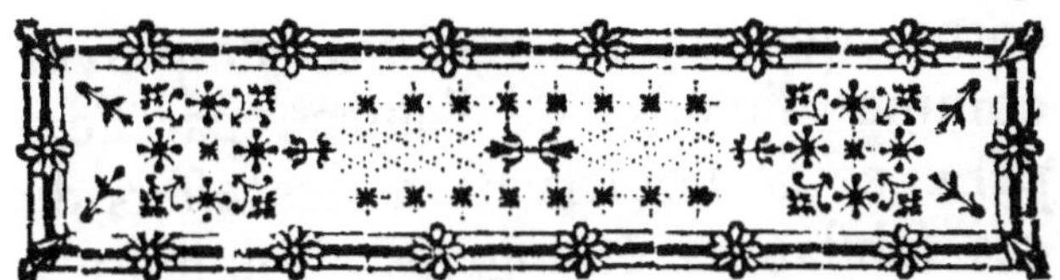

PREMIERE PARTIE.

De la Matiere nutritive en général.

CHAPITRE PREMIER.

De l'Essence & des Propriétés essentielles de la Matiere nutritive.

LA premiere propriété essentielle des alimens est de pouvoir se changer en notre propre substance. Cette propriété suppose nécessairement dans ces corps une structure capable d'être altérée par les agens naturels qui sont destinés à produire ce changement dans le corps animal. On peut développer l'essence & les propriétés de la matiere nutritive, d'un côté, en examinant les propriétés essentielles aux corps que nous voulons employer comme alimens, de l'autre, par l'expérience & l'obſervation des effets de ces ſubſtances étrangeres, ſoumiſes à l'action des organes.

Hippocrate diſtingue dans l'aliment trois dégrés : *Aliud eſt*, dit-il, *quod nutrit, aliud quod eſt quaſi nutriens, aliud quod nutriturum eſt.* L'aliment qui eſt au point de nourrir, eſt au point d'altération qui lui convient ; il n'a plus beſoin que de l'application. Le ſecond a encore beſoin d'une derniere élaboration. Pour le troiſiéme, il peut être à une diſtance infinie des deux autres, c'eſt l'état proprement de ce que nous appellons matiere nutritive, dans les corps nutritifs tels que les produit la nature.

Il eſt donc néceſſaire, pour que cette ſubſtance puiſſe nourrir, qu'elle ſoit altérée, & altérée plus ou moins, ſuivant qu'elle s'éloigne plus ou moins de la nature du corps animal.

Il s'enſuit encore de-là, que plus un corps a reçu de dégrés d'altération dans la nature, plus il eſt aiſé à altérer dans le corps animal : donc plus un corps eſt altéré, plus il approche du ſecond état que nous a décrit Hippocrate : *Quod quaſi nutriens eſt*, & il a par conſéquent plus de facilité à céder aux organes des animaux.

C'eſt donc le dégré d'altération déja imprimée à une ſubſtance nutritive, qui caractériſe ſa proximité ou ſon éloignement du corps animal par rapport à la nutrition. D'après ce ſeul principe, pouvons-nous déja renfermer dans des bornes certaines la claſſe des alimens ? Nous en avons aſſez pour prononcer, 1° que tous les corps qui ont beſoin pour être altérés, d'une cauſe infiniment au-deſſus de la puiſſance des foibles organes des animaux, ne ſont pas nutritifs, & que ceux qui ne peuvent pas acquérir ce dégré d'altération, ne peuvent jamais le devenir ; 2° que les ſubſtances végétales qui ſont plus altérées que les animaux qu'il s'agit de nourrir, ne peuvent pas être regardées comme alimens, puiſqu'elles ſont incapables de rétrograder, pour ainſi dire, & de devenir moins altérées qu'elles ne l'étoient.

Examinons maintenant quel eſt le caractere de changement néceſſaire à la matiere, pour qu'elle puiſſe devenir animale. Il faut qu'elle prenne le caractere & le dégré d'altération naturels à tous les animaux. Or tous les animaux, quelque différens qu'ils ſoient d'ailleurs dans leurs propriétés accidentelles, ont cela de commun, que leur derniere altération, la déſunion de leurs principes, ſe fait par la putréfaction. Ainſi, pour qu'un corps puiſſe acquérir la nature animale, il faut qu'il puiſſe enfin ſe déſunir de même par la putréfaction.

Cette ſeule réflexion retranche abſolument de la claſſe des corps qui contiennent la matiere nutritive, tous ceux qui, comme les minéraux, ſont inaltérables par leur nature.

En ſe rappellant les conditions qui ſont néceſſaires pour qu'un corps puiſſe parvenir par quelque route que ce ſoit à la putréfaction, on en retranchera encore toutes les parties des végétaux & des animaux mêmes, qui ne peuvent pas ſe diſſoudre ou devenir enfin ſolubles dans l'eau. Nous n'aurons pour matiere nutritive que les ſubſtances qui ſont ſujettes au mouvement ſpontané que peut exciter dans leurs parties l'action de l'eau aidée par la chaleur.

Les Anciens étoient avec nous d'accord ſur cet article. Hippocrate, Galien, Oribaze, regardent l'humidité & la chaleur, comme deux propriétés eſſentielles à la matiere de l'aliment, & même comme les deux ſeules eſſentielles : *Humiditatem & caliditatem.*

Mais Hippocrate va plus loin ; il réduit les différentes eſpéces d'alimens aux ſeules différences de leur plus ou moins grande humidité : *Alimenti ſpecies humiditate & ſiccitate circumſcribuntur ;* paſſage obſcur, mais qui trouve ſon explication dans cet autre axiome : *Humiditas alimenti vehiculum* (*a*).

Il faut que ces deux propriétés de la matiere nutritive, la ſolubilité dans l'eau & la promptitude à l'altération dans ce liquide, ſoient réunies. La ſolubilité dans l'eau eſt commune aux ſels & aux alimens ; mais les ſels ne ſont point altérés dans ce fluide.

Quelles ſont donc les propriétés eſſentielles à un corps altérable dans l'eau, & par l'eau même ? La facilité à être altérée en elle-même ſuppoſe 1° la liaiſon &

(*a*) Ὑγρότη τροφῆς ὄχημα. *Hipp. de Alim. verſus finem.*

l'union des parties ; union foible à la vérité, & capable de céder à l'impulsion des agens extérieurs, 2° la composition dans ces parties. Il est impossible qu'il résulte un nouveau produit d'un corps simple ; les parties simples, de quelque mouvement que nous les supposions agitées, ne peuvent point se combiner différemment ; d'ailleurs plus les corps sont simples, & plus ils approchent de l'état de principe, plus ils sont immuables & inaltérables.

Ces vérités avoient été méditées par Hippocrate, qui, au commencement du Livre *De victûs ratione*, soutient avec force contre plusieurs Philosophes de son tems, que l'homme ne peut être ni formé ni nourri immédiatement d'élémens, mais simplement des parties qui en ont été composées, & des facultés qui en résultent.

Cette composition de plusieurs parties ensemble, suppose encore un assemblage de parties hétérogenes ; en effet toute partie simple a une propriété éminente. Ici, pour la perfection de l'altération, il faut un composé qui n'ait rien éminemment, mais dont les parties puissent se tempérer mutuellement, comme nous en avertit Hippocrate au Livre *De priscâ Medicinâ ;* car, nous dit cet Auteur : *Quodcumque eminet & per se existit, id hominem lædit.* Plus un principe sera éminent dans le corps que nous supposons céder à l'action de l'eau, plus il sera nécessairement difficile à altérer par les autres, parce qu'il les prédomine toujours, soit en qualité, soit en quantité (*a*).

Telles sont à-peu-près, les propriétés essentielles & générales de ce que nous appellons matiere nutritive; il s'ensuit naturellement aux yeux de tous ceux qui sont tant soit peu versés dans la Chymie, que toute substance, qui est ou qui peut être nutritive, est ou peut être sujette à quelque espéce de fermentation, produit ordinaire & nécessaire du mouvement spontané (*b*).

Ces propriétés caractérisent assez la matiere nutritive en général, & nous donnent assez de marques extérieures

---

(a) *Vid. Sthall. de Zymotechniâ.*

(*b*) Il faut prendre ce mot dans toute son étendue, & non dans les bornes dans lesquelles les Chymistes l'ont resserré, pour faciliter la distinction des différentes opérations.

pour la reconnoître. Puiſqu'il y a union de parties dans cette matiere, quoiqu'elle ſoit ſoluble dans l'eau, elle doit rendre l'eau plus viſqueuſe, plus tenace, & ſuivant Sthall, même un peu trouble, ou moins limpide qu'elle ne devroit être naturellement.

Des parties qui ſont hétérogenes, & qui ſe temperent mutuellement l'une l'autre, ne doivent avoir ni ſaveur, ni odeur éminente, du moins ſi elles ſont dans leur perfection ; elles s'éloignent d'autant plus de l'état de perfection, qu'elles ont ou plus de ſaveur ou plus d'odeur. La derniere de ces qualités eſt une marque certaine du mélange de quelque choſe d'étranger. La premiere démontre que les principes ne ſont pas exactement mêlés entr'eux, mais que l'un l'emporte ſur les autres : *Ex dulcibus nutrimur*, dit Galien. Et Hippocrate, en louant le meilleur & le plus doux des alimens, ſuivant lui, qui eſt ſa fameuſe tiſanne d'orge, croit en faire l'éloge, en lui attribuant toutes les propriétés que nous reconnoiſſons dans la matiere nutritive, pouſſée au point de l'exacte altération : *Lentor illius lævis & jucundus & continuus*, *lubricus & mediocriter humidus, & ſitim extinguens & facilè eluitur* (a).

Sthall prend pour le caractere de la matiere nutritive, une douce lubricité de parties : *Lenem lubricitatem.* Ce ſeul caractere exige une partie des conditions qu'Hippocrate vante ici.

Junker va plus loin. Sectateur des principes de ſon Maître, il compare comme lui, la matiere ſujette à la fermentation avec la matiere nutritive ; il fait voir l'analogie de la lymphe qui nous nourrit, avec le mucilage qu'on retire des animaux & des végétaux, & prononce que c'eſt uniquement la partie mucide qui eſt capable de nous nourrir.

C'eſt à elle en effet qu'appartiennent proprement les caracteres & les propriétés eſſentielles dont nous venons de parler. On peut même dire en général, qu'il a été reconnu de tout tems, quoique fort implicitement, que plus un corps contient de cette matiere, plus il eſt nutritif. Les Anciens ne nous parlent dans les caracteres des vrais alimens, que de ſolubilité dans

(a) *De victu in acutis.*

l'eau, que d'intumeſcence. Ce ſont, comme nous le dirons ailleurs, des caracteres qui diſtinguent eſſentiellement les différens dégrés de ténacité, & les propriétés accidentelles de telle ou telle matiere nutritive, mais qui appartiennent dans le fond uniquement aux mucilages, dont les uns ſe gonflent prodigieuſement dans l'eau, les autres s'y gonflent moins ; tous cependant ont ce caractere eſſentiel.

Mais renfermerons-nous la puiſſance de la nature dans l'art de faire l'extrait du mucilage des plantes & des animaux ? Eſt-ce-là ſeulement la propriété de notre corps, & nulle autre partie qu'une partie actuellement mucilagineuſe ne peut-elle nous nourrir ?

Si nous prenons ici le terme d'aliment dans la premiere ſignification que lui a donné Hippocrate, *quod jam nutrit*, on peut l'aſſurer. La ſeule lymphe animale pouſſée à différens dégrés d'atténuation, & parvenue enfin à celui qui appartient proprement à l'animal, eſt le ſeul aliment.

Pour les autres dégrés d'alimens, il ſuffit que les corps ſoient de ſtructure à pouvoir devenir mucilage. Or qu'un corps qui n'eſt pas mucilage puiſſe le devenir, c'eſt une choſe néceſſaire dans l'accroiſſement ordinaire des plantes; car, quelque intumeſcence que nous ſuppoſions dans les parties de la ſemence qui commencent à nourrir la plante, quelque diviſibilité que nous ſuppoſions dans les parties de ce mucilage, il n'y a aucune proportion a établir entre la quantité de mucilage dans une plante chargée elle-même de graines auſſi fertiles que celle qui les a produites, & la quantité de ce même mucilage qui ſe trouvoit dans la ſemence.

Il faut donc que la terre qui ne contient certainement pas de mucilage tout formé, fourniſſe des principes pour en produire. Il faut qu'il puiſſe s'en former dans la foible organiſation des végétaux. A combien plus forte raiſon pouvons-nous croire que dans un corps auſſi artiſtement compoſé que celui des animaux, où l'on entrevoit un ſi grand art pour la coction, où tout conſpire à la formation de cette lymphe nutritive, il puiſſe de même former une lymphe & un mucilage qui n'exiſtoit pas.

Nous aurons lieu ailleurs d'examiner ce méchanisme de plus près. En général cependant nous nous en tiendrons à nos caracteres généraux, qui sont l'altérabilité & la solubilité dans l'eau, caracteres qui, quoique appartenant à tout mucilage, s'étendent néanmoins plus loin que le mucilage ; mais appartiennent aux corps qui, par le mouvement spontané que l'eau excite en leurs parties, peuvent & doivent nécessairement se changer en mucilage avant que de prendre aucun autre caractere.

Pour les effets essentiels de cette matiere par lesquels on peut la reconnoître *à posteriori*, selon le langage des écoles, je crois qu'il est inutile d'en rechercher d'autres que ceux que la nature avoit jadis révélé au grand Hippocrate ; c'est de n'exciter aucun changement dans le corps, & au contraire d'y être altéré soi-même. *Cùm corpus cibos superaverit, tunc neque morbus, neque ex his quæ offeruntur, contrarietas oritur* (a). Et il attribue avec raison la facilité à être vaincu par les forces de la nature, aux corps qui ont

(a) *De locis in homine.*

les

les propriétés dont nous avons parlé. *E quibus quantumvis magnâ copiâ ingerantur, turbatio & facultatum corporis secretio minimè contingit, sed robur, incrementum, & alimentum, idque nullam aliam ob causam quàm quod probè contemperata, nihil habent intemperati neque vehementis, sed omnia unum fiunt & simplex & validum.* Le même nous avoit dit auparavant: *Quod amarum est, aut minimè temperatum, aut salsum, aut acidum, aut aliquo modo intemperatum & vehemens, perturbationem in corpore efficiunt non secùs ac ea quæ ex corpore excernuntur.*

Les parties des corps salés, acides, amers, ne sont point altérables, ou le sont plus difficilement; par conséquent ils ne sont pas changés dans le corps. Leurs molécules sont donc étrangeres dans le sang: *Eminent, per se existunt, & hominem è præsenti statu dimovent.* En effet, si elles ne sont pas altérables, elles agissent ou par leur densité spécifique, ou par leur rigidité, ou par le changement sensible qu'elles impriment, soit aux humeurs, soit aux solides.

L'application de pareilles parties qui changent & qui alterent l'état des choses, si elle est faite à propos, constitue le médicament. Le médicament, suivant Hippocrate, *Omnia è præsenti statu dimovens opem fert.* C'est donc le changement imprimé à la nature qui constitue le médicament, & l'on commence à sentir pourquoi ce qui constitue un médicament pour les gens foibles, peut former un aliment pour les gens robustes, la nature ayant plus de force dans ceux-ci.

Un changement si subit & si violent qu'il détruise toutes les fonctions, est l'effet du corps que nous appellons poison. C'est-là la seule réponse que nous ayons à donner à une question ordinaire, proposée dans les Ecoles sur les différences de ces trois espéces de corps.

Les propriétés essentielles à la matiere nutritive, sont donc d'être solubles & altérables dans l'eau. Le dégré de chacune de ces propriétés forme aussi le dégré de facilité à la coction. Le caractere essentiel de l'aliment est d'être changé & de ne point altérer la nature quand il est exactement proportionné à ſes forces. Si nous ſuppoſons cette proportion troublée, les effets ſeront différens ; mais ſi la nature eſt ou peut être victorieuſe, ſi un corps robuſte peut enfin changer & digérer la matiere qui trouble un corps foible, cette poſſibilité nous doit ſuffire pour le ranger au nombre des corps qui fourniſſent la matiere de la nutrition.

Nous voyons aſſez par ces principes combien la claſſe des alimens rentre dans celle des médicamens ; ce qui marque l'univerſalité prodigieuſe de la matiere des alimens ; ce qui nous trace la route qu'il faut ſuivre, pour reconnoître les différens états dans leſquels elle peut ſe rencontrer, ou enfin ſous leſquels même elle peut ſe déguiſer.

CHAPITRE II.

Des Différences essentielles de la Matiere nutritive.

L'UNIVERSALITÉ de la matiere nutritive étant une fois démontrée, l'objet qui se présente à nos recherches, est de rassembler tous les corps nutritifs & de démontrer dans chacun d'eux ces propriétés universelles.

Pour établir les différences de la matiere nutritive, il faut connoître les bornes dans lesquelles elle est renfermée, les phénomènes sous lesquels elle se déguise. La raison nous dicte quelles sont ces bornes, & l'expérience conduit invariablement dans les recherches qu'on peut faire pour la reconnoître & la développer dans les corps qui la renferment.

Dans les végétaux la matiere nutritive commence à se former & à être vraiment nutritive, lorsqu'elle fait gonfler la semence, & pousser les premieres feuilles de la plante, ses propriétés se développent & se perfectionnent jusqu'à ce qu'elle ſoit parvenue au point de maturité..

Mais il eſt très-difficile de déterminer quel eſt le point auquel la matiere nutritive devient alimenteuſe pour les animaux. Il ne paroît pas que la terre de laquelle ſe nourriſſent les plantes ſoit nutritive pour eux. Nous n'avons aucune obſervation qui nous apprenne que quelque animal ſe ſoit nourri de la terre. Il paroît même qu'il ſe fait dans cette matrice de toutes les plantes une décompoſition ſinguliere ; puiſque rien ne ſert mieux à la fécondation & n'accélere plus l'excluſion des végétaux, que les matieres putrides, ſans que les plantes retiennent aucun veſtige de ce caractere de putridité.

Cependant pluſieurs animaux vivent des ſemences qui ſont contenues dans la terre, rongent les radicules & les tiges encore renfermées dans ſon ſein, à peine les plantes paroiſſent-elles ſur la ſurface de la terre, que les animaux les plus robuſtes commencent à s'en nourrir & en font leur aliment ordinaire ; & depuis ce dégré juſqu'au dernier état du mucilage qui ſe décompose, tous les corps végétans de la nature servent de nourriture à quelqu'espéce d'animaux.

En effet après la maturation dans laquelle il y a encore différens dégrés d'atténuation à distinguer, la matiere nutritive change de nouveau, toujours en s'atténuant, soit qu'elle se seche, soit qu'elle se pourrisse; elle est nutritive tant que ses principes ont un dégré d'altération qui soit au-dessous de l'atténuation des principes de l'animal qu'elle doit nourrir. Ainsi l'idée de matiere nutritive renferme nécessairement en elle-même celle d'un certain dégré d'altération, mais elle exclud nécessairement plus d'atténuation & d'altération dans les principes du corps qui doit nourrir, qu'il n'y en a dans ceux de l'animal qu'il doit nourir.

Il est nécessaire qu'un corps qui marche à la putréfaction, passe par tous les dégrés successifs d'altération & d'atténuation qui menent enfin à la désunion des principes. A cette borne on ne retrouve plus aucune différence essentielle entre les animaux & les végétaux, soit dans les produits, soit dans les effets. Un végétal qui en est à ce point a donc paſſé tous les dégrés d'altération propre aux animaux, & même à ceux qui par eux-mêmes tendent le plus à la putréfaction. Il eſt par conſéquent incapable de les nourrir, puiſque la nutrition ſuppoſe encore une altération de principes, & pour ainſi dire, une approximation à la pourriture.

Il s'enſuit de là que les corps qui ſont préciſément au même état d'altération que les animaux, ſont abſolument incapables de les nourrir, parce que, outre qu'ils ont déja les principes dans l'état dans lequel il faut qu'ils ſoient pour nourrir, ils ont encore des changemens inévitables à éprouver dans le corps, qui, les conduiſant par des dégrés d'altération dont ils n'avoient plus beſoin, à un état encore plus atténué, en font une ſubſtance d'autant moins capable de nourrir, que la force des organes eſt plus grande & leur imprime plus d'atténuation.

C'eſt encore un corollaire évident de ce principe, que plus un animal tend par lui-même & par ſa nature à la putridité, plus auſſi la matiere qui peut le nourrir a d'étendue; & au contraire moins il tend par lui-même à la putridité, moins il a de corps propres à le nourrir.

La différence de la matiere nutritive, qui peut servir à l'un & l'autre de ces animaux, est marquée par le différent dégré d'altération qui est entre eux, toutes les classes d'alimens intermédiaires sont retranchées pour le second, & ajoutées pour le premier.

C'est donc depuis ce dégré d'altération propre à chaque espéce d'animal, jusqu'au premier principe du mucilage, que l'on doit fixer les bornes de la matiere nutritive, & c'est aussi dans cette étendue que nous établirons ses différences.

Les différences générales contiennent une infinité de phénoménes sous lesquels la matiere nutritive est comme déguisée. C'est dans ces phénomènes qu'il faut puiser les différences particulieres de cette matiere.

En premier lieu, ou elle est dans son état de perfection, c'est-à-dire, pourvûe de tous les caracteres du mucilage parfait dont nous avons parlé précédemment; ou elle est mélée avec des principes étrangers.

Dans ce mélange, ſi quelque principe prédomine, comme il arrive dans tous les mucilages que la nature forme ſucceſſivement, avant que les corps qui les contiennent ſoient parvenus au point de maturité auquel les principes ſont exactement mêlés & combinés enſemble, nous pouvons dire que le mucilage s'éloigne d'autant plus de l'état d'aliment qu'il a plus de parties prédominantes. On doit regarder ces parties éminentes, non pas tout-à-fait comme des parties étrangeres, mais comme des parties qui ſont eſſentiellement néceſſaires pour former le mucilage, & qui, pour ſe perfectionner, auroient beſoin de recevoir dans le corps des animaux durant le petit eſpace de tems que la nature a accordé à la digeſtion, la préparation qu'elle fait par des progrès imperceptibles dans la maturation des fruits.

Quand il eſt parvenu à ſa derniere perfection, le mucilage peut ſe préſenter ſous une infinité de formes différentes; quoiqu'il ſoit au même point d'altération: quoique ſes parties ſoient toutes auſſi proches du terme de déſunion les unes que les autres. Quelquefois sa forme est solide, quelquefois sa forme est liquide. Celui qui est sous une forme solide, paroît avoir les parties intimement liées entre elles, & par conséquent semble être d'une digestion plus difficile ; cependant il ne l'est pas davantage que celui qui est sous une forme liquide, si nous les supposons tous deux au même dégré d'atténuation.

A la vérité l'eau est essentiellement un des élémens du mucilage ; mais c'est celui qu'on lui enleve & qu'on lui restitue le plus aisément. Le mucilage qui est renfermé dans la corne de cerf qu'on n'en tire que par l'action continuée du feu, & celui qui est dans le bouillon de la viande sont à-peu-près au même point d'atténuation. La seule différence consiste dans la quantité de l'eau.

En effet, quelque degré d'atténuation qu'ayent reçu les principes d'un corps, il n'en est pas plus nécessaire qu'il s'avance d'un pas précipité vers sa désunion. Il faut supposer pour ce progrès le concours de toutes les circonstances qui ont produit l'atténuation dont il jouit, & qui peuvent s'arrêter par une infinité de raisons.

Les choſes ont été ainſi arrangées par la ſage providence du Créateur pour qu'on pût conſerver ces mucilages & y trouver une reſſource contre la diſette. Mais leurs parties n'en ſont ni moins atténuées ni moins déſunies que celles qui ſont diſſoutes dans le plus grand volume d'eau & incapables de conſervation. On peut avoir pluſieurs marques certaines pour reconnoître l'union plus ou moins grande de ces parties.

La premiere, & la plus univoque, eſt la facilité à s'altérer dans l'eau, & l'approximation plus ou moins prompte à la pourriture. C'eſt une marque certaine & qui n'eſt ſujette à aucune variation, puiſqu'elle eſt une ſuite néceſſaire de ce qui conſtitue l'état de l'aliment.

La ſeconde eſt le plus ou le moins d'intumeſcence dans l'eau ; car plus un mucilage eſt atténué, moins il occupe d'eſpace dans l'eau, moins il ſe gonfle. Les mucilages non-fermentés ſe gonflent bien plus que les mucilages fermentés, c'eſt un fait que l'expérience la plus groſſiere apprend tous les jours.

La troiſiéme eſt le moins de viſcoſité & de tenacité dans pareil volume d'eau. C'eſt un caractere d'atténuation dans l'aliment indiqué par Hippocrate, & que Galien a fait valoir comme il le méritoit. Le peu de déſunion des parties fait que dans pareil volume d'eau elles adhérent plus fortement entre elles : μὴ διασπώμενον, nous dit Galien, *ita ut indivulſa trahatur.* Ce peu de ſolubilité dans l'eau ſe trouve auſſi à la ſeule diſſolution de la ſalive. Car une graine qui n'eſt pas fermentée expoſée à la ſalive eſt pâteuſe & tenace : *Ita ut indivulſa trahatur.* Au contraire une graine qui a été fermentée, ſe diſſout aiſément, donne un goût doux ſavoneux, ainſi que la plûpart des mucilages animaux.

On peut priver d'eau & rapprocher les mucilages atténués ; mais jamais ils n'obtiendront cette union que la nature avoit donné aux parties des mucilages non-fermentés & privés d'eau, tels que celui de toutes les ſemences qu'on appelle céréales, quand une fois ils ſont devenus mucilages parfaits, & qu'ils ont obtenu d'elle la tenacité qui étoit néceſſaire pour la conſervation & pour la durée de leurs parties.

Avant ce point de maturité ces ſemences n'avoient point cette union. Quand elles l'ont une fois perdue, il eſt impoſſible de la leur rendre ; & ſi l'on retrouve dans les animaux des mucilages deſſéchés qui refuſent de céder à l'action de l'eau, plus qu'aucun des mucilages végétaux, il en faut chercher la cauſe dans des circonſtances particulieres & dans une action ſinguliere de la nature, que nous développerons en parlant des animaux. On ne peut pas plus en conclure que ce mucilage eſt peu atténué, qu'on ne pourroit le faire par rapport à celui des ſemences émulſives, dont le mucilage eſt contenu dans des cellules terreuſes, & par conſéquent difficile à extraire.

D'après ces principes, nous pouvons à préſent examiner les différences du mucilage, en les rapprochant de l'uſage des animaux, & en particulier de l'homme.

Les mucilages les plus proches de notre nature, dans une parfaite combinaiſon de parties, ſont ceux qui, des végétaux, ont paſſé chez les animaux, qui prennent chez eux la nature propre à l'animal. Cependant pour pouvoir nourrir, ces animaux doivent avoir moins d'atténuation que ceux qui s'en nourriſſent. Ainſi un animal ne peut pas ſe nourrir d'un animal plus atténué que lui, ou s'il ſe trouve des animaux carnivores qui ſe mangent réciproquement, c'eſt plûtot par une férocité contre nature, que par une habitude naturelle, & qui puiſſe ſuffire pour leur nutrition.

Ce mucilage varie infiniment dans les différentes eſpéces d'animaux, ſuivant l'eſpéce & dans l'eſpéce, ſuivant l'exercice, l'âge, la nourriture ; mais tout cela forme des différences particulieres dont il ne s'agit pas ici. La ſeule eſſentielle que nous ayons à examiner eſt celle qui dépend de leur facilité à l'altération, & de l'analogie qu'a cette altération avec celle qui eſt propre à notre corps.

Le mucilage qui tient le premier rang après celui des animaux, c'eſt celui qui a paſſé, de même que celui des animaux, les bornes de la fermentation, quoiqu'il ait encore des parties au-deſſous de ces bornes, & capables d'entrer en fermentation. C'eſt ce qu'on trouve dans une liqueur partie animale

& partie végétale, qui a déja souffert l'action des vaisseaux. Cette liqueur est le lait dans lequel, quoique la partie mucide des plantes qui l'ont formé soit déguisée, on voit cependant encore ses principes unis entre eux, d'une union foible, mais égale dans toutes ses parties, capable de former un mucilage intermédiaire entre l'état animal & l'état végétal.

L'animal a plus d'effort à faire pour se nourrir des mucilages à demi fermentés, dans lesquels les parties ne sont plus liées ensemble que par une union lâche & capable de céder à l'action de la salive, comme nous le pouvons éprouver dans l'orge fermenté pour la fabrique de la bierre, comme nous le voyons aussi dans le moust & le suc des plantes fermentantes.

Dans tous ces cas, les principes, sans avoir changé de nature, sont devenus plus atténués. L'union est plus légere, mais plus ils changeront dorénavant, plus ils perdront de leur liaison, & les parties homogenes se liant entre elles, on verra différentes unions, dont les unes & les autres constitueront un corps différemment altérable.

Immédiatement après ce mucilage, marche le suc savoneux des plantes, ainsi nommé par le grand Boerhaave pour ses effets, & que nous appellons mucilage par sa composition. Il est le produit des progrès successifs de l'atténuation naturelle qu'a formé dans leurs principes l'humidité qui se trouve toujours abondamment dans ces sortes de mucilages. Comme il ne manquoit au dernier mucilage, que nous considérions dans l'état de fermentation, qu'un dégré de mouvement pour se désunir, il ne manque à celui-ci qu'un dégré pour entrer en fermentation.

Toute la terre de ces végétaux y est presque entierement atténuée en sel & en huile, & ces deux parties agissant de concert produisent réellement, suivant les remarques de Boerhaave, les mêmes effets que les savons, en s'unissant à l'eau par leur partie saline, & aux huiles par leur partie huileuse. Mais la tenacité qui accompagne toujours ces sucs, comme nous le voyons évidemment, & la terre qu'ils laissent toujours abondamment dans la distillation, démontrent leurs natures encore mucilagineuses. Une classe de mucilages qui dégénerent un peu moins promptement, comprend les sucs-mielleux, les robs, les extraits des plantes, chargés à la vérité de sels essentiels & de parties étrangeres au mucilage, mais qui contiennent la partie mucide fort atténuée, toute prête à subir le mouvement de fermentation qu'on peut arrêter aisément en les sévrant de leur humidité, ou même en ne leur en donnant pas de nouvelle. Les sels que ces extraits contiennent par surabondance, retardent la fermentation (*a*)

Après une infinité de nuances intermédiaires, on rencontre le mucilage tantôt sous un état visqueux & gommeux, tantôt sous une forme encore plus épaisse, privé entierement de fluide aqueux, desséché, solide dans toutes ses parties.

Tel est l'état de densité dans lequel nous le retrouvons dans toutes les espéces de bleds que l'on appelle *Cerealia*, qui contiennent d'autant plus de mucilage, que sous volume égal, ils sont spécifiquement plus pésans. Tel est encore celui que l'on retire dans

(a) *Voyez Sthall, pag. 86.*

différens pays de certaines racines desséchées dont on se sert par pauvreté ou par habitude.

Ce sont proprement ces mucilages qui se gonflent prodigieusement dans l'eau, parce qu'ils en absorbent beaucoup. Contenants beaucoup de mucilage sous le même volume ils sont très-nourrissans ; c'est ce qui fait que les Anciens les ont appellé *Valentissima*.

Enfin sous la derniere classe, nous comprendrons une infinité de parties mucilagineuses, mal assemblées, & peu tempérées, qu'on retire de toutes les plantes dans quelque état qu'on les prenne ; mais qui sont d'autant moins nutritives, qu'elles s'éloignent davantage de la médiocrité exacte qui doit être entre toutes leurs parties. Nous pouvons aller plus loin : peut-être dans le corps humain différens principes pris séparément peuvent-ils se réunir, pour former enfin un mucilage animal ; dans ce cas, le mucilage qui se formeroit, appartiendroit en propre au corps. Au reste cette proposition est aussi difficile à prouver qu'elle le pourroit être à réfuter.

On sent assez que pour ces mucilages imparfaits, qui n'ont pas encore acquis ou qui ne peuvent pas acquérir l'égalité de principes qui leur ôte toute ſaveur éminente, la régle générale eſt, qu'un corps eſt d'autant plus difficilement altérable par la nature animale, qu'il a un principe plus éminent, & moins de parties hétérogenes qui puiſſent ſe mêler avec lui ; & pour parler comme les Anciens : *Illum edomare & contemperare.*

La matiere nutritive eſt donc plus étendue que le mucilage parfait, mais il lui eſt eſſentiel d'en pouvoir compoſer un. La facilité à être employé dans la nutrition, ſuppoſe autant dans un mucilage une parfaite égalité de principes, que d'atténuation & de foibleſſe d'union dans les parties. Par conſéquent plus un corps s'éloigne de l'égalité des principes, plus il faudra de travail à la nature pour l'aſſimiler & changer ces principes qui prédominent, plus elle courra riſque de ne pas pouvoir la digérer, & d'en être incommodée. Nous retrouvons tous les jours ces mucilages imparfaits ſous nos yeux. Tels ſont les fruits acerbes, les ſemences qui ne ſont pas encore parvenues à la maturité, les ſubſtances auſteres, acides, ameres, en un mot toutes celles qui ont une ſaveur éminente qui ſe perd par la maturation.

Par l'examen des différences générales de la matiere nutritive, priſes ſuivant les differens dégrés de facilité à l'aſſimilation, il paroît, 1° que ſous le nom de matiere nutritive ſont compriſes toutes les ſubſtances capables du mouvement ſpontané, qui conduit à la fermentation, & une partie de celles, qui, ſoit qu'elles ayent éprouvé cette opération, ſoit qu'elles ne l'ayent pas éprouvé ſenſiblement, prennent par elles-mêmes aiſément un caractere putréfactif.

2° Que tous les mucilages parfaits ont d'autant plus de facilité à s'aſſimiler aux corps animaux, que, par différens dégrés, ils ſe rapprochent de l'état animal, & par conſéquent de l'état putréfactif.

Mais il s'enſuit de ces mêmes principes la vérité d'un dogme que les Anciens avoient établi, & que nous retrouvons poſitivement dans Celſe, que plus une matiere eſt denſe & compacte, plus elle eſt difficile à digérer; mais auſſi qu'elle nourrit davantage, ſi elle eſt une fois digérée : *Sequitur*, *ut quò valentior quæque materia est, eò minùs facilè coquatur ; sed si concocta est, plus alat.* En effet plus les parties acquiérent d'atténuation, de désunion, plus elles auront d'expansion, & par conséquent moins elles auront de densité spécifique ; elles nourrissent donc plus aisément. Plus elles ont de densité spécifique, plus elles contiennent de matiere sous un même volume, elles nourrissent donc davantage ; mais comme il leur manque cette désunion qui faisoit la facilité à nourrir, elles sont difficiles à digérer. De-là sont sortis les noms d'aliment lourd, leger, qu'Hippocrate, Oribaze, Galien ont mis en vogue, & qui subsistent encore aujourd'hui dans la bouche de tout le monde.

Ainsi la densité des parties est un obstacle à la digestion. A mesure que cette densité diminue, le corps acquiert en même degré la facilité à être désuni par les agens naturels : *Levissimum est*, comme le dit fort bien Celse, d'après les qualités même extérieures de ces corps.

Pour établir aussi les différences qui appartiennent à la matiere nutritive, en la considérant du côté de la quantité des parties contenues ſous le même volume, il ſuffit de dire, que le mucilage qui ſe trouve le plus éloigné de l'état d'atténuation que nous avons remarqué, eſt celui qui contient plus de matiere nutritive, & par conſéquent qui eſt le plus capable de nourrir, quoique ce ſoit auſſi celui qui offre le plus de réſiſtance aux agens naturels.

Mais nous ne ſuppoſons cette denſité que dans les matieres parfaitement nutritives. Toute autre eſpéce de corps qui ne céderoit que très-difficilement à l'eau, & qui cependant auroit beſoin que l'égalité des principes fût établie dans ſa compoſition, ſeroit d'autant moins nutritive, que ſa denſité même oppoſeroit un nouvel obſtacle au mélange des liqueurs animales.

Telles ſont donc à peu près les différences qui ſe préſentent en général dans la matiere nutritive, conſidérée indépendamment de tous ſes accidens. Elle eſt ou parfaite ou imparfaite. Sa perfection ſuppoſe une exacte proportion de parties, de façon que, ſuivant le langage d'Hippocrate, *nihil emineat, nihil per ſe exiſtat*. La matiere nutritive eſt d'autant plus imparfaite, qu'elle s'écarte davantage de cette propriété. Quand elle obtient une fois cette insipidité, elle est parfaite; mais quoique parfaite, elle peut contenir sous un même volume plus ou moins de parties, & ces parties sont plus ou moins atténuées.

CHAPITRE III.

Des Changemens naturels que peut éprouver la Matiere nutritive.

APRÈS avoir examiné les différences essentielles de la matiere nutritive, considérée par rapport aux usages des animaux, & les causes qui la rendent plus ou moins altérable par nos organes ; l'ordre naturel des choses nous porte à examiner la source de ces différences. Nous ne pouvons la trouver que dans la nature même. C'est dans son sein & par son ouvrage que nous verrons se former les degrés successifs de l'altération & enfin de l'entiere destruction de cette matiere. Mais il faut nous arrêter sur chacun de ces momens en particulier, puisque c'est dans chacun d'eux que l'on retrouve les différentes formes & les différens degrés d'altération de cette substance, la tendance à l'union, l'union parfaite & enfin la désunion de ses principes.

C'est

C'eſt une propriété commune à toutes les ſubſtances nutritives que de ſe former, de s'accroître, de ſe déſunir enfin; le tout par le même principe & par la même cauſe méchanique. Telles ſont les loix générales de la nature : tous les corps qui ne doivent jouir que d'un certain eſpace de vie, trouvent une deſtruction néceſſaire dans les choſes mêmes qui étoient les ſources de leurs vies & de leurs perfections. C'eſt ce qui arrive au mucilage néceſſairement ; & c'eſt même par ſon altération que s'opérent tous les changemens eſſentiels à tous les corps végétaux & animaux.

Quels ſont les élemens d'un mucilage, mais d'un mucilage dépouillé de toutes parties étrangeres, & formé de principes qui le conſtituent égal dans ſa ſubſtance ſans qu'aucune partie paroiſſe éminemment ?

Il eſt néceſſairement compoſé de parties hétérogenes, avons-nous dit, cependant il a une parfaite égalité. Nous n'y découvrons qu'une entiere inſipidité : *Dulce facultate*. Ni ſel, ni huile ne ſe manifeſtent par leurs propriétés extérieures ; ſoluble dans l'eau en cet état, il y conſerve toujours ſa tenacité. Donc de ces parties adhérentes entre elles, l'une céde facilement à l'eau, l'autre ne se dissout qu'à la faveur des parties auxquelles elle adhere. Cette partie est ou terre ou huile ; mais il est aisé de démontrer que l'un & l'autre de ces principes concourent à la formation du mucilage ; car sa solubilité quoiqu'imparfaite dans les huiles, le gonflement de ces substances dans l'analyse, l'analyse elle-même nous démontrent évidemment l'existence de la partie huileuse. Quand les mucilages ne s'enflamment pas, il faut en chercher la raison dans la grande quantité de leurs parties aqueuses. En effet tous ces corps, après avoir perdu la plus grande partie de l'eau de leur mixtion par la fumée, s'enflamment enfin plus ou moins, suivant la quantité plus ou moins grande de leur huile.

Pour la terre, nous la retrouvons en grande quantité dans le charbon du mucilage ; mais cette quantité varie suivant les différentes circonstances dans lesquelles on l'examine.

Quelle étoit donc cette partie soluble dans l'eau qui rendoit toutes les autres substances solubles de même ? Nous pouvons prononcer hardiment que c'étoit la substance saline.

Nous pouvons le prouver *à priori*, parce que dans tous les mucilages, avant qu'ils fussent parvenus à leur état de maturité, nous en avons vû des marques certaines; *à posteriori*, par l'analyse & même par la chrystallisation spontanée qui arrive souvent dans les mucilages qui ont du sel par surabondance.

Tels sont les principes essentiels du mucilage; mais aucun ne prédomine, aucun ne nous donne des marques d'une existence actuelle & séparée des autres.

On retrouve dans le mucilage parfait, d'exactes proportions de sel, d'huile & de terre, c'est-à-dire, assez de chacune, pour qu'il en résulte un composé qui n'ait plus aucune des propriétés de ces principes, mais qui concoure à en former de nouvelles propriétés dépendantes nécessairement de parties hétérogenes, qui se corrigent mutuellement.

Pour l'eau, elle concourt comme instrument essentiel dans la formation du mucilage, c'est elle qui est l'instrument du mouvement qui forme & qui combine les parties, qui est par conséquent une des causes de sa formation; de sorte que l'on peut dire généralement de tous les végétaux ce que Hippocrate a prononcé des animaux : *l'eau est le véhicule de toute nourriture*. Mais est-elle une des parties qui constitue le mucilage? Si nous prenons le terme de mucilage suivant le sens des Pharmaciens ; oui certainement l'eau entre dans sa composition actuelle, & est en tant qu'eau une de ses parties constituantes. Mais si nous prenons le mucilage comme matiere nutritive, nous la retrouverons dans des états si différens, tantôt dissoute dans une grande quantité d'eau & à peine appercevable, tantôt si desséchée & si privée de ce fluide, que ce n'est que par une action continuée, que l'eau peut parvenir à la désunir. Si donc ce fluide est en tant qu'eau une partie qui constitue essentiellement le mucilage, au moins sa proportion est-elle si différente dans toutes les espéces de mucilages, qu'on ne peut pas en établir le rapport respectif aux autres parties.

Si l'eau n'est pas une des parties qui entre nécessairement dans la proportion des principes de mucilage, cette substance ne peut prendre aucune altération sans le concours de l'eau, qui étant parfaitement mixtible avec elle, semble même être attirée de l'air extérieur dans certaines espéces de mucilage, tels que sont tous les extraits.

Telle est donc à-peu-près la composition des mucilages. Plus ou moins unis dans leurs parties, ayant plus ou moins d'eau dans leurs substances, les uns sont pellucides, les autres sont même fluides, les autres enfin sont si solides, & contiennent si peu d'eau dans leur mixtion, qu'ils résistent long-tems à leur dissolution dans ce fluide. Mais comment ces élémens ont ils été réunis, par quels dégrés ont-ils passé pour parvenir à ce point d'égalité dans leurs parties?

1°. Plus une plante est jeune, plus elle contient d'eau & de terre, moins elle contient d'autres principes; les jeunes plantes n'ont pas même le goût qui caractérise leur espéce, elles semblent toutes avoir les mêmes propriétés dans ces premiers dégrés de formation.

Dans un second état des plantes, nous trouvons le sel développé, il n'est couvert ni altéré d'aucun des principes qui doivent le tempérer. La terre seule qui dominoit avant le développement du sel, subsiste encore plus ou moins dans cet état ; ce qui fait que ce second période est marqué par une acidité considérable dans quelques plantes, dans les unes par l'acerbité & l'austérité, dans les autres par un goût plus terreux que salin, & qu'il differe enfin suivant d'autres variétés que nous retrouvons dans les végétaux ; mais on retrouvera toujours les plantes plus salines, & jamais n'ayant l'égalité de parties que doit avoir un mucilage parfait.

Ce n'est que par des dégrés successifs de maturation, que la nature parvient enfin à avoir un goût ou parfaitement enveloppé, comme dans les mucilages parfaits & qui ne contiennent plus de parties étrangeres, ou du moins, enveloppés suivant qu'ils doivent l'être à leur point de maturité, dans les mucilages imparfaits. Alors l'huile y domine, & la partie inflammable forme l'odeur par son exaltation, & sert tous les sens à la fois.

Ce que nous annonçons ici est de même évidemment prouvé par l'analyse. L'eau abonde dans toutes les jeunes plantes, & elles laissent une grande quantité de terre, les autres principes s'y trouvent en moins grande quantité.

Si dans quelques plantes qui ont un goût acerbe, nous ne retrouvons pas évidemment davantage de sels, que dans celles qui sont parvenues à leur point de maturité, au moins dans ces dernieres, retrouvons-nous une beaucoup plus grande quantité d'huile, ce qui fait toujours varier respectivement la proportion du sel.

Il paroît donc que tel est l'ordre de la production des élémens du mucilage. L'eau & la terre paroissent d'abord faire la base de leur substance, le sel se développe ensuite, l'huile (*a*) enfin, quoiqu'il y ait toujours quelqu'une de ses parties de développée, paroît être la moins abondante dans les commencemens.

Ce développement successif des sels & des huiles, n'est pas une hypothese, la nature le démontre évidemment. On sçait que l'on ne retrouve que le goût de terre dans les plantes naissantes; on sçait aussi que l'acidité & l'acerbité disparoissent à la maturation; c'est alors que l'on voit dominer le goût propre & spécifi-

---

(a) *Galen. comm. iv. in lib. de victûs ratione in acutis.*

que de la plante, qui ſubſiſte juſqu'à ce que l'eau de la mixtion continuant à produire le mouvement inteſtin des parties, ces ſubſtances, de la maturité marchent à la déſunion.

En effet tel doit être l'ordre des productions, ſuivant les expériences de Stahll. Le ſel eſt ſuivant lui, le premier produit de la combinaiſon de la terre avec l'eau; l'huile n'a qu'un dégré ſecondaire de formation, puiſque ſa formation exige néceſſairement la préſence du ſel qui eſt ingrédient eſſentiel de ſa ſubſtance. Par conſéquent elle eſt plus compoſée & ne doit ſe développer qu'après lui.

Il eſt aiſé de ſentir d'après ce peu de principes phyſiques, que Stahll & Beccher ont les premiers expoſé dans tout leur jour, quelles ſont les cauſes phyſiques de tous ces phénomenes admirables.

La chaleur eſt la cauſe générale de l'accroiſſement des plantes; c'eſt elle qui, tantôt cauſe occaſionnelle, & tantôt cauſe efficiente, produit l'intumeſcence & le mouvement de l'eau dans la plante. L'eau eſt l'inſtrument qui porte les parties étrangeres qui entrent dans la combinaiſon des végétaux les unes ſur les autres, qui les briſe & les atténue. C'eſt la chaleur qui, déſuniſſant des parties trop fortement unies entre elles pour pouvoir prêter à l'action de l'eau, augmente les intervalles qui ſéparent ces parties, rend leur union plus lâche, & plus acceſſible au mouvement ſpontané.

Cette même chaleur a un dégré un peu plus conſidérable; aidée des pluies fécondes qu'elle occaſionne dans le printems, elle fait monter dans les plantes les parties aqueuſes chargées de parties terreuſes, peut-être même en entraîne-t-elle pluſieurs ſalines qui, mêlées à la terre, aident à la vérité la végétation, mais n'y ſont pas néceſſaires.

Que ce ſoit la chaleur qui faſſe monter dans les vaiſſeaux des plantes, la ſéve aqueuſe qui les nourrit, c'eſt une choſe que l'expérience journaliere apprend aux moins phyſiciens des hommes, & c'eſt ce que M. Hales a démontré par une infinité d'expériences.

La chaleur n'eſt pas la ſeule cauſe de cette élévation ſans doute; les Phyſiciens en connoiſſent d'autres, dont nous ne parlerons pas ici : mais du moins ces cauſes ont-elles beſoin d'un développement, qui ſe fait au renouvellement de la chaleur du printems.

Une conſidération qui n'eſt pas auſſi familiere à tout le monde, c'eſt que la même cauſe qui fait monter la nourriture des plantes dans leurs tuyaux, eſt auſſi celle qui les décharge de la quantité ſuperflue & excrémentitielle de la même humeur. Si tout étoit égal, la quantité de tranſpiration dans les plantes, égaleroit la quantité d'humeur qui monte par leurs tuyaux. Mais ce qui renverſe cette proportion, c'eſt le plus ou le moins d'humidité de la terre & de l'atmoſphere environnant. La terre fournit une plus grande quantité d'eau, dans le commencement du printems, où elle eſt plus abreuvée d'humidité. L'état humide de l'atmoſphere empêche l'évaporation, qui doit toujours être d'autant plus grande qu'il y a moins d'eau dans l'air.

Dans leur formation, les plantes doivent donc être plus aqueuſes & plus terreuſes, les parties mucilagineuſes qui leur ſont fournies dépendent preſqu'entierement de la ſemence. Le premier effet du mouvement ſpontané, ſera de former des parties ſalines que nous retrouverons après cela dans leur jeuneſſe;

comme Sthall l'a démontré, & comme l'obſervation l'apprend. Mais dans ce premier période, à peine ont-elles quelques ſaveurs. Les plantes âcres & venéneuſes peuvent ſervir d'aliment dans ce tems, & nous en voyons pluſieurs qui, quand elles ſont nouvelles, ſont employées à cet uſage, & quand elles ſont plus avancées ſont de violens médicamens. L'uſage même de la plûpart des plantes potageres, ne s'étend, qu'au tems de leur jeuneſſe. Hippocrate a remarqué que la laitue qui, quand elle étoit nouvelle, étoit rafraîchiſſante ; quand elle devient plus avancée, acquiert une vertu déterſive ; il ne faut chercher dans cet état ni huile ni réſine ; tout eſt aqueux & terreux, il ſemble que tout le regne végétal dans ce tems n'ait encore aucune différence ſpécifique de compoſition ; & comme ſa nourriture differe peu, ſes différences ſont auſſi très-légeres.

La formation du ſel ſe déduit de la mixtion intime de l'eau avec la terre, ſuivant Stahll. Cette mixtion eſt toujours l'effet d'un mouvement des particules de l'une ſur l'autre qui les unit, & qui les combine. Mouvement qui dépend en partie de la chaleur, en partie de la propriété naturelle de ces principes. Telle eſt à-peu-près l'origine du ſel des plantes, c'eſt l'état ſalin qui caractériſe le ſecond période de leurs progrès. Dans cet état nous retrouvons la terre, le ſel & l'eau combinés enſemble, comme le démontre la ſaveur des plantes. Cette ſaveur eſt l'acerbité, ſaveur combinée de la terre & de l'acide, & qu'au moyen de ces deux élémens, l'art peut imiter.

Cet état d'acerbité eſt très-étendu pour ne pas dire preſque général dans toutes les plantes. Nous y trouvons déja plus de la varieté qui caractériſe les différentes eſpéces d'alimens ; mais il n'y en a pas encore à beaucoup près autant, que dans l'état de maturation.

La chaleur augmentant, le mouvement ſpontané augmente. Le ſel, la terre, & l'eau atténuée avec le principe phlogiſtique qui ſe trouve répandu par tout, & qui peut-être eſt quelquefois le produit de l'atténuation, forment enfin l'huile. Cette ſubſtance a une grande affinité avec les ſels & les terres, & s'y joint facilement. Ce principe abonde plus ou moins ſuivant le différent dégré de chaleur qui eſt propre & néceſſaire à la plante, & qui doit former sa maturation.

L'huile est donc un principe plus composé que les premiers, qui suppose nécessairement une atténuation plus considérable des parties ; de façon que la quantité du principe terreux, régardé comme tel, diminue évidemment dans le rapport dans lequel le sel, & enfin l'huile se composent. Une partie en est employée dans la formation du sel, l'autre partie est employée en huile.

Nous avons donc enfin cette égalité de principes hétérogenes unis & combinés ensemble, qui compose le mucilage formé également de terre, d'eau, de sel & d'huile. Ce dernier principe est le fruit le plus parfait de l'atténuation ; c'est l'huile qui retient le phlogistique dans ses entraves, qui est par cette substance le principe de la couleur, de l'odeur & de la saveur.

Les observations les plus simples & les plus naturelles, confirment cette formation de l'huile. Non-seulement dans les pays plus chauds, nous voyons les plantes plus aromatiques, & les huiles plus exaltées ; mais dans les étés plus chauds, les plantes n'ont pas à la vérité ce volume, & cette diſtenſion qui eſt le produit de l'humidité & du peu de denſité ſpécifique des principes ; mais elles ont plus de couleur, plus de ſaveur, plus d'odeur, moins d'eau par conſéquent, & plus d'huile reſpectivement. Dans le même quartier de terre, les ſemences qui ſont plus expoſées au ſoleil, ſont plus huileuſes, & ont plus de goût ; la partie des fruits qui eſt tournée vers cet aſtre, & qui reçoit immédiatement ſes rayons en eſt plus colorée.

On ſçait l'art de conſerver la blancheur & d'empêcher l'amertume dans les plantes, en les conſervant à l'abri du ſoleil, & en reportant leurs tranſpirations ſur leurs parties, par conſéquent les tenant, pour ainſi dire, dans un état d'éternelle enfance.

L'amertume dans les plantes, eſt ordinairement une marque ſure de la quantité de l'huile, Hoffmann l'a démontré par ſes expériences. La couleur, la ſaveur, l'odeur dépendent de même de l'huile ; quand on extrait tous les principes d'une plante par l'analyſe chymique, on retrouve l'odeur & la ſaveur de cette ſubſtance dans ſon huile eſſentielle, ſa couleur ſe développe en même proportion que ſon huile ; nous n'avons pas beſoin d'appeller ici la fixation des rayons du ſoleil dans la partie qui lui eſt préſentée, comme l'ont fait quelques Philoſophes modernes.

Au ſurplus qu'on ne croye pas que cette théorie appartienne aux Modernes ſeuls. Hippocrate & Galien nous ont laiſſé d'excellentes remarques ſur la différence des végétaux dans les pays plus ou moins chauds ; je ne crois pas, qu'à l'exception des expreſſions chymiques & des preuves qu'on tire de l'art, on puiſſe rien dire de plus exact là-deſſus, que ce que dit Aëtius (*a*), qui a expliqué très-clairement & rapporté aux cauſes évidentes & naturelles toutes ces différentes nuances de maturation. Telle eſt à-peu-près la cauſe de la formation du mucilage & de tous les différens états par leſquels il paſſe juſqu'au point de ſa maturation ; quand la plante eſt parvenue à ce point de perfection, mille circonſtances, mille accidens particuliers font varier ſes propriétés.

(a) *De ſimplicium medic. viribus, cap. I°.*

Que la terre plus aride, fournisse moins de sucs à la plante, que la chaleur de l'athmosphere augmente cependant considérablement sa transpiration : les parties plus concentrées, & cependant plus atténuées par cette même chaleur, trouveront leurs vertus augmentées & resserées sous le même volume.

L'eau s'exhale en plus ou moins grande quantité suivant l'aridité du terrein, & le peu de profondeur des racines de la plante ; car moins les racines sont profondes, plus elles sont dans un terrein aride & desséché par les rayons du soleil, plus le fruit & tout le mucilage de la plante sera solide & condensé. La nature des parties qui renferment le mucilage, peuvent encore y causer plusieurs variétés, ces enveloppes en laissant évaporer l'eau, ou en la retenant, font un mucilage plus ou moins aqueux, ou plus ou moins dense.

Dans les fruits que les Anciens ont appellés *horæi*, les mucilages sont si aqueux, qu'ils sont dans un état vraiment savoneux ; dans les semences *céréales* au contraire, ce même mucilage est extrêmement dense.

Les arbres fruitiers ont leurs racines dans

un endroit plus profond, & par conséquent moins aride ; de plus ils sont enveloppés d'une peau qui cede peu à la transpiration ; le mucilage est par conséquent plus aqueux & moins dense ; aussi les conditions nécessaires à la maturation de ces fruits, sont-elles autant l'humidité, que la chaleur, & ces deux causes concourant, cette maturation est-elle bientôt faite.

La transpiration abondante des feuilles est reportée plus abondamment sur les fruits qui en sont environnés ; on effeuille avec soin les fruits auxquels on veut procurer une certaine sécheresse qui accompagne & qui augmente ordinairement la saveur. Aussi voyons-nous que la trop grande humidité nuit souvent à leur saveur & à leur goût ; & certaines plantes, qui dans les pays chauds & secs, ont des vertus très-violentes, & beaucoup au-delà du point nutritif, dans les pays froids, sont capables de nourrir. Le fruit du pêcher, qui dans la Perse est un violent purgatif, a dans notre pays des vertus très-douces & très-modérées. La raison en est que dans nos pays les parties sont plus séparées & plus imbibées d'eau ; qu'elles sont en Perse plus concentrées & plus exaltées. *Plus virtutis ſub minori mole habentes.* (*a*)

Dans les ſemences céréales, au contraire la racine ne paſſe pas les premieres mottes de la terre qui ſont bientôt deſſéchées par l'ardeur du ſoleil, la paille qui les ſoûtient, ſe deſſéche auſſi très-promptement, & ces ſemences ne ſont pas comme les fruits couverts de l'athmoſphere humide des feuilles environnantes qui reportent dans leurs ſubſtances l'humidité qu'elles tranſpirent.

On reconnoît dans tout cet arrangement la bonté & la ſageſſe du Créateur : les fruits qui ſont créés, ou pour les beſoins paſſagers & médécinaux, ou même pour le plaiſir, marchent d'un pas rapide à la putréfaction, & preſque aucun art ne peut les en garantir.

Ceux qui ſont faits au contraire pour les beſoins les plus preſſans, & qui par conſéquent doivent être conſervés, comme toutes les eſpéces de froment, ont une qualité ſi durable, qu'au témoignage de M. Reneaulme (*b*), on a trouvé à

(a) *Hippocr. de victu.*

(*b*) M. Reneaulme, Docteur Régent de la Faculté de Médecine de Paris. *Mém. de l'Acad. an. 1707.*

Metz en 1706, des bleds qui y avoient été ſerrés en 1592, auſſi frais & auſſi utiles à la nourriture, que s'ils venoient d'y être ſerrés.

Dans toute l'hiſtoire de la formation de ce mucilage, nous n'avons pas parlé d'un élément qui paroît par lui-même de peu de conſéquence, mais qui cependant joue un grand rolle dans la deſtruction & dans l'altération de ces ſubſtances ; c'eſt l'air qui y eſt généralement plus ou moins contenu.

L'air en général entre dans la compoſition de tous les corps altérables, il n'eſt aucun des végétaux & des animaux dans la formation deſquels il ne concourre, & cela dans toutes leurs parties ; mais il y eſt dans différents états. Plus une partie eſt denſe & ſolide ; plus l'expérience nous apprend qu'elle contient d'air. C'eſt en raiſon de leur denſité que la quantité de ſa ſubſtance varie dans les fruits aromatiques huileux, dans les bois peſans des Indes, dans la corne de cerf ; enfin dans les tartres & les calculs humains.

Quelle eſt la façon dont nous devons concevoir cet air ſi concentré, & réduit à occuper un eſpace ſi différent de celui qu'il occupe, quand il jouit de ses propriétés naturelles? C'est une question sur laquelle la Philosophie ne peut encore assurer rien de bien certain; cependant si l'on veut avoir une explication mécanique de la façon dont l'air se concentre dans ses corps, on peut recourir aux phénomenes de l'attraction; ainsi que l'a exposé très-sçavamment M. Hales dans son Appendice à la statique des végétaux.

Cet air, suivant qu'il est plus ou moins condensé, perd plus ou moins de ses propriétés, & a besoin d'un plus ou moins grand effort pour se débarrasser des entraves où il est enchaîné; mais plus les corps sont altérés, & plus ils tendent à la désunion de leurs principes, plus l'air est libre, ou pour mieux dire encore, moins ils en contiennent sous la même masse.

Le grand R. Boyle a démontré combien les semences, les fruits, les pâtes & différentes autres substances produisoient d'air dans un espace de tems déterminé, en tendant à la fermentation ou en fermentant réellement.

M. Hales, d'après ce grand homme a poussé ses expériences plus loin; mais ſans entrer dans leurs réſultats, il s'enſuit de ces obſervations que tous les corps dans la fermentation & dans la putréfaction ſurtout, jettent une quantité conſidérable d'air, que les effets de cet air reproduit, s'il n'eſt pas abſorbé de nouveau par des ſubſtances qui ſont le produit même de ces opérations, ſont d'autant plus prodigieux, qu'il s'eſt trouvé dans le corps en plus grande quantité.

Une ſeconde conſéquence, ſur laquelle nous ne craignons pas que les Chymiſtes veuillent nous contredire, c'eſt que plus un mucilage eſt denſe, plus il eſt privé d'eau, plus il contient d'air, & plus auſſi il faut d'action pour le réduire en diſſolution, & pour lui faire abandonner ſon air. Ce que Boyle a démontré; car, dit-il(*a*), ſi la pâte ſans ferment donne autant d'air que la pâte jointe avec un ferment, du moins lui faut-il beaucoup plus de tems, d'où il s'enſuit que plus un corps eſt prêt de ſa déſunion, plus il fournit d'air, & que plus un corps a ſes principes unis mollement, plus cet élément eſt développé.

On peut donc conclure que tous les

(a) *Experim. Phyſico mechanic.*

corps mucilagineux , très-privés d'eau & très-huileux , contiennent beaucoup de cet air privé de ses propriétés. Est-ce par la quantité de cet air privé de ses propriétés, que les huiles pesantes prennent un si grand caractere d'intumescence dans la cornue ? Ce qu'il y a de certain, c'est que dans la distillation du gayac, l'air sort en même-tems que l'huile la plus pesante.

Voilà donc enfin quels sont tous les élémens qui constituent le mucilage; le dernier paroît ne lui ajouter aucune propriété essentielle , mais seulement concourir à sa formation, & être un principe fertile de sa désunion future.

Nous sommes de-là en droit de prononcer que, 1° plus un principe abonde, plus le mucilage est imparfait. 2° Tout principe surabondant dans la formation, tend toujours à sa mixtion avec les autres, par le mouvement spontané que la chaleur, comme cause , & l'eau, comme instrument, excitent dans leurs parties. 3° Donc la chaleur & l'humidité sont les principes nécessaires pour la mixtion, la formation, la perfection des mucilages.

Si nous voulons trouver des exemples

analogiques de tous les différens états du mucilage plus ou moins atténué, & de l'ordre de la production de ces différentes parties, nous en avons un évident dans les vins qui, dans le principe de leur formation, ont souvent beaucoup de verd; & même dans les vins de certains climats il se trouve une austérité qui marque la quantité de terre & de sel qu'ils contiennent; mais par la continuation du mouvement spontané, souvent augmenté même par des voyages d'outremer, ils prennent à la fin le caractere d'atténuation, & dans les dernieres bornes de la fermentation, ils deviennent évidemment huileux. Les connoisseurs disent que les vins graissent.

Pour des autorités, on n'en peut pas une d'un plus grand poids que celle de Boerrhaave qui s'exprime formellement suivant les mêmes idées (*a*).

(a) *Chemicus olea stirpium arte suâ quærens priùs è scientia rei herbariæ discat tempora esse in plantis, in quibus aqua & sal abundant in illis, tumque oleosa ibidem magis deficere, contra & esse aliud tempus quo oleo abundant præcipuè, sed tum rursus aquam minui, salemque. Dum scilicet nova folia, flores, fructus, in plantâ formantur, tum*

Hippocrate lui-même nous a laissé des vestiges du véritable méchanisme de la nutrition des plantes quoiqu'obscurs, quoique ne portant avec eux qu'une étincelle de vérité (*a*).

On peut encore retrouver dans Aristote, & dans quelques autres anciens Philosophes, des principes d'autant plus véritables, qu'ils sont tirés d'après une observation plus constante ; mais nous ne nous écarterons pas davantage dans des recherches que tout le monde peut faire aisément & qui n'apportent aucune lumiere.

---

motus humorum aquosorum sale prægnantium promovetur, & olea tarda absunt, postquam verò foliis exarescentibus deciduisque, floribus jam emarcidis fructus ipse maturus, perfectusque sponte dilabitur ; tùm oleosa subtilioribus per æstatem dissipatis sensim aggregantur, apparent, prædominantur.

(a) *Sol quidquid aquosum est ad sese alliciens fructum coquit & solidiorem reddit. Quamdiu admodum tenella planta fuit, fructum non profert neque enim crassa & pinguis vis illi inest quæ ad fructum satis esse possit, quam sol diffundens & cùm levis sit effervescentem in summas partes deducit, fructumque profert, & humorem ab eo tenuem deducit, crassioremque concoquens & calefaciens condulcat.* Lib. de nat. puer.

Jusqu'à

Jusqu'à présent nous n'avons considéré que les altérations que souffre la partie nutritive des plantes, pour parvenir jusqu'à sa perfection, & les changemens qu'elle peut subir sans changer d'état dans cette perfection même. Il paroît que le dernier dégré dans lequel elle puisse être, sans perdre sa qualité nutritive, est l'état de changement en animal, sur-tout dans les animaux carnivores & dans les plus robustes, les plus exercés & les plus carnaciers de ceux-ci.

La quantité d'altération que la nature animale donne au mucilage, est donc son dernier état de mucilage, pour ainsi dire ; aussi retrouve-t-on généralement moins de viscosité, plus d'atténuation ; moins de parties salines, & celles qui sont nécessaires à la mixtion plus intimement liées avec les parties huileuses ; de-là ces sels sont ou dégénérés, ou très-près de dégénérer en sels d'une autre nature & plus composés : je dis très-près de dégénérer ; car quoique dans les différens animaux, il y ait une très-grande tendance à l'alcalisation ; je ne sçache aucune expérience par laquelle, on puisse démontrer que le sel des plantes ait actuellement une alcalescence marquée dans aucun animal.

M. Lemery a prétendu démontrer (*a*) que le sel des animaux étoit un sel ammoniacal. Mais quelque disposition qu'ayent les parties animales à fournir ce sel dans certaines circonstances, les expériences de Boerrhaave, de Schwenke, de Gaubius, nous ont assez démontré d'ailleurs l'impossibilité d'une pareille production dans la plûpart des humeurs du corps animal : je crois que les parties salines de la matiere nutritive sont plutôt prêtes à dégénérer, que dégénérées ; d'autant plus que la plûpart des matieres animales, quelque penchant qu'elles ayent à la putréfaction, passent ordinairement, très-rapidement à la vérité, mais enfin passent évidemment par un état d'aigreur, qu'on remarque dans les gelées & les bouillons, & à laquelle succéde bien vîte la vapeur tendante à l'alcali volatil.

N'y auroit-il pas quelque exemple analogique de la même chose dans les plantes ? Cartheuser, homme dont le témoignage dans la Chymie médicale

(a) *Mém. de l'Acad. 1719.*

doit être d'une très-grande autorité, le pense ainsi des plantes antiscorbutiques & qu'on appelle vulgairement alcali volatil, parce qu'elles paroissent en avoir de tout développé (*a*).

Jusqu'à présent, nous avons dans le

(*a*) L'huile de même se trouve plus abondamment dans ce mucilage animal & dans la nouvelle mixtion, qu'il a soufferte ; c'est une suite de la formation de ce principe. La crême du lait est le premier produit du mouvement animal. Hippocrate & Malpighi croyent que la graisse doit rentrer dans le lait pour former cette partie. Mais d'où viendroit la graisse elle-même dans le sang ? Quoique les différentes humeurs du corps plus ou moins atténuées ayent beaucoup emporté d'huile animale, que cette partie inflammable paroisse concentrée dans la graisse ; cependant il existe encore uue grande quantité d'huile plus ou moins atténuée, plus ou moins considérable dans les différens corps des animaux les plus denses, & ceux dans lesquels l'assimilation est poussée plus loin en contiennent tous respectivement davantage ; les cachectiques au contraire en contiennent très-peu, ainsi que les leucophlegmatiques, les gens oisifs & non exercés. Ne peut-on pas dire que la quantité de la partie rouge peut servir de régle pour déterminer la quantité de la partie huileuse. *V.* Vanhelmont chap. *de Digestione sextuplici*, sur la production du beaume, pag. 139. La suite de l'atténuation se décou-

mucilage un composé de parties hétérogenes liées plus ou moins foiblement ensemble, plus ou moins atténuées. Mais quand nous supposons ces parties au dernier point d'égalité & de perfection; si le mouvement spontané continue, il s'ensuit une désunion des parties; cette désunion produit de nouvelles combinaisons composées de parties plus homogenes. Ainsi les hüiles se séparent de l'eau & se réunissent entre-elles; de-là naissent ces pellicules & ces fæces que l'on voit se former naturellement dans toutes les humeurs qui se putréfient. Les parties salines n'étant plus unies aux huiles; ou n'en conservant qu'une très-petite portion, ont une saveur éminente qui rend la liqueur insuportable au goût. Nous avons un alcali volatil, nouveau produit de la combinaison de l'huile avec le sel qui n'est jamais rompue parfaitement.

---

vre aussi en ce que l'on y trouve moins de terre, comme l'a remarqué Vanhelmont, qui dit, *patet hinc corporis nostri efficacia ad volatilisationem terrestrium.* Le lait donne plus de terre que le sang, l'urine moins que celui-ci. La terre disparoît dans les animaux suivant les differens dégrés d'atténuation, comme elle disparoissoit dans la maturation,

L'huile acquiert par le mouvement continuel de nouveaux caracteres d'atténuation ; & cette atténuation, cette volatilisation des parties, s'étendent enfin si loin, que la plus grande partie des produits deviennent capables de s'enlever en l'air, & il ne reste de tous ces corps, tant animaux que végétaux, qu'une substance terreuse mêlée d'une portion de l'huile fixe & tenace.

Il est pourtant dans chaque espéce de corps réduit à cette uniformité de principes des différences bizarres, jusqu'à ce que l'art aidant la nature, le reste des végétaux & des animaux, soit une terre presque pure, je dis presque pure ; car quels qu'ayent été les efforts de l'art dans la vitrification même, suivant les expériences de Beccher, on retrouve encore quelques différences, que ni l'art ni la nature n'ont pu anéantir, & qui cependant sont nécessairement étrangeres à ces terres. Telle est suivant Beccher la *lactescentia vitri* qui se retrouve dans les produits animaux.

CHAPITRE IV.

Des changemens que peut produire l'art dans la Matiere nutritive.

LEs altérations que l'on vient d'examiner, sont celles qui dépendent néceſſairement des viciſſitudes que doivent éprouver les corps altérables, quand ils ſubiſſent les différens périodes de l'âge, & qu'ils paſſent par tous les dégrés qui les menent enfin à la déſunion totale de leurs parties; mais ſur ce chemin, il ſe trouve des variétés, qui font prendre aux corps des caracteres de changemens différens.

Par les efforts de l'art, la déſunion des principes eſt retardée, ou accelérée, ou enfin arrêtée dans un état fixe & certain.

Toutes ces eſpéces de variations ſe peuvent réduire à trois différences principales. 1° Quels ſont les phénoménes que produiſent les intermedes étrangers, ſur la matiere nutritive réunie en mucilage? 2° Quelle altération procure au mucilage le mouvement ſpontané déterminé à la fermentation réguliere? 3° Quel eſt l'effet du mouvement rapide excité par le feu dans ſes parties?

Après avoir examiné le changement que produit le mouvement du feu, nous aurons des régles pour examiner les produits des mouvemens moins rapides que celui du feu, plus violens cependant que le mouvement ſpontané.

Premierement le mouvement ſpontané déterminé ſuivant certaines circonſtances examinées par les Chymiſtes, & dont il n'eſt pas queſtion ici, forme la fermentation, qui produit de la matiere nutritive de nouveaux mixtes plus atténués & plus ſimples. Mais cette opération n'eſt pas à beaucoup près auſſi étendue, & auſſi générale que la matiere nutritive, elle n'appartient qu'aux végétaux, & beaucoup de ſubſtances peuvent être alimenteuſes, comme nous l'avons dit, quoiqu'elles ayent paſſé ce dégré, ſoit dans le regne végétal, ſoit dans le regne animal. Il n'eſt pas néceſſaire qu'elles nous ayent donné aucune marque de la fermentation parfaite, ou qu'aucune des opérations qui déterminent ce changement ait concouru.

La fermentation eſt le réſultat du mouvement ſpontané continué dans un mucilage parfait : car aucun mucilage ne peut parvenir à l'état de fermentation, qu'il n'ait paſſé par tous les dégrés qui favoriſent & l'atténuation, & la réunion des parties hétérogenes ; quand tout eſt mêlé, & les parties combinées enſemble aſſez exactement pour que la continuité du mouvement ſpontané, ne procure plus de nouvelles combinaiſons de parties hétérogenes ; la fermentation commence.

Elle conſiſte, nous diſent les Chymiſtes, dans une déſunion de parties, & dans une nouvelle combinaiſon de ces parties entre elles. Cette déſunion eſt une déſunion des parties hétérogenes, & la combinaiſon eſt une combinaiſon de parties homogenes.

En effet la déſunion ne peut plus être qu'entre des parties hétérogenes, qui étoient les ſeules liées entre-elles, & l'union doit être de nouvelles parties homogenes, qui s'étoient liées avec des parties étrangeres dans le tems de leur formation, mais qui tendent à ſe réunir ſitôt que par la continuation du mouvement, elles ſe rencontrent dans le fluide qui leur ſert de véhicule ; de-là réſultent de nouvelles ſubſtances d'autant moins nutritives, qu'elles ſont plus ſimples, & plus homogenes.

Ainſi par la fermentation, le mucilage perd pour la plus grande partie, ſes qualités nutritives ; cependant dans l'état vineux d'une liqueur, tout le mucilage n'eſt pas décompoſé à beaucoup près, & les parties nutritives du vin ne ſont pas ſéparées ; il eſt d'autant moins réduit en des liqueurs homogenes, qu'il a moins ſouffert de fermentation ; nous retrouvons le mucilage, & grande quantiré de terre dans le mouſt. La fermentation va-t-elle toujours en augmentant, la terre & le mucilage diminuent, l'huile & l'eſprit augmentent ; ces deux ſubſtances augmentent preſque toujours en même proportion. La fermentation eſt le produit du mouvement ſpontané, par conſéquent elle augmente toujours l'atténuation & l'altération des principes dans l'ordre que la nature s'eſt preſcrit, qu'elle n'enfreint jamais, & que l'on a apperçu dans le développement des plantes.

Mais puiſque nous avons dans le regne végétal, & dans le regne animal des mucilages qui ſont dans un dégré d'altération, plus avancé que n'eſt celui de la fermentation ſpiritueuſe ; elle ne doit pas détruire abſolument le mucilage ; elle est un commencement de désunion dans ses parties, plutôt qu'une décomposition parfaite.

Ce que les Chymistes appellent partie extractive du vin, & que Beccher appelle *substantia media*, est encore sujette à la fermentation, & Beccher nous dit, qu'il peut la tourner entierement en esprit de vin. Aussi cette partie extractive est-elle nutritive jusqu'à un certain point, & les vins en général ont quelque chose de nutritif, & qui les fait rentrer dans la classe des alimens. Hippocrate semble avoir reconnu au vin cette propriété, quand en parlant du vinaigre après le vin, il dit pour le vinaigre, il ne nourrit pas. Galien a reconnu généralement cette qualité dans le vin (*a*).

La regle générale qui suit de ce que nous avons dit, est sans contredit que

---

(a) *Vinum alit omnium celerrimè & maximè. Vina crassa & colore rubea quam maximè replent vacuata corpora.* Comm. in Aph. 18. Lib. 2.

Vina crassa & fulva tantùm vineantur à nigrioribus in nutriendo plurimùm, quantùm superant in præstando confestum & velociter alimentum. Aph. 11. ejusd. sect.

plus un vin a éprouvé de fermentation, & par conſéquent plus il a de réunion dans ſes parties homogenes, moins il contient de mucilage, & moins le mucilage qu'il contient a de liaiſons dans ſes parties. Le vinaigre a une partie extractive, mais moins terreuſe, mais en moins grande quantité ; il contient donc moins de mucilage, & moins de parties nutritives, *non nutrit*, dit Hippocrate.

Dans le chapitre précédent, nous avons remarqué l'analogie de la maturation à la fermentation, par rapport aux produits qui ſont toujours de plus en plus huileux & atténués ; ici nous voyons que la fermentation n'eſt que le produit de la continuation du mouvement qui produiſoit la maturation, avec cette différence que toute eſpéce de changemens dans les fruits entiers étoit beaucoup plus lent, la déſunion moins grande ; cependant nous retrouvons le goût vineux dans tous les fruits auxquels la maturation n'enleve pas une quantité conſidérable de leur eau ; il n'eſt pas difficile d'en appercevoir la raiſon.

La fermentation, & les liqueurs combinées qui en réſultent, méritent aſſurément la premiere place entre les changemens artificiels de la matiere nutritive. Si l'on prend cette matiere dans les progrès de sa formation, on sera obligé d'y reconnoître un tems, où elle a été nécessairement capable de fermentation. Ce changement est même le plus naturel de tous les produits de l'art ; il nous sert à découvrir les routes de la nature ; le progrès est promt & rapide, de la fermentation à l'acescence, & de l'acescence enfin à la putréfaction.

Un changement tout à fait artificiel dans les corps, & qui est totalement étranger à ceux que peut y produire la nature, est celui que procurent les différens intermedes qu'on y applique. Au reste ces intermedes sont de différente nature ; les uns, & ce sont sans contredit les plus simples, ne font qu'étendre les parties du mucilage ; les autres lui donnent de nouvelles propriétés ; d'autres enfin le décomposent totalement, ou du moins accélerent sa décomposition.

Les premiers de ces intermedes sont ou aqueux, ou huileux. Pour les huiles quoiqu'elles dissolvent assez communément les mucilages, & que presque toutes les huiles par expression en contiennent ordinairement plus ou moins ; cependant elles ne ſont pas le diſſolvant propre du mucilage, ſur-tout plus les mucilages ſont dans un état d'enfance, moins ils ont ſouffert de dégrés de maturation, & moins par conſéquent ils contiennent d'huile.

Pour l'eau, elle eſt leur diſſolvant naturel, elle ſe charge de leurs parties, les parties y conſervent leur union; mais l'eau n'eſt pas long-tems ſans les décompoſer; bientôt dans ce fluide, le mouvement des parties recommence, & le mucilage eſt menacé d'une décompoſition prochaine. Si donc nous évaporons l'eau, avant qu'elle ait pu produire ce mouvement ſpontané aidée par la chaleur, nous retrouvèrons le mucilage tout auſſi condenſé qu'il l'étoit auparavant, & même dans des filtres fort étroits, l'eau s'écoulera ſans pouvoir entraîner avec elle le mucilage, comme nous le voyons dans les injections anatomiques gommées que l'on fait dans les vaiſſeaux; car le mucilage s'arrête dans les capillaires, & l'eau tranſude toute ſeule dans les veines: la choſe n'arrive qu'avec des mucilages, dont la ſubſtance eſt moins atténuée, que celle qui doit ſervir à la nourriture, puiſqu'ils s'arrêtent dans les capillaires, & qu'ils ne peuvent pas paſſer outre, bien loin de pouvoir s'appliquer aux dernieres fibrilles.

Pour les intermedes, qui proprement agiſſent ſur les mucilages, ils ſont ou ſalins, ou même d'une ſubſtance encore plus compoſée, c'eſt-à-dire, ſavoneux, mêlés d'huile & de ſel, & agiſſant également par l'un & l'autre de ces principes.

Les intermedes ſalins, ſont ou acides, ou alcalis, ou neutres.

Les ſels neutres étant pour la plûpart ſous une forme ſeche, n'agiſſent point par eux-mêmes ſur le mucilage; mais ſeulement quand ils ſont diſſous dans l'eau. Dans ce liquide, ils ſe diſſolvent ſans ſe décompoſer, ou s'ils s'uniſſent aux parties du mucilage, ce n'eſt qu'en leur donnant un principe ſalin éminent, qui empêche juſqu'à un certain point que la putréfaction, ou le mouvement fermentatif, ne ſe mette dans leurs parties. Ce fait eſt démontré par l'expérience œconomique du ſel marin.

Cette propriété eſt la même pour toutes les parties éminentes, pour l'huile même, ſuivant Stahll. Car quoique la fermentation ait pour produit des ſubſtances plus ſimples & huileuſes, elle eſt retardée, ſi elle doit en détruire une certaine quantité pour la reproduire enſuite.

Les mucilages ſont tous coagulés, & tous rendus plus denſes & plus compactes par les acides. Tel eſt le caractere propre de l'action de ces agens, ils agiſſent de même & ſur les mucilages animaux & ſur les végétaux ; c'eſt cependant avec des phénoménes tous différens, qui dépendent de l'état actuel du mucilage, de la liaiſon de ſes parties, de ſa diſſolution dans l'eau, de ſon atténuation. Principes à la faveur deſquels on peut expliquer la coagulation de la partie caſeuſe du lait, du coagulum du ſang, l'action des acides ſur le blanc d'œuf.

Il eſt aiſé de concevoir que la perfection des mucilages en eſt entierement altérée, les parties qui y ſont mêlées ſont des parties totalement étrangeres ; elles ſont ſurabondantes dans le mucilage, & ſont douées de propriétés indeſtructibles.

De plus la dégénéraſcence propre du mucilage, étant toujours le *vergens ad alcali ;* ils empêchent cette pente à dégénérer, & les reculent de beaucoup du dégré d'atténuation qu'ils pourroient acquérir, & par conséquent les rendent moins faciles à assimiler, indépendamment de la densité qu'ils augmentent essentiellement.

Les alcalis au contraire, & tous les corps qui participent de leur nature, diminuent par eux-mêmes la ténacité & la viscosité des mucilages végétaux, en détruisant en grande partie leurs substances par l'union qu'ils contractent avec les parties acides & huileuses de ces mucilages.

De-là le grand usage qu'on fait dans la vie civile, de la potasse, de la soude & des autres espéces d'alcalis, pour détruire & déterger toutes les différentes espéces de viscosités qui peuvent se trouver adhérer aux corps.

Ils ont toujours paru agir de même sur les mucilages animaux, & c'étoit une chose reçue que les acides les coagulant, les alcalis les dissolvoient ; cependant l'affusion des alcalis fixes sur ces mucilages, paroît y produire un léger principe de coagulation. Coagulation qui dépend de la vivacité de l'action des alcalis les plus épurés ; mais qui bientôt dégénere en une liqueur très-atténuée, désunie &

incapable par conséquent de nouvelle coagulation.

L'effet des alcalis volatils sur les mucilages, est de même une fluidité qu'on ne peut plus réduire à l'état de coagulation. L'une & l'autre de ces espéces de sels détruisent tout-à-fait le mucilage en s'appropriant d'abord leurs parties, & en faisant avec leurs parties huileuses le plus putride de tous les savons, qui tourne bientôt en alcali volatil tout ce qui restoit d'uni & de lié dans la liqueur. L'alcali fixe lui-même, se volatise par la putréfaction dans cette opération.

Pour les dissolvans savoneux, on en doit distinguer deux classes. Les uns sont naturels, les autres sont artificiels; mais les savons artificiels n'appartiennent en aucune façon à la matiere des alimens que nous traitons.

Les savons naturels ont en eux-mêmes beaucoup d'analogie avec le mucilage duquel ils different par la perfection de leur mixtion; leur huile est plus intimement unie au sel, par le peu d'intermedes terreux qui est entre le sel & l'huile. Ils different des savons artificiels par l'espéce du sel qui leur sert de base, & qui est dans ceux-là alcali fixe, qui peut être alcali volatil dans quelques plantes ; mais pour le plus ſouvent acide dans les végétaux, ce qui fait que certaines eſpéces de mucilage ſont appellés par le grand Boerrhaave, des ſavons aceſcens, & ne different du ſavon artificiel, que parce que celui-ci eſt par ſa baſe beaucoup au de-là du dégré nutritif.

Si nous mêlions à un mucilage moins atténué, un mucilage qui le fût davantage, la maſſe totale s'en trouveroit ſans doute plus atténuée, en ſuppoſant que leurs parties ſe mêlaſſent exactement ; ainſi l'effet de ces ſavons eſt déja celui d'un mucilage plus atténué mêlé avec un autre mucilage ; dont le réſultat fait un tout moins difficile à aſſimiler dans les corps animaux.

Mais de plus, dans l'état ſavoneux, ſoit des ſavons artificiels, ſoit même des ſavons végétaux, la terre n'enchaîne pas les parties huileuſes & ſalines qui agiſſent chacune à nud, tantôt ſur les parties huileuſes, tantôt ſur les parties terreuſes, & par ce moyen atténuent le mucilage, attaquent chacune de ſes parties en particulier, les déſuniſſent en un mot : de-là naiſſent les propriétés que nous leur connoiſſons dans le commerce ordinaire de la vie, d'atténuer, de divifer, d'arracher même, pour ainfi dire, les glutinofités groffieres qui fe trouvent adhérentes aux corps; ufages d'après lefquels Boerrhaave les a fait paffer avec fuccès dans la pratique médicinale pour incifer le mucilage que la nature n'atténue pas avec affez d'efficacité, ou au contraire qu'elle defféche & qu'elle condenfe.

Tels font les intermedes naturels avec lefquels les mucilages ont un changement plus évident à fouffrir : pour ceux qui font plus compofés, comme les diffolutions métalliques, jamais ils ne peuvent être employés en Médecine, que comme de puiffans remedes, ou des poifons; ils indiquent par conféquent fort peu de chofe par rapport aux alimens en eux-mêmes.

Mais d'après ces principes démontrés fur les mucilages, & fur les favons, n'aurions-nous pas la clef d'une difficulté qui s'eft élevée par rapport à la différence de l'effet des acides végétaux, & des acides minéraux fur les liqueurs des animaux, & ne pourrions-nous pas dire en général que tout acide coagule, & que fi quelque acide végétal ne coagule pas, cette propriété doit dépendre chez lui de quelques accidens étrangers qui ſont des entraves ſavoneuſes de cet acide ? Au reſte nous aurons occaſion ailleurs de diſcuter plus au long cette opinion ; mais ſi, comme on eſt en droit de le ſoupçonner, tout acide ſe rapporte aux trois minéraux, & ces trois minéraux à un ſeul univerſel, ne peut-on pas dire que leurs propriétés eſſentielles ſont les mêmes ?

Un agent plus vif & plus efficace à décompoſer le mucilage, ou du moins à l'atténuer conſidérablement, eſt ſans contredit le feu qui agit ſur tous les corps nutritifs, qui les décompoſe, qui les réduit promptement en leurs élémens, dont l'action auroit procuré les plus grandes lumieres, ſi on eut été auſſi attentif à examiner les routes de la nature, & à les comparer aux produits du feu, qu'on l'a été à examiner ces produits & les différens mixtes qu'il a fait ſortir des ſubſtances les plus compoſées.

Les effets du feu en général ſont différens ſuivant ſon dégré, & ſuivant le plus ou le moins de réſiſtance des matieres qu'on lui préſente, mais enfin le dernier de ces effets eſt toujours la déſunion totale des principes, à laquelle le feu marche par des dégrés ſucceſſifs d'atténuation que la rapidité de ſon action empêche ſouvent d'appercevoir.

Le feu eſt appliqué ou immédiatement à la ſubſtance des mucilages conſiderée en ſon entier & ſans autre intermede ; ou cette ſubſtance plongée dans l'eau ne ſouffre le feu que par l'ebullition intermédiaire.

Si la ſubſtance étoit ſuppoſée jettée dans le feu , & avoir à ſoutenir tout-à-coup l'action prompte & ſubite de cet agent deſtructeur ; il n'eſt de mucilage , ni denſe , ni atténué qui ne fut promptement détruit. Ainſi nous n'examinerons ici que les effets communiqués à travers les inſtrumens , ſoit que la chaleur n'agiſſe pas immédiatement ſur ces parties , mais ſimplement ſur les parties du mucilage diviſées par un intermede aqueux , ſoit enfin qu'elles ſoient ſeules , & que le mouvement du feu tende immédiatement à les ſéparer.

Le dégré du feu que peut concevoir l'eau bouillante, n'eſt pas à beaucoup près ſuffiſánt pour décompoſer promptement les corps , il enleve ſeulement ce qu'ils peuvent avoir de plus volatil ; dans un mucilage parfait, où nous ne ſuppoſons aucune partie étrangere, la partie la plus volatile eſt l'eau; Si le mucilage eſt plongé dans l'eau, cette évaporation eſt réduite à rien, & le ſeul effet qui s'enſuive eſt l'atténuation des principes.

Cette atténuation des principes eſt évidente, aiſée à prouver par le mouvement même des parties du mucilage qui ſont ſouvent entre-choquées entr'elles, par la force avec laquelle l'eau eſt pouſſée entre ces mêmes parties, par l'action de l'air contenu dans le mucilage, par la raréfaction même que produit la chaleur. Mais de plus, jamais un mucilage qui a ſouffert une pareille ébullition n'a la force de ſe réunir comme il le faiſoit auparavant. Il acquiert une lévité & une égalité de parties, ſuite de l'atténuation qui a toujours fait la différence du crud & du cuit, & d'après laquelle Hippocrate avoit tranſporté juſques dans l'économie animale, les termes de crudité & de coction.

Inſtruit par l'expérience, que les mucilages les plus addouciſſans des végétaux étoient difficiles à digérer pour les eſtomachs des malades, *Valentiora;* il en tire par l'ébullition ſa fameuſe tiſanne d'orge qui a ces trois qualités, de *mollis*, *lævis* & *æqualis*, & dont il fait des éloges que nous aurons lieu d'examiner ailleurs. Galien explique la pensée de son maître en disant. *Ptisanæ viscositas lenis continua jucunda lubrica & modicè laxa est.* Mais une des qualités par laquelle ces Auteurs la vantent le plus, c'est de ne point se tuméfier ni se gonfler, *non intumescit*; ce gonflement appartient comme nous l'avons dit, aux mucilages grossiers, dont les parties ne se séparent pas aisément, *ita ut indivulsæ trahantur*; qualités que l'ébullition enleve en excitant un mouvement rapide dans les parties, & les atténuant les unes sur les autres.

Tel est l'effet de l'ébullition sur les mucilages, elle paroît produire un effet tout différent sur certains mucilages animaux qui se coagulent dans l'eau bouillante, quoiqu'ils se résolvent parfaitement dans l'eau chaude; mais un plus long dégré de feu les fait encore évanouir de nouveau dans l'eau. Nous aurons occasion d'examiner ce phénoméne plus au long, quand nous parlerons des animaux en particulier.

Si cette substance nutritive est renfermée dans un vaisseau à sec & torréfiée par différens dégrés de feu, en général la raréfaction que la chaleur excite dans toutes les parties du corps, tend à les désunir, & les liens qui enchaînent ces principes sont dans un état qui tend à la désunion avec d'autant plus de promptitude, que la nature les avoit moins liés entre eux, & qu'étant hétérogenes, les uns ont une beaucoup moins grande densité que les autres, par conséquent cédent inégalement à l'action du feu.

Ainsi l'air qui, comme nous l'avons dit, est enfermé en grande abondance dans toute espéce de mucilage, commence de très-bonne heure à entrer en action, sur-tout dans ceux qui sont actuellement dans l'état de fermentation; il donne des marques subites de son expansion, comme nous le voyons, dans le pain qui, par la quantité de bulles d'air qu'il contient, donne ordinairement un signe assez évident qu'il est bien ou mal fermenté.

L'action de l'air est moindre ou moins prompte dans les mucilages qui sont plus liés, il semble même que l'air pour se débarrasser exige qu'un commencement de désunion ait déja séparé du mixte plusieurs parties essentielles; nous le voyons dans

dans tous les bois peſans des Indes, dans les parties oſſeuſes des animaux.

Boerrhaave a remarqué le commencement de la fixation de l'air dans l'urine, en remarquant qu'il ne ſe forme des bulles dans cette liqueur que quand on a enlevé une partie conſidérable de l'atmoſphere.

M. Hales l'a ſuivi & en a démontré les progrès dans le Calcul humain; mais avant eux l'illuſtre Boyle avoit démontré cette verité dans les mucilages par ſes expériences, il paroît que dans le récipient de la machine du vuide, les graines & les fruits qui ne ſont point en état de fermentation, laiſſent échapper fort peu d'air, au contraire ceux qui ſont dans un état de fermentation, en produiſent incomparablement davantage.

Mais que l'air joue un grand rolle dans la déſunion des corps, ou qu'il y contribue peu, il n'en eſt pas moins certain que le feu excite un mouvement rapide dans chaque partie du mixte qu'il attaque; qu'il les atténue, qu'il les déſunit, qu'il les volatiliſe, de ſorte que l'on peut dire que le premier effet du feu eſt la volatiliſation générale des parties du mixte, &, pour parler plus correctement & plus chymiquement, leur atténuation & leur désunion.

Le feu commence donc par faire en peu de tems ce que la nature fait par des degrés successifs, & ce que l'art a imité de la nature dans la fermentation. Et en effet tout ce que l'on a pu faire dans la fermentation, dans tous les moyens que l'on a employés pour rendre le mucilage plus propre à nos usages, a toujours été réduit à ces deux effets, & les résultats ont été analogues. Au reste, nous devons en être d'autant moins étonnés, que la chaleur a toujours été l'instrument principal de la maturation & de la fermentation ; & si l'on met à part les circonstances qui différencient les phénoménes, ces agens ne différent au fond que dans le degré. Il est inutile, à ce qu'il me paroît, d'insister ici sur les exemples. On n'a qu'à comparer avec les substances mucilagineuses crues celles qui sont à moitié fermentées, & celles qui ont été torréfiées; on trouvera beaucoup de rapport entre l'état de ces substances, elles s'éloignent les unes & les autres du premier état de crudité ; elles n'ont plus d'intumescence, elles ont cette *lævitas partium*, & cette ſolubilité dans la bouche qui caractériſe l'atténuation. De-là quand on a quelque atténuation prompte à faire prendre à quelque eſpéce de mucilage que ce ſoit, & ſur-tout à celui qui eſt renfermé dans les *Cerealia*, on peut les torréfier légerement ; ce que font aujourd'hui nos Braſſeurs à leur orge germé pour le remettre plutôt à l'état de la fermentation ; & plus l'orge a été torréfié, plus la bierre eſt forte, & moins elle eſt aqueuſe à cauſe de l'exaltation des principes actifs qui a été faite par cette torréfaction. De-là encore dans les âges plus ſimples de la nature, où l'art de réduire le froment en farine, de le faire fermenter régulierement, n'étoit pas pouſſé à ſon dernier point ; on faiſoit de même paſſer ces ſubſtances par cet état de torréfaction d'où leur étoit venu le nom de *fruges*, ἀπὸ τοῦ φρυγεῖν & *torrere parant fruges & frangere ſaxo.*

Au reſte ces effets, ne ſont que les premiers effets du feu. Bien-tôt après dans la continuation du même dégré, ou dans un plus violent, cet agent devient tout-à-fait deſtructeur ; ce qu'il y a de plus prompt à s'enlever, de plus atténué, de plus préparé par les rayons du ſoleil, & par la chaleur, paſſe d'abord, & laiſſe les corps privés de la partie qui donne ordinairement & le plus d'efficacité & le plus d'agrémens.

Mais les mucilages, ou les parties qui peuvent devenir nutritives, qui ſont les ſeuls corps dont nous parlions ici, n'ont point eſſentiellement de partie plus volatile que l'eau, qui par degrés devenant de plus en plus ſaline, & enfin huileuſe, laiſſe dans le fond du vaiſſeau le cadavre du mucilage, n'ayant point encore changé de forme, mais privé de la plûpart de ſes parties, terreux par conſéquent. Cette partie terreuſe retient encore quelque choſe de ſalin & d'huileux, qui forme le lien le plus fixe de la terre; mais qui ayant perdu en même tems de ſa force & de ſa flexibilité, la rend caſſante & cédante à la moindre des forces. Dans aucun de ces produits, il ne faut chercher le mucilage qui étoit compoſé de toutes enſemble; il ne faut pas non plus le chercher dans leur réunion, toutes ces parties n'ont été mêlées que par un long méchaniſme produit des efforts de la nature que nul art ne peut imiter;

elles ſont atténuées & incapables de former ces mêmes combinaiſons pour leſquelles il a fallu dans ces ſubſtances des dégrés d'enfance, de maturation, &c. elles ne ſont pas même naturelles. Ce ſont des produits compoſés qui nous indiquent les routes de la nature, mais qui ſont altérés, & qu'une atténuation rapide a défigurés. C'eſt aſſez qu'ils montrent que toute action de l'art & de la nature ſur le mucilage y produit une altération ſucceſſive qui atténue les principes.

Cette atténuation dans chacun de ces produits peut être aſſurée conſtamment, & nous ne craignons pas qu'aucun Chymiſte nous démente là-deſſus. Perſonne ne peut nier cet effet s'il conſidére en général que beaucoup de ſels volatils ſont uniquement le produit de la diſtillation, & en particulier que beaucoup de mucilages donnent un ſel volatil, qu'ils ne contenoient pas avant que d'éprouver l'action du feu. Tels ſont tous les mucilages animaux; je ne m'étendrai pas ici ſur les preuves par leſquelles on démontre que ce ſel n'exiſtoit, ni ne pouvoit exiſter dans les mucilages: ces vérités ſont connues d'ailleurs, il nous ſuffit que la production des acides volatils & des alkalis volatils nous démontrent l'atténuation des principes par le feu. La fermentation & l'altération naturelle des plantes & des animaux, produisent aussi à la fin ces sels volatils; ensorte que cette grande analogie se retrouve toujours. Le mouvement a toujours les mêmes effets; quelquefois plus rapide, il opére tout avec confusion; quelquefois plus lent & réglé par les vicissitudes périodiques de la nature, il produit successivement & détruit toujours lentement.

Enfin la désunion totale des principes est prouvée par le résidu qui subsiste après tous les différens degrés de feu que nous avons pû faire éprouver à un corps; ce résidu est d'autant plus terreux, que le feu a agi plus puissamment sur ces matieres; la terre est aussi le seul résidu de la putréfaction. Si l'on objecte que la désunion n'est jamais parfaite, & qu'il se forme toujours de nouvelles combinaisons; c'est une chose qui est générale à tous les changemens artificiels, & même naturels, de la matiere nutritive & de tous les corps. D'ailleurs quoique le feu désunisse, on ne peut pas nier qu'il ne soit *infidus corpo-*

rum explorator. Comme Boerhaave le prononce. Il agit en produiſant dans les parties un mouvement rapide. Il ſemble que tout mouvement rapide excité dans les parties conſtituantes du mucilage, doit produire des effets analoges à ceux du feu. Dans la fermentation, ainſi que dans la putréfaction, tous les changemens qui ſont opérés, le ſont par l'activité d'un mouvement beaucoup moins rapide, mais beaucoup plus régulier. Un mouvement rapide, quoiqu'encore beaucoup moins que ne l'eſt celui du feu, que nous ſuppoſerons excité dans le tout, & dans les parties du mucilages, peut-il l'acheminer à ſa décompoſition ?

M. Homberg attachant du vin à l'aîle d'un moulin, de façon qu'il ſuivît toutes les circonvolutions de l'aîle du moulin, le trouva entiérement corrompu en quelques jours.

Le mouvement d'un vaiſſeau corrompt entiérement les vins qui ſont trop foibles pour ſupporter ce mouvement.

Toute eſpéce de mouvement mene donc les corps à leur décompoſition par des degrés ſucceſſifs, pourvu que ce mouvement parvienne à chacune des parties du mixte. Dans le corps animal où toutes les parties ſont emportées par un mouvement rapide & analogue à celui des parties du feu, quoique beaucoup inférieur à la rapidité du mouvement que donne cet élément ; les corps mucilagineux ſouffrent des changemens dont la plûpart dépendent des circonſtances deſquelles on aura occaſion de parler ailleurs ; mais enfin par des degrés ſucceſſifs de mouvement, les parties s'approchent de plus en plus de l'état de déſunion qui eſt marquée par la volatiliſation des principes, & par l'évanouiſſement des parties terreuſes qui entrent dans de nouvelles combinaiſons.

Tels ſont à-peu-près les changemens que l'art peut produire ſur notre mucilage ; nous avons vû précédemment par quels degrés la nature agit ſur ces parties pour les compoſer & pour les décompoſer enſuite par des degrés ſucceſſifs ; dans tous ces cas l'effet d'un mouvement ſemblable, produit des effets analogues, qui, tendant par des voies différentes à la décompoſition de chacun de ces corps, les rend plus ou moins propres à recevoir les altérations qu'ils doivent ſouffrir dans la machine animale : auſſi chacun de ces moyens, comme on l'a prouvé à chaque article, a-t-il été employé dans les usages de la vie civile, pour la préparation de ces mêmes alimens.

L'expérience nous a appris à faire usage de tous ces moyens, pour la plus grande partie des mucilages dont on fait usage dans la vie : car d'un côté pour que nous puissions les conserver, ils exigent une certaine fermeté de principes ; de l'autre, cette densité eut été trop grande pour les forces de notre corps ; leur préparation a donc été comme ordonnée à l'homme, dans le même tems qu'ils lui ont été accordés pour sa subsistance ; une expérience nécessaire en fût l'inventrice (*a*). Ainsi toutes les préparations dont nous avons parlé, sont toutes éprouvées par le pain ; il est cuit, il est fermenté & rendu dans un état plus approximé à la nature humaine, qui elle-même par un

(a) *Necessitate inducti homines videntur consentaneum naturæ alimentum investigasse, & id quo nunc utemur invenisse. Triticum igitur macerantes & pinsentes moles frangentes, subigentes & assantes, panem confecerunt.* Hipp. *De prisca Medicina.*

nouveau mouvement lui donne encore un principe de désunion que nous retrouvons par des nuances successives dans chacune de nos humeurs. Au reste, jusqu'ici nous n'avons regardé la matiere mucide qu'en elle-même, & séparée de tous accidens étrangers. Examinons quels sont les corps qui peuvent se combiner avec elles, & quelles différences générales nous pouvons en déduire par rapport au choix des alimens.

CHAPITRE V.

Des corps étrangers qui peuvent être mêlés avec la matiere nutritive, & des combinaisons différentes qui en résultent.

LA matiere de l'aliment reçoit des variétés accidentelles, non-seulement de la différente cohésion qui unit ses parties, & de l'atténuation de ses principes; mais les matieres étrangeres qui se joignent nécessairement avec elle, produisent encore de nouvelles combinaisons dont il faut la séparer. La nature n'offre presque jamais un mucilage pur & dégagé de tout principe étranger ; c'est l'art seul qui peut l'en extraire, où mieux encore que l'art, l'action du corps des animaux qui choisit ce qui est alimentaire, & expulse par un méchanisme admirable, ce qui ne peut pas le devenir.

Il n'est point de corps dans les végétaux, ni dans les animaux, qui ne contiennent généralement de cette matiere nutritive : c'est une suite du principe général que nous avons posé, qu'ils sont obligés de se nourrir, & qu'ils passent par toutes les variations de l'âge. Par quelle raison donc plusieurs de ces corps sont-ils les uns de puissans médicamens, les autres des poisons violens, & qui détruisent entierement la nature animale ? Ces différences dépendent uniquement des parties étrangeres qui sont ou mêlées avec la substance même du mucilage, ou qui en des lieux séparés, se trouvent renfermées dans la même masse. La différence spécifique de ces parties propres à certaine espéce de corps, dépend de la nature même de la ſemence ; & les parties âcres qui ſe trouvent cachées, par exemple, dans le mucilage des Bayes de Mezereon, appartiennent en propre à cette eſpéce de plante.

Jamais l'art ne pourra imiter exactement ces produits naturels, ni même développer les ſources méchaniques de leur formation. Il faut donc avouer qu'il eſt impoſſible de déterminer au juſte ce que c'eſt que chacune de ces parties ; comme il eſt impoſſible de prononcer ſur toutes les eſpéces de miaſmes qui ſe forment dans les corps des animaux ; miaſmes qui non-ſeulement les rendent ſouvent vénéneux, mais qui produiſent même une eſpéce de poiſon volatil ; ce poiſon eſt la contagion.

Mais comme nous pouvons approcher de la vérité en raiſonnant ſur le développement & la maturation de ces eſpéces de corpuſcules pernicieux dans les animaux ; dans les végétaux de même nous pouvons atteindre aux cauſes qui forment & qui mettent en action ces corps étrangers au mucilage ; ainſi nous voyons que le tems de la maturité eſt celui où ces ſubſtances ont le plus d'action. Beaucoup de plantes peuvent être alimenteuſes dans leur enfance, & devenir médicamenteuſes, ou même vénéneuſes dans un état plus avancé.

On peut en général diſtinguer deux genres différens de ces parties étrangeres, les unes ſont volatiles, les autres ſont fixes, & ſont inhérentes à la ſubſtance de la plante; les unes & les autres ont leurs uſages; ces uſages ſont ordinairement relatifs aux circonſtances, aux climats, & à la deſtination de la plante; mais n'appartiennent pas à la nutrition.

Les parties volatiles que nous examinerons les premieres, ont leur premiere origine dans la nature même de la ſemence.

C'eſt dans la ſemence qu'on doit chercher la cauſe de l'organiſation des plantes, & c'eſt de celle-ci que dépendent les différences de l'eſprit recteur, quelquefois aſſoupiſſant, quelquefois calmant, quelquefois âcre & irritant, ſouvent retenu dans les entraves de l'huile, quelquefois dans celles du mucilage, & imprimant à ces ſubſtances douces par elles-mêmes, un caractere étranger. Quoique nous ne puiſſions rien dire de démontré ſur la nature de cette ſubſtance, & que les différences auſſi nombreuſes que les eſpéces des plantes qui la contiennent, dépendent de la différence de l'organiſation du corps, il n'en eſt pas moins certain que le développement de cette ſubſtance dépend du degré de chaleur, de ſécheresſe, d'atténuation, de maturation, & qu'elle eſt en même proportion que la quantité d'huile produite.

Il eſt certain que l'eſprit aromatique abonde bien d'avantage dans les plantes qui ont été produites dans les pays chauds, dans les ſaiſons chaudes, dans celles qui contiennent une plus grande quantité d'huile eſſentielle; cet eſprit ſe trouve auſſi en plus grande abondance dans le tems de la maturité; mais toutes ces circonſtances ne ſervent qu'à le développer. Y a-t-il de même dans les animaux une partie volatile qui dépende de la nature de leurs organiſations, & qui faſſe un caractere ſpécifique à l'eſpéce d'animaux?

Si nous en croyons Boerhaave, qui parle avec beaucoup de vraiſemblance, non-ſeulement chaque eſpéce d'animal a ſon eſpéce d'eſprit volatil, mais même cet eſprit ſemble avoir un caractere différent dans chaque espéce d'individu.

Les chiens qui suivent à la piste le même animal, sans jamais se méprendre, quoiqu'il cherche à leur donner le change, qui reconnoissent de même leurs maîtres par le seul odorat, en sont sans doute une preuve assez frappante.

L'anatomie ne nous montre pas les propriétés de cette espéce d'esprit recteur; mais du moins nous développe-t-elle son existence.

Si vous ouvrez le bas ventre d'un animal en santé, & que vous mettiez le péritoine à découvert, il s'en exhale une vapeur très-subtile, qui a une odeur particuliere dans chaque espéce, & qui frappe les yeux d'un sentiment âcre & piquant; on ne peut le rapporter ni à l'alkali, ni à l'acide, les loix établies dans le corps y répugnent également.

La même odeur s'exhale du sang récemment tiré des animaux, & des chairs fraîchement tuées. Cette vapeur même quelque insensible qu'elle soit, se trouve en grande abondance dans les animaux; & sur six onces de sang, M. Schwenke a démontré que dans une chaleur de ſoixante-quatre degrés, on en perd quatre gros.

Il y a apparence que ces vapeurs ſont les mêmes dans les mêmes eſpéces d'animaux ; les circonſtances qui varient néceſſairement dans chaque eſpéce d'individu, le plus ou le moins d'atténuation & de chaleur qui développent plus ou moins ces parties, paroiſſent être des raiſons plus que ſuffiſantes pour expliquer comment par l'odorat chaque chien reconnoît ſon maître.

Telles ſont donc les parties volatiles ſpécifiques des plantes & des animaux, parties qui dépendent de la nature de l'animal même & du végétal, dont les loix générales de la Phyſique ne peuvent point déterminer la production, qui portent avec elles un caractere de ſimplicité & d'immutabilité qui les font reconnoître dans les humeurs des animaux, comme on le voit dans le lait, où l'on reconnoît encore les eſprits recteurs des ſubſtances que l'on a priſes pour aliment ; mais indépendamment de cette ſubſtance volatile, il en eſt beaucoup d'autres plus fixes dans les plantes, comme dans les animaux, dont nous comprenons aſſez bien la formation.

On peut dire à la louange de la Chymie moderne, qu'il eſt peu de parties dans ces deux regnes, ſur la formation deſquelles elle n'ait jetté beaucoup de lumieres; du moins ſi ces parties peuvent-être renfermées dans les vaiſſeaux chymiques.

Mais quoique nous connoiſſions bien les principes qui les compoſent, que nous ſçachions même quelles ſont les régles que la nature s'eſt preſcrite, par exemple, pour le développement de la réſine ou de l'huile eſſentielle, nous ne pouvons pas au juſte déterminer pourquoi dans tous les climats, tel arbre eſt toujours réſineux, ou eſt toujours plein d'huile eſſentielle. Pourquoi dans le même lieu, & dans la même place, un ſapin eſt toujours réſineux, une orange a toujours l'écorce aromatique & huileuſe, & la pulpe au contraire très-acide.

Cette ſeconde différence dépend de la ſtructure des vaiſſeaux de la plante, du lieu où les principes ſont reçus, des diametres reſpectifs des vaiſſeaux qui laiſſent échapper une humeur, & qui retiennent l'autre, des empêchemens qui s'oppofent à l'évaporation de certains principes, de la différence de l'impulfion de la féve, & de la force de l'action des liqueurs. C'eft de ces mêmes raifons que dépend la différence des humeurs dans le corps des animaux; en un mot, nous ne pouvons pas expliquer d'avantage les différences de la fécretion dans les végétaux, que nous ne le pouvons dans les animaux. Le méchanifme général eft le même, & ne dépend que de la variété des circonftances & des caufes impulfives.

La caufe déterminante de la production de ces fubftances, qui fe joignent dans les plantes avec le mucilage, ou qui changent même le mucilage en leur fubftance, eft encore le différent degré de chaleur, l'ordre, la viciffitude des faifons, la variété du climat; caufes qui fervent auffi au développement des fubftances volatiles de la plante.

On a parlé ailleurs des caufes qui produifoient dans les plantes la féchereffe & la folidité, qui développoient le fel & l'huile dans leurs fubftances. Ces mêmes raifons font celles qui fervent pour le développement de l'efprit recteur.

Toutes les combinaiſons que l'on rencontre dans les plantes, à l'exception peut-être, de cet eſprit recteur volatil, que Sthall cependant a de fortes raiſons de rapporter aux huiles, dépendent toutes de l'huile jointe avec le ſel, qui forment tantôt le ſucs ſavoneux, tantôt les réſines plus ou moins compactes, & plus ou moins denſes, ſuivant le plus ou moins de diſſipation qui aura précédé.

Ainſi dans l'ordre naturel, il ſemble que les réſines ſont la ſuite d'une atténuation conſidérable & d'une grande diſſipation des parties huileuſes les plus tenues, qui, laiſſant la partie la plus fixe des huiles avec la partie la plus fixe des ſels unies & combinées fortement enſemble, en font un corps qui ne peut plus ſe décompoſer dans l'eau.

La diſſipation des parties les plus légeres, & la grande tranſpiration des plantes eſt une des cauſes les plus évidentes de la fixation de ces principes, & M. Hales a démontré la prodigieuſe quantité de cette évacuation.

Cette formation des réſines eſt démontrée par l'expérience, comme l'a fait voir le grand Boerhaave. Il ſemble que dans le premier tems de leur formation, elles ayent coulé en huile, & en huile chargée de parties extrêmement tenues, comme on le voit dans la thérébentine ; elle s'épaissit petit-à-petit sur l'arbre même, & perd en même degré beaucoup de ses parties volatiles ; dans les premiers temps de sa formation, la thérébentine donne beaucoup plus de parties solubles dans l'eau, que quand elle est réduite à l'état de poix ; elle en donne beaucoup davantage au printems qu'en automne ; mais en automne le degré de chaleur qui a précédé, la dissipation des parties qu'elle a occasionné, & le peu que fournit la terre aride concourent à former une résine plus abondante.

En hiver, la densité que les principes de la résine acquiérent par le froid augmente la solidité des parties, c'est pour cela que Boerhaave conseille aux Architectes de choisir les bois coupés dans le tems de l'hiver, les avantages de la solidité & de l'imputrescibilité en sont d'autant plus grands.

L'ordre de la nutrition & ses différens degrés dans les plantes, diversifient aussi leurs différentes parties. Ainsi celles qui reçoivent les parties nutritives de la premiere main & immédiatement de la terre, telles que les racines, ſont celles qui participent le plus de la nature terreuſe, indépendemment du caractere ſpécifique des plantes. Les racines ſont généralement plus terreuſes. Les troncs des arbres qui ſe nourriſſent par l'écorce, les pailles des froments ſont de même plus ſecs, plus terreux, & moins ſujets aux changemens : Van-Helmont, dit que tous les végétaux ſont ſujets à la fermentation, à l'exception des bois. Nous retrouvons les principes plus atténués dans les fleurs, plus encore dans les fruits qui les ſuivent dans une ſaiſon plus chaude.

Si nous ne pouvons pas diſconvenir qu'il n'y ait beaucoup de différence de racine à racine, de bois à bois, il en faut chercher la raiſon dans la ſeconde claſſe des cauſes que nous avons poſés, pour expliquer la différence des végétaux, c'eſt pour ainſi dire, le méchaniſme de la ſécretion déterminé par le climat, & la chaleur qui en eſt la cauſe. Au reſte il y a tant d'analogie entre chaque partie correſpondante, dans les plantes, qu'au rapport de Galien,

Mnesithée l'Athénien, & quelques Anciens dont les ouvrages ne sont pas parvenus jusqu'à nous, avoient choisi l'ordre des parties analogues dans les plantes, pour traiter des vertus des alimens.

Dans les animaux nous pouvons de même rapporter aux deux espéces de classes dont nous avons parlé, les causes des différences qui s'observent dans leurs parties non nutritives. Ce qui appartient à leurs formations & à leurs différences nous est presqu'inconnu.

Le méchanisme obscur de la sécrétion, fait séparer chez eux des humeurs d'espéces toutes différentes, & ces humeurs abondent plus ou moins, suivant les différentes impressions de la chaleur, qui dépend du climat, des saisons de l'année ; le genre de vie fait une cause de variation d'autant plus générale, que cette diversité est plus grande.

Le climat produit dans les corps des animaux des différences si essentielles, que nous voyons tous les jours qu'il leur est aussi approprié qu'aux plantes, & qu'ils dégénerent, ou même qu'ils meurent sous un autre ciel.

Nous ne parlerons pas ici de ces différences, le tems d'en parler sera celui auquel nous traiterons de la diete qu'on doit obſerver dans les pays chauds; diete fondée uniquement ſur la différence des corps & des humeurs.

Nous ſommes d'autant plus diſpenſés d'entrer ici dans un plus grand détail ſur cet article, que les différens corps non nutritifs produits dans les animaux, ſe rapportent parfaitement à ceux qui ſont produits dans les végétaux, avec cette différence, que dans les animaux, aucune humeur à l'exception de la graiſſe, n'eſt immixible avec l'eau, rarement l'exſiccation dans les animaux va au point de produire cette immixibilité. Les calculs bilieux même ſe diſſolvent dans l'eau ; la bile tant qu'elle eſt nouvelle ne s'enflamme pas, ſi elle s'enflamme quand elle eſt deſſéchée, ce n'eſt qu'après avoir donné beaucoup d'eau, & s'être gonflée comme tous les mucilages.

Au reſte la différence des humeurs dans les différentes ſaiſons, dont les Anciens nous ont ſi fort parlé, ſur laquelle ils ſe ſont fondés dans les maladies & dans l'exhibition des médicamens, que les Modernes ont à leur tour si fort négligés, reçoit un nouveau jour des lumieres de la Physique, ainsi que la différence des âges & des sexes; différences dont nous traiterons ailleurs, & dont la considération produit dans ce regne, plutôt des différences dans le mucilage, que des parties absolument étrangeres. De la combinaison de toutes ces parties avec le mucilage, résulte le total de la plante & de l'animal, composé de parties solides, & de parties fluides.

Les parties solides nourrissent-elles? On ne peut pas douter que des parties solides on ne retire une quantité considérable de gélée nutritive; c'est ce que nous démontre l'expérience journaliere & les préparations les plus ordinaires de gelée de corne de cerf. Cette substance après avoir été gardée des siécles entiers dans un état de sécheresse inaltérable, donne une gelée qui s'altére promptement.

Mais il s'agit proprement du squelette des solides, de ce qui constitue leur base & leur union; car dans l'analyse de de toutes les plantes, nous retirons une grande partie de leurs principes sans ôter aux résidus de ces plantes, leur forme, leur figure & leurs linéamens. Le romarin réduit en charbon, dans les vaisseaux fermés retient encore toute sa figure, il en est de même des parties des animaux dont la forme n'est altérable qu'à feu nud, & semble devoir résister aux agens intérieurs du corps humain.

Boerhaave prétend que la nutrition ne détruit pas les solides, & il appuie son sentiment sur des expériences, sur lesquelles on peut compter. Dans le fumier du cheval, dit-il, on reconnoît les fibres entieres du foin, & on retrouve toutes ses parties solides en les développant dans l'eau.

On le reconnoît de même dans celui des bœufs, dans lesquels il a souffert l'action de quatre ventricules.

Enfin les excrémens des hommes contiennent exactement les fibres des viandes qu'ils ont mangé. En effet, l'expression qui se fait dans les intestins des hommes & des quadrupedes, est si peu capable de détruire ces substances, que les chevaux qui ne mâchent pas assez leur aveine la rendent si entiere qu'elle est encore en état de germer, suivant le même Auteur; que l'homme le plus fort mange une groseille sans la mâcher, ou un grain de raisin, il les rendra entiers & comme il les a avalé.

Boerhaave, après avoir fait souffrir la faim à un chien, lui jetta des intestins entiers d'animaux ; la faim pressant cet animal, il les dévora dans l'instant sans les mâcher ni les séparer, après cela il les rendit de même sans les avoir divisé, de sorte que suivant l'expression de cet Auteur, *per extremum intestinum pendula miserè trahebat.*

Keill observe que dans la machine de Papin, agent plus efficace que notre estomac, les os ne perdent aucune de leurs fibres.

Il semble que pour détruire la structure fibreuse, il faille comme dans l'expérience de Clopton Havers, l'attaquer en elle-même par un dissolvant qui lui soit propre ; tels sont les acides ; & encore bientôt après, la masse redevient solide par l'évaporation, comme dans l'expérience de cet Auteur.

Ces réflexions quelque vraisemblables qu'elles soient, paroissent attaquer directement la théorie que nous avons posé jusqu'ici sur la matiere nutritive ; car puisque la matiere nutritive est altérable, il est nécessaire que les corps qui en sont formés, le soient aussi ; puisque la matiere nutritive est soluble dans l'eau, il seroit nécessaire que les corps qui en résultent le soient aussi ; mais il faut considérer que nous ne parlons ici que de la partie la plus fixe des solides, de leur squelette & de leur base.

Les parties qui sont les plus liées entre elles dans le mucilage, sont la terre & la partie inflammable, & quand on en a enlevé l'eau, le sel & l'huile la plus mobile, reste encore une base terreuse unie au phlogistique, qui retient la figure de ce même mucilage. On retrouve la même propriété dans presque tous les mucilages, pour peu qu'ils soient terreux ; aussi laissent-ils presque tous dans le corps humain des excrémens terreux.

La putréfaction même qui détruit les huiles en les unissant aux sels & en en formant une masse savoneuse, épargne ces squelettes terreux, & l'on retrouve souvent dans les anciens cimetieres des corps entiers qui ayant conservé leur figure tombent au moindre attouchement faute d'avoir entre leurs parties un moyen d'union.

Il est essentiel à toutes les parties nutritives d'être réductibles en liqueur ; c'est un point incontestablement démontré, donc tout ce qui ne peut pas prendre cette forme dans les solides, n'est pas nutritif ; c'est tout ce que Boerhaave a prétendu ; c'eſt ce dont il faut convenir avec lui.

Cependant il faut remarquer que quoique ces corps ne ſoient pas nutritifs, ils l'ont été dans leur enfance ; cette propriété qu'a le mucilage de ſe ſolidifier, de perdre la plus grande partie de ſes parties ſalines & aqueuſes, eſt un bienfait général du Créateur, auquel nous devons par-là, la plûpart de nos vêtemens & beaucoup d'autres commodités. La ſoie, la laine, le linge même, le papier, &c. ne ſont que des corps qui anciennement ont paſſé par l'état de mucilage, & dont nous voyons pour ainſi dire une eſquiſſe dans les pellicules que la chaleur forme ſur les humeurs des animaux.

Quelles ſont donc dans les liqueurs des animaux & dans les ſucs des végétaux les parties nutritives, quelles ſont celles qui ne le ſont pas ?

Nous avons dit que les caracteres qui ſont eſſentiels à la matiere nutritive, ſont non-ſeulement ſa ſolubilité dans l'eau, mais auſſi ſon altérabilité dans ce fluide. Cette altérabilité ſuppoſe néceſſairement la compoſition de ſes parties ; nous avons prouvé ailleurs chacun de ces points en particulier, & comme c'eſt cette compoſition & cette altérabilité qui nous a guidé dans la recherche que nous avons faite de la matiere nutritive & de ses propriétés, c'est elle aussi qui doit nous servir de guide dans la recherche des parties qui lui sont étrangeres ; mais pour marcher par ordre, il faut les rapporter à certains chefs.

Ces parties sont ou essentielles au mucilage, c'est-à-dire, qu'elles doivent rentrer, ou ont entré jadis dans sa composition, ou elles lui sont absolument étrangeres. Celles qui sont essentielles au mucilage, & qui cependant sont incapables de nourrir, sont ou celles qui ont passé le dégré d'atténuation propre à l'animal, ou celles qui ne sont pas assez atténuées. Celles qui ont passé le dégré d'atténuation propre à l'animal, ou même qui sont à ce dégré, sont incapables de nourrir, nous l'avons prouvé ailleurs, & la chose suit évidemment de nos principes. Mais celles qui ne sont pas encore parvenues au dégré nutritif, varient dans ce dégré suivant le plus ou le moins de force du sujet, & même il est des substances qu'on croiroit à peine nutritives, qui trouvent des estomacs capables de les digérer.

Pour celles qui sont tout-à-fait étrangeres au mucilage, elles sont ou simples ou composées, & les unes & les autres ſont ou naturelles & élémentaires, ou le produit de même d'une atténuation qui n'eſt pas aſſez conſidérable, & ſeront changées par le développement que produit l'atténuation, ou enfin en dernier lieu elles ſont le fruit tardif d'une atténuation trop continuée. Pour les premieres on peut les réduire, 1° à l'eau qui par elle-même eſt incapable de nourrir, quoiqu'elle ſoit comme le remarque Hippocrate, le véhicule néceſſaire de l'aliment; l'eau abandonne l'aliment dans le corps, quand il eſt prêt à prendre une forme ſolide, & s'écoule par une infinité de couloirs qui lui ſont ouverts; ſa ſimplicité, qui la rend un corps à ce qu'il paroît purement élémentaire, inaltérable par aucun inſtrument connu, ne peut pas ſûrement être altérée dans notre corps, (*a*) auſſi dans les grandes boiſſons d'eau la rendons-nous preſque naturelle, comme Boerhaave l'a démontré d'après les expériences de Paracelſe.

L'eau entre cependant elle-même comme élément dans la formation du mucilage, & en cette qualité elle fait une partie de ce qui peut nous nourrir; la diſtil-

---

(a) *Aqua nullo pacto nutrit*, dit Galien, *Com.* 3. *in Lib. de victûs ratione.*

lation de tous les mucilages les plus secs le démontre assez ; mais il n'est question ici que de l'eau surabondante à la mixtion.

2° La terre en elle-même ne peut pas nourrir, elle est simple, & si elle ne porte avec elle ses liens, elle ne peut pas être appliquée ni s'unir aux parties, l'eau même ne peut pas lui servir de liens, & les eaux terreuses ne font que charger l'estomac, passer avec difficulté, & ne peuvent jamais prendre le caractere de l'aliment. Les jeunes plantes sont presque toutes dans ce cas, aussi nourrissent-elles peu, & se digerent-elles souvent difficilement à cause de la grande quantité de terre qu'elles contiennent ; terre peu liée en mucilage, & par conséquent peu capable de nourrir. On sent assez que quoique la terre soit la base de nos solides, il faut cependant qu'elle porte avec elle un lien qui puisse l'appliquer. Or ce lien est le fruit de l'atténuation & de la continuation du mouvement qui produit la maturité. La partie phlogistique qui constitue les huiles & qui les forme essentiellement y concourt pour beaucoup, puisque la derniere union des parties terrestres entre elles dépend de la partie phlogistique, qui s'accroît dans les corps nutritifs en raison de la disposition à la maturité, comme nous l'avons dit.

Pour ce qui est des parties salines, elles n'entrent dans la composition de notre corps, que comme un moyen de jonction entre les parties huileuses & aqueuses ; elles ne sont qu'un rolle étranger dans la structure organique de nos parties, qui n'ont d'ailleurs aucune des propriétés qui appartiennent aux substances salines ; au contraire même l'effet de quelque sel que ce soit, en trop grande quantité dans le sang, produit des effets tout contraires à la nourriture & entraîne nécessairement la destruction.

Les parties composées de terre & de sel, sont également incapables de nourrir. Le sel par lui-même ne peut pas former un lien dans le corps humain, par les raisons que nous venons de détailler ; & la terre sans lien n'est pas capable de nourrir, comme nous l'avons dit ; d'ailleurs de la réunion du sel & de la terre, l'expérience démontre qu'il naît une adstriction fort opposée au relâchement qui doit faire ouvrir les pores des fibres pour que la nutrition s'exécute.

Telles sont les parties étrangeres qui se développent avant la maturation ; car dans la maturation même, nulle partie n'eſt acerbe. Cette acerbité eſt le caractere propre aux fruits qui ne ſont pas murs ; auſſi ſont-ils incapables de nourrir par cette partie acerbe, ſi ce n'eſt en tant que dans les plus vigoureux des eſtomacs, cette partie ſouffre des changemens qui achevent de perfectionner le mucilage imparfait.

La maturation qui développe le mucilage, agit uniquement par l'atténuation des principes ; mais la différence des goûts & des ſaveurs qui produit une diverſité ſi agréable & ſi variée, nous marque aſſez qu'il ſe fait en même tems un développement de ſubſtances différentes du mucilage.

Ces ſubſtances agréables ſe réduiſent à l'eſprit recteur, âcre ou aromatique, mais tempéré par les autres principes.

Que l'eſprit recteur de quelque eſpéce qu'il ſoit, ne ſoit pas nutritif, c'eſt une choſe que ſa ſimplicité même & ſa volatilité nous démontre aſſez ; ce n'eſt pas qu'il ne paſſe dans nos humeurs, qu'il n'y produiſe même différens effets, qu'il n'agiſſe particulierement ſur les nerfs ; mais tant qu'il eſt dans nos humeurs nous le retrouvons ; d'ailleurs nous n'y rencontrons aucune des parties qui doivent faire la baſe de nos ſolides & de nos fluides, ſoit que cet eſprit ſoit extrêmement volatil, ſoit qu'on donne ce nom à une ſubſtance âcre & fixe, comme nous le voyons dans le poivre : cette partie eſt faite pour irriter les forces de la nature & pour d'autres uſages ; mais nullement pour nourrir.

L'huile eſt par elle-même un des ingrédiens du mucilage, elle eſt une partie eſſentielle à la nutrition ; mais elle ne peut pas ſuffire ſeule pour nourrir ſéparée des autres parties. Ce n'eſt pas que les huiles, ſur-tout celles qui ſont faites par expreſſion, ne contiennent une grande quantité de mucilages, & ſous ce rapport qu'elles ne puiſſent obtenir en quelque façon la qualité nutritive ; mais c'eſt toujours en raiſon des parties étrangeres qu'elles contiennent, & jamais à raiſon de la ſubſtance huileuſe qui, variant ſeulement dans les accidens, eſt d'ailleurs toujours la même. La Chymie le démontre dans toutes les variations qu'elle peut faire ſouffrir par le feu à toutes ces huiles. Ces variations font paroître dans chacune de ces ſubſtances l'identité des principes. En un mot l'huile eſt plus ſimple, que la moins compoſée de toutes nos parties, de laquelle on retire toujours de l'huile ſans en enlever les autres principes, par conſéquent elle n'eſt point nutritive. Telles ſont à-peu-près les parties étrangeres au mucilage que développe la maturation, car pour les sels qu'elle peut développer, & qui sont souvent naturels à la plante portée à son état de maturité, les mêmes raisonnemens que nous avons faits sur ces sels dans les plantes encore naissantes, s'y appliquent naturellement.

On doit remarquer, que dans certaines espéces de plantes, le suc naturel peut être tellement combiné, que le sel & l'huile de la plante fortement unis ensemble, composent plutôt un savon qu'un mucilage, la terre n'y est pas en assez grande quantité respectivement à ces deux autres principes, & en ce cas la qualité nutritive diminue d'autant plus, que l'union plus exacte de ces deux parties en exclud davantage toute autre. Ce savon change plutôt les humeurs, qu'il n'est lui-même changé par la force des agens digestifs.

Passé l'état de la maturation, nous sommes dans l'état de la dégénérascence du mucilage; alors tout est nouvelle substance; mais ces substances se réduisent cependant à quelques-unes de celles que nous avons énoncées. Restent encore plusieurs parties qui ont acquis un caractere immuable & qui ne cédant pas aux efforts de la putréfaction, sont pour cela même démontrées incapables d'être altérées dans le corps. Telles sont les parties résineuses, ou celles qui, à raison de la fixité de leurs principes & du peu d'eau qui concourt à leur origine, forment le corps solide & organique, comme le tronc & les branches dans les arbres desquels on peut tirer à la vérité un mucilage, comme on le retire des os des animaux; mais dont la plus grande partie est la base solide.

Pour celles-ci, on doit leur appliquer ce que nous avons dit des parties terreuses en général, & c'est à raison de cette partie terreuse qu'ils sont si difficilement altérables par la fermentation, suivant la remarque de Van-Helmont.

Pour les parties résineuses, elles sont absolument incapables de nourrir; elles résistent comme nous l'avons dit à la putréfaction : elles ne se carient même pas comme les parties solides des plantes, & aucuns insectes ne s'en servent pour leur nourriture.

Les autres produits du mucilage, quand il se décompose, ne peuvent pas être nutritifs; c'est une suite même de ce qu'ils sont des parties d'un tout fait pour nourrir. Si le tout est nécessaire pour nourrir, la partie ne peut pas suffire. En effet chacune de ces parties, soit huile, soit alcali volatil, frape nos ſens de qualités vives & inſolites, caracteres qui ne conviennent point à la matiere nutritive; mais à des ſubſtances qui bien loin de ſe laiſſer changer par nos corps y produiſent une altération ſenſible; le ſentiment qu'ils excitent en frapant nos ſens, en eſt une preuve qui ne peut nous tromper, c'eſt le *dulce facultate* d'Hippocrate qui doit faire le caractere de tout ce qui eſt nutritif, quand il eſt dépouillé de toutes les parties étrangeres qui lui ſont jointes.

Les animaux contiennent de même des parties qui ne ſont nullement mucilagineuſes; & quoiqu'ils parviennent à un dégré prodigieux d'accroiſſement par la ſeule application des parties mucilagineuſes, leurs parties ſolides ſont extrêmement terreuſes; toute la différence qui ſe trouve entre les ſolides à différens âges, c'eſt toujours la plus ou moins grande quantité de terre; c'eſt pourquoi nous avons exclu les ſolides du pouvoir de nourrir.

Les humeurs des animaux ſont plus ou moins mucilagineuſes; car quoique nous retrouvions dans les corps de ce genre des huiles ſéparées, comme les graiſſes; des liqueurs fort ſalines, comme l'urine; des ſavons très-efficaces, comme la bile; cependant ces humeurs contiennent toutes un mucilage plus ou moins atténué, mais qui, s'il n'eſt nutritif pour aucune eſpéce d'animaux, du moins ne peut pas être exclu métaphyſiquement de la claſſe des mucilages ou du moins des liqueurs nutritives; en effet, bientôt pluſieurs eſpéces d'animaux s'y engendrent, & s'en nourriſſent.

Au reſte les parties étrangeres qui ſe trouvent jointes avec les humeurs des animaux, ſont les mêmes que celles que nous retrouvons dans les végétaux, ſel, huile, terre plus atténuée encore, & par conſéquent en moins grande quantité.

Tels ſont donc les alimens en eux-mêmes, & tels que la nature nous les offre mêlés avec beaucoup de matieres étrangeres. Comment diſtinguer au juſte la proportion des parties de cette matiere utile d'avec les ingrédiens ou nuiſibles, ou du moins inutiles.

Beaucoup d'expériences différentes peuvent ſervir à approcher de la connoiſſance de la quantité de matiere contenue dans un corps expoſé à notre examen. Le goût peut ſuffire juſqu'à un certain point; ce que la plûpart des animaux regardent comme aliment, l'eſt certainement; tout ce qui a une ſaveur éminente, un goût ou âcre, ou piquant, eſt ſans contredit chargé de parties étrangeres qui s'y trouvent en très-grande quantité, respectivement à la matiere utile & nutritive. Tout ce qui est composé éminemment de quelques parties âcres, est peu nutritif; tout ce qui tend à la coction doit avoir une qualité douce : *Concoctum omne dulce est*, dit Aristote. Telle est la doctrine d'Hippocrate, si clairement exposée au commencement de son livre *de priscâ Medicinâ. Insunt enim, in homine, sexcenta*, &c. Telle est sa doctrine dans son livre *de Alimento*.

Quelques Physiciens ont voulu fixer la quantité de matiere nutritive en employant l'ébullition dans l'eau aidée de l'action de l'air échauffé & dilaté par la chaleur. Tel est l'art d'extraire la gelée des animaux & des végétaux, & de ne laisser à ces corps que les squelettes terreux & les parties qui n'ont aucune solubilité dans l'eau.

M. Geoffroy le jeune, nous a laissé plusieurs expériences, par lesquelles il a comparé différentes espéces d'alimens par rapport à la quantité de gelée qu'on peut en tirer; ces essais ne nous démontrent pas absolument la quantité réelle de matiere nutritive que peut contenir chaque espéce d'aliment qu'il a traité; la matiere nutritive s'étend beaucoup plus loin que la gelée en elle-même; de plus, il se fait des pertes inséparables d'une ébullition longtems continuée, dont la supputation est presque impossible ; mais au moins avons-nous, dans ces expériences, un moyen de comparer les alimens, qui peut servir infiniment, quand on traite des alimens & de leurs espéces, en particulier.

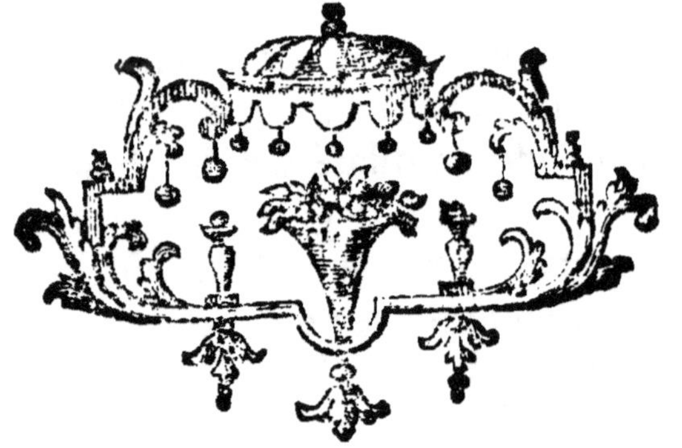

ESSAI SUR LES ALIMENS, SECONDE PARTIE.

Des Alimens considérés dans le Corps animal.

LEs alimens peuvent s'approcher infiniment de la nature animale, ils peuvent avoir le même dégré d'altération que celui auquel est parvenue la matiere nutritive quand elle est appliquée dans l'intérieur du corps, jamais cependant il n'a été possible à l'art des hommes d'imiter exactement la nature. Cet agent uniforme & simple dans les routes qu'il s'est tracées à lui-même, enfante une variété prodigieuse d'effets qui ne dépendent que de nuances légeres qu'il sçait imprimer à ses produits.

Il est donc d'une nécessité indispensable que tout ce qui peut nous nourrir acquiere dans notre corps non-seulement le dégré d'altération qui lui est propre, mais qu'il y prenne encore un caractere particulier qu'on ne peut apprécier ; ce caractere appartient non-seulement à chaque espéce, mais aussi à chaque individu. La lymphe d'un homme n'est pas la lymphe d'un autre homme, les forces, l'âge, le sexe, l'habitude enfin, sont les causes les plus évidentes de ces variations ; il en est sans doute encore d'autres qui sont moins aisées à développer.

Il faut supposer dans le corps animal une force suffisante pour altérer les alimens, les Anciens l'appelloient *vis concoctrix*. Les expériences des Modernes & les progrès que le tems a apporté à nos connoissances sur l'économie animale, nous ont fait entrevoir le mécanisme par lequel cette force opere ; mais les dogmes que les Anciens avoient établis sur cette force, dont le jeu leur étoit inconnu, sont des dogmes invariables & fondés dans la nature même.

La théorie de la résistance que les alimens opposent à cette force, a sans doute aussi reçu un très-grand jour, par l'observation des phénoménes de la nature, que l'on a poussé fort loin dans les derniers tems. La Chymie nous a procuré beaucoup de lumieres sur les causes de cette résistance ; mais l'expérience seule a suffi pour servir de guide aux Anciens. Hippocrate (*a*) se glorifie avec raison d'être le premier inventeur de ce dogme utile, par lequel il enseigne à comparer les forces animales avec les résistances des alimens (*b*).

Lorsque la nature s'acquitte librement de l'altération qu'elle doit produire dans les alimens, on n'apperçoit aucun changement, aucun trouble dans l'économie animale ; la nutrition se fait aisément. Si au contraire elle rencontre quelque obstacle dans cette opération, ses efforts sont plus grands & se font sentir par l'accélération de la circulation, par l'augmentation de la chaleur, & c'est ainsi que la coction naturelle se rapproche de celle que la nature a coutume d'employer pour chasser les parties étrangeres qui troublent l'éco-

(a) *De locis in homine.*
(b) *De victûs ratione, lib. ij.*

nomie animale, & qui produisent une infinité de maladies.

Mais il ne s'agit ici que de l'assimilation des alimens, de la fonction par laquelle les pertes nécessaires que les solides & les fluides de notre machine ont à souffrir, sont réparées. On doit donc examiner en premier lieu en quoi consiste la nutrition, soit dans les solides, soit dans les fluides. 2° Quelles sont les regles qui assurent l'exactitude de la proportion qui doit être établie entre la force des agens animaux & la résistance des alimens. 3° Quels sont les effets & les signes du dérangement de cette proportion. 4° Quels sont les moyens d'y remédier. 5° Quel est l'effet des parties étrangeres mêlées avec les alimens.

CHAPITRE PREMIER.

De la Nutrition, ou du changement des alimens dans le Corps animal.

LA Nutrition est cette fonction par laquelle nous tirons des différens corps nutritifs de la nature, une substance qui quitte ses propriétés naturelles pour prendre celles qui nous appartiennent. *Nutritio eſt, ejus quod nutrit ad id quod nutritur aſſimilatio*, nous dit Galien.

On doit diſtinguer en général deux eſpéces de nutrition, la nutrition des ſolides & celles des fluides.

Quoique la nutrition des ſolides paroiſſe avoir lieu dans tous les tems, cependant le renouvellement des fluides eſt bien plus néceſſaire, plus général & plus indiſpenſable encore.

Les ſolides ſe nourriſſent de parties qui avant de leur être appliquées étoient emportées dans le courant des fluides. La nutrition des fluides renferme donc la formation de la partie qui nourrit les ſolides.

Toute la théorie de la nutrition des ſolides, ſi on en excepte l'application de la matiere nutritive, qui dépend en grande partie de la force impulſive, ſe réduit donc à l'examen de la formation de la lymphe nutritive; cette lymphe fait une partie des humeurs contenues dans le ſang. Le ſang lui-même, & toutes les humeurs quelles qu'elles ſoient, ſont formées abſolument du chyle; ainſi pour avoir la théorie de l'aſſimilation des alimens, ils faut étendre ſes recherches à trois objets. 1° Comment des alimens ſe forme le chyle, & quelle eſt la différence qui existe entre ce fluide & la matiere nutritive contenue dans les corps étrangers aux animaux. 2° Comment se forme le sang & ses différentes parties, source de toutes les liqueurs du corps humain. 3° Enfin comment du sang se forme la lymphe nutritive.

Si l'on considere d'abord les qualités extérieures de chacune de ces humeurs en particulier, la différence qui est entre-elles paroîtra excessive; mais quand on descendra dans un examen particulier de chacune d'elles, on reconnoîtra toujours ce développement successif de principes par le dégré d'atténuation qu'ont reçues leurs parties. C'est la même cause qui forme les différentes liqueurs dérivées du sang, déterminées à prendre telle ou telle route par la structure & la disposition des canaux du corps animal, de sorte qu'on peut dire avec Hippocrate, *una horum omnium natura & non una, & dissonans consonans, consonans dissonans* (a).

Le chyle est une liqueur émulsive qui contient les parties mucilagineuses des alimens, séparées par une grande quantité de liquide. Nous retrouvons dans le chyle toutes les propriétés des liqueurs émulsi-

(a) *De Alimento.*

ves des végétaux ; il n'en différe que par le degré d'atténuation qu'ont éprouvé ses parties, & par la liqueur qui sert de véhicule à l'émulsion.

L'atténuation que reçoivent ces parties est plus grande que celle qu'on trouve dans les liqueurs émulsives, végétales la mastication, le mélange de la salive, le séjour dans l'estomach, le concours de la bile sont autant de principes atténuants. La base des liqueurs qui composent cette émulsion est pour la plus grande partie animale & déja atténuée ; s'il se mêle trop de liquide étranger la formation du chyle doit en être troublée.

La préparation que les alimens ont à souffrir pour la formation du chyle, consiste en deux choses. 1° A assembler ce qui est utile. 2° A séparer ce qui est inutile. La nature produit ces deux effets par une seule opération.

Les parties inutiles sont celles qui ont un excès marqué, ou pour parler comme Hippocrate, celles qui sont *alimentum re non nomine* (a).

Plus une matiere étrangere approche du caractere que la nature imprime à nos humeurs, moins elle doit laisser par elle-même d'excrémens. Les émulsions végé-

(a) *De Alimento.*

tales qui approchent infiniment du chyle doivent en laiſſer fort peu. La diette humide laiteuſe en fournit moins ; cette raiſon doit concourir pour faire que le fœtus fourniſſe très-peu d'excrémens, puiſqu'il prend un aliment déja préparé par ſa mere & dépouillé de tous ſes excrémens par la même raiſon. Les matieres au contraire qui contiennent plus de ſolide que de fluide en fourniſſent davantage ; un corps terreux & entiérement ſolide ſeroit dans le cas de ceux dont Hippocrate dit, *neque lædit, neque juvat, alimentum minimè alimentum.*

Pour cette opération le corps animal fournit, 1° des diſſolvans capables de réunir les parties qui peuvent céder à leur action, & qui leur donnent un nouveau caractere d'atténuation. 2° Un mouvement & une chaleur qui doivent exciter cette altération dans les parties qu'il s'agit d'atténuer & d'approximer encore à la nature de l'animal. 3° Des gardes fidelles qui en s'irritant & ſe fronçant, empêchent l'introduction d'aucune matiere étrangere. 4° Enfin une preſſion naturelle qui exprime les matieres utiles & atténuées, & qui les ſépare des parties qui ſont trop groſſieres pour être admiſes dans les vaiſſeaux animaux.

Toutes

Toutes ces choses se passent dans un temps, dans un espace, & dans une chaleur qui font que si quelques parties alimenteuses n'ont pas cédé entierement à l'action des premiers agens, elles cédent indubitablement à celle des seconds.

Il est inutile de répéter ici ce que Boerhaave & les autres Physiologistes nous ont démontré sur la digestion, il suffit de se rappeller que l'on peut rapporter à deux classes, les humeurs qui s'épanchent depuis la bouche jusqu'au dernier des intestins; les unes sont plus ou moins savoneuses, les autres ne sont qu'une mucosité qui sort des follicules qui la contiennent, pour garantir les parties foibles & délicates, de l'impression des matieres qu'elles sont obligées de recevoir. Il faut se souvenir aussi que la chaleur intérieure excite une espéce de mouvement spontané dans les parties hachées & divisées des alimens, devenus d'ailleurs capables de ce mouvement, par le mêlange seul de la salive (*a*); de là les rapports

(*a*) M. Helvetius Mem. de l'Acad. 1720, nous a donné une observation qui prouve la grande quantité de salive qui peut s'épancher en très-peu de tems, pendant la mastication.

ſinguliers & ſubtils que nous éprouvons quelquefois ; enfin les fibres muſculaires exercent ſur cette matiere une preſſion continuelle & variée, ſuivant les vues de la nature.

Que reſte-t-il encore après le concours de tous ces agens ? Des excrémens groſſiers dont l'atténuation exceſſive eſt marquée par leur putridité ; ils contiennent ſans doute quelques parties mucilagineuſes dont une portion a été formée par la mucoſité des inteſtins ; l'autre par quelque reſte du mucilage uni trop intimement à des matieres étrangeres pour pouvoir être extrait dans le corps. On y retrouve quelques parties excrémenteuſes du ſang, qui ſortent de ſes vaiſſeaux & qui conſtituent la tranſpiration intérieure ; mais ce qui forme la plus grande partie de la ſubſtance des excrémens, c'eſt ſans contredit la matiere terreuſe qui étoit une portion conſidérable des alimens ſolides ; elle ne peut pas être décompoſée par l'action du corps, & donne des marques évidentes de ſa préſence dans les excrémens. Après une legére putréfaction cette matiere ſe deſſéche entiérement ſans perdre de ſon volume ; marque évidente du peu de matiere putreſcible, & par conſéquent nutritive, qui ſe trouve dans ſa ſubſtance.

Le chyle eſt donc la ſeule matiere proprement nutritive, l'*id quod alimentum futurum eſt* d'Hippocrate; ſes parties ſont toujours mêlées de plus en plus avec une matiere atténuée & animale, & la baſe qui ſert de véhicule a ſes parties émulſives eſt la lymphe du corps animal. La chaleur qui continue toujours à agir ſur lui, la compreſſion du bas ventre & le mouvement alternatif des arteres qui l'environnent; en un mot toutes les cauſes qui facilitent ſon mouvement dans le canal thorachique, impriment à chacune de ſes parties un nouveau caractere d'atténuation; mais quand il eſt parvenu au ſang, il doit recevoir de nouveaux changemens & une nouvelle forme capable de le mettre en état de fournir à tous les beſoins du corps.

Le chyle ſe mêle petit-à-petit avec cette liqueur; mais pour concevoir comment le ſang ſe reproduit lui-même, il faut jetter un coup d'œil ſur ſa nature & ſur ſa formation.

Le ſang ne paroît homogene à l'œil qu'au moment même qu'il ſort du vaiſſeau duquel on l'a tiré, tant que ſes parties conſervent encore & la chaleur & le mouvement qui lui ſont naturels. Si-tôt que ce mouvement ceſſe, le ſang eſt d'abord changé tout entier en une masse solide. De tous les points de cette masse, inférieurement, supérieurement, latéralement, en un mot dans tous les sens, exude petit-à-petit une lymphe qui non-seulement sépare la partie rouge des bords du plat dans lequel est contenu le sang en forme d'isle, mais qui l'enleve aussi inférieurement, de façon que cette partie rouge se trouve suspendue & comme au centre de l'eau qui en a exudé.

Si vous considérez avec le microscope cette partie rouge dans différens périodes de sa séparation d'avec le véhicule, vous verrez au commencement les points de contact en petite quantité, s'augmenter petit-à-petit, laisser moins d'espace entre eux, & ces espaces auparavant pleins de fluide, se remplir de parties solides. La partie coagulée augmente en consistence en même proportion qu'elle diminue de volume; à la fin ses parties se trouvent contigues, non par des points, mais par des plans, suivant la remarque de Bellini.

Nous avons donc déja deux parties, une partie rouge liée faisant une masse solide, & une partie fluide.

Mais dans la partie solide ce n'est pas la cause de la rougeur qui est la cause de la liaison des parties. Nous pouvons ôter toute la partie rouge, sans pour cela diminuer cette union. La lotion dépouille absolument cette masse de sa rougeur, & cependant la masse reste toujours aussi unie; ce ne sont donc pas dans le sang les parties rouges qui ont de la tendance à s'unir entre-elles; si on laisse assez d'eau pour les tenir suspendues, comme nous le faisons dans les saignées du pied, la partie rouge nage dans l'eau avec la partie séreuse, & les parties qui forment ordinairement l'isle rouge se coagulent de même, mais par piéces & ne conservent pas leur couleur.

Voilà donc dans le sang trois parties essentielles qui se présentent à l'œil le plus grossier, la partie rouge, la partie coagulée, & la partie séreuse ou fluide. Pour concevoir leurs formations, examinons préalablement leurs propriétés.

La sérosité est une humeur jaunâtre, ayant un goût léger de saumure, & qui, à un feu poussé audessus du centiéme dégré, prend un léger caractere de coagulation, blanchit, & jette des fumées blanches. La densité spécifique des parties de la serosité est plus grande que celle du sang; la différence est suivant Boyle de cent dix-neuf à cent, ces différences peuvent varier, mais quoique quelques Auteurs illustres ayent pensé autrement, il est toujours constant que la sérosité a plus de densité spécifique, & que la partie coagulée surnage plutôt qu'elle ne s'enfonce dans la sérosité; la saveur de ce liquide est aussi plus salée que celle de tout le reste de la masse du sang. Des parties de la sérosité coagulée, il exude encore, sur-tout si l'on fait dans sa masse quelque piquure, une humeur plus tenue; la quantité de sérosité ne peut pas se déterminer exactement, chaque espéce de sang en laisse exuder plus ou moins, & toute la masse coagulée se convertit enfin en sérosité, à l'exception de peu de parties solides & terreuses. Il ne s'agit point ici de ce qu'a vu Lewenhoek au microscope, de particulier sur la formation de la sérosité & sur l'origine de ses propriétés, il suffira de remarquer qu'on découvre réellement dans cette liqueur des globules plus tenus que ceux que l'on apperçoit communément dans le sang.

Pour la partie coagulée, elle paroît d'abord réticulaire & comme un lacis de petites fibres nerveuses qui contiennent entre elles des espaces remplis de sérosité. Suivant l'observation de Malpighi, petit-à-petit ces mailles s'approchent & forment des lames appliquées les unes ſur les autres, plus elles s'approchent plus elles lâchent de ſéroſité, & moins par conſéquent elles en contiennent. Si cette partie eſt dépouillée de ſes qualités étrangeres, elle paroît ſous une forme très-analogue au blanc d'œuf, blanche, brillante, aſſez ſolide ; mais il eſt rare de pouvoir aſſez la dépouiller des principes étrangers, pour quelle ne conſerve pas toujours un œil terne ; elle n'offre à la bouche qu'une ſaveur légerement ſalée & d'une douceur qui dépend de la lévité de ſes parties. Si au lieu de laiſſer le ſang récemment tiré ſe coaguler, on agite continuellement ſes parties, on le réduit à un état incoagulable ; mais toute cette portion qui par elle-même ſe coaguleroit, s'unit à l'inſtrument avec lequel on agite le ſang, & forme autour de lui une membrane ſolide, comme Ruyſch l'a démontré dans ſes expériences, & comme Malpighi nous l'avoit dit avant lui, en expliquant la formation du polype. Quoi qu'il en ſoit, ce principe de coagulation dans le ſang ne dépend d'aucune figure particuliere, ni d'aucune préexiſtence des parties fibreuſes, qu'il eſt impoſſible de ſuppoſer dans le ſang, comme tant d'autres l'ont déja démontré.

La troisiéme partie que nous avons encore tiré du sang, sans rien déranger de sa substance, mais par une séparation simple, est la partie rouge, entrès-petite quantité par rapport à toute la masse à laquelle elle donne la teinture d'un rouge vif, friable, inflammable, & décrépitant légerement sur le feu.

Dans ces trois parties on voit des propriétés bien différentes & bien variées, & l'on ne sent guères comment elles peuvent être le produit d'un même mécanisme.

Suivons donc les traces de la nature; il est difficile qu'en comparant les phénoménes qu'elle nous présente, elle ne s'offre elle-même toute entiere à nos yeux: il ne s'agit que de saisir le véritable point de vue sous lequel elle se découvre.

Pour que le chyle se change en sang, il faut qu'il puisse acquérir non-seulement la couleur & la consistance du sang, mais il faut qu'il acquiére encore plusieurs propriétés qui ne frappent point nos yeux.

Le sang & tous les principes qu'il contient, fournissent une beaucoup plus grande quantité d'huile que le chyle, comme le chyle lui-même en fournit plus que la matiere mucilagineuse; c'est une propriété du sang, qui non-seulement est démontrée par l'analyse; mais les produits même en ſont évidens dans le corps. La graiſſe qui s'épanche de tous côtés eſt un des produits du chyle déja altéré pluſieurs fois dans les vaiſſeaux ; mais indépendamment de cette humeur, toutes les autres parties du ſang en contiennent encore beaucoup : la partie rouge elle-même eſt inflammable & par conſéquent nous démontre qu'elle contient beaucoup de parties phlogiſtiques. Le phlogiſtique eſt le produit de l'atténuation. Les ſels du ſang ſont auſſi beaucoup plus diſpoſés à prendre le caractere des ſels volatils ; la proportion des principes terreux diminue, en un mot nous voyons ce que Van-Helmont a avancé, que la nature animale a la propriété de volatiliſer tous les principes, *naturam animalem omnia volatiliſare* (*a*).

Le mouvement continuel que ſouffrent les parties du chyle admiſes dans la maſſe du ſang, ſuffit pour cauſer tous ces changemens ; c'eſt le mouvement qui eſt le principe de l'atténuation, & les régles établies pour les végétaux ſont les mêmes pour les animaux ; ainſi les gens robuſtes & qui s'exercent ont les principes plus volatiliſés que les gens mols, oiſifs & cachectiques. Les changemens de couleur qui

(a) *De ſextuplici digeſtione.*

arrivent dans cette route, ne ſont pas abſolument impénétrables. Sans qu'on puiſſe ſpécifier au juſte quelle eſt la nature du changement arrivé dans les parties du chyle quand il prend la rougeur du ſang, on ſçait que le principe des couleurs eſt le phlogiſtique, on voit la partie huileuſe dans les fruits ſe rougir du côté vers lequel le ſoleil lui enleve le plus de parties aqueuſes : des miaſmes putrides ou alcalis volatils admis dans le ſang augmentent cette couleur, la rendent plus vive & plus brillante, en un mot la rougeur eſt le fruit de l'atténuation.

Mais d'où vient la conſiſtance du ſang ? pourquoi les liqueurs animales qui dérivent de ce fluide ont-elles toutes une tendance à s'approcher, à s'unir & à devenir ſolides ? Cette propriété appartient aux ſeules liqueurs animales, & je crois que l'on en doit trouver la raiſon dans le caractere même du mouvement que les parties chyleuſes ont à ſouffrir ; cette liqueur admiſe peu-à-peu dans des vaiſſeaux tout-à-fait remplis, pouſſée avec force par le cœur, éprouve une réſiſtance conſidérable de la part des vaiſſeaux (*a*) ; il y a donc dans le ſang un mouvement de preſſion qui com-

(*a*) V. *Hales Hæmaſtatick.*

prime ces parties, & qui, ſans ſouffrir qu'elles s'uniſſent, leur donne cependant une tendance à s'unir qui aura un effet certain lorſque les cauſes qui les ſéparent ceſſeront ou diminueront. Eſt-ce d'un mécaniſme ſemblable qu'Hippocrate vouloit parler quand il prononçoit *miſeri ſegregari, ſegregari miſceri unum & idem* (*a*).

Cette condenſation qui ſe fait dans les vaiſſeaux n'eſt pas une hypothèſe ou une choſe probable, on peut la regarder comme un fait démontré en Phyſique. Le lait qui a déja ſouffert l'action des vaiſſeaux a acquis dans quelques-unes de ſes parties la tendance à l'union : plus le mouvement eſt fort, plus la réſiſtance eſt grande, plus le ſang acquiert de denſité, plus ſes parties tendent à ſe réunir. M. Boerhaave l'avoit ſenti par la raiſon, M. Browne Langriſh l'a démontré par l'expérience (*b*).

Nous avons donc aſſez de lumieres en conſidérant le ſang dans un mouvement & dans une preſſion continuelle, pour concevoir ſa formation. Pluſieurs diſciples de Boerhaave ont profité des vues de ce grand homme pour nous éclairer ſur cet

(a) *Lib. de alimento.*

(*b*) *V.* Browne Langriſh, The modern Theory and Practice of Phyſic.

article par leurs expériences. Nous connoissons comment s'opere la nutrition des fluides ; mais quelle est cette humeur si tenue qui s'attache aux solides ? On n'en doit point chercher d'autre que la lymphe qui contient des parties les unes plus grossieres, les autres plus atténuées, mais qui toutes ont été brisées dans les vaisseaux, & qui ont souffert plus d'atténuation que le sang même.

En effet quoique Lewenhoek ait vu les globules de la sérosité se réunir pour former un globule sanguin, & que Boerhaave ait regardé la lymphe comme l'origine du sang, malgré l'autorité de ce grand homme, plusieurs raisons portent à croire que la partie coagulée produit plutôt la lymphe, que la lymphe ne produit la partie coagulée.

En premier lieu la lymphe a plus de densité que la partie coagulée, par conséquent ses parties ont souffert plus de pression : quand les parties de la lymphe se réunissent, elles ont plus de tenacité & plus de solidité que la partie coagulée du sang ; comme on le voit dans les croutes inflammatoires qui s'élevent de la surface du sang.

En second lieu la masse du sang en se putréfiant se tourne presque toute entiere en férosité ; plus le sang a de principes atténués, moins il se coagule, comme on le voit dans toutes les fiévres putrides. Par conséquent la férosité & ses globules ne peuvent pas être regardés comme les élémens des globules sanguins.

En troisiéme lieu, la lymphe qui nous nourrit doit avoir exactement les propriétés qui appartiennent à l'animal ; elle doit donc être le produit de l'atténuation la plus parfaite, & tout ce qui est au-delà doit être dans un état d'excrément par rapport à nos solides. Si l'ordre des globules le plus fin & le plus délié, qui par sa réunion doit former plusieurs ordres de globules avant que d'être en état de produire les globules sanguins, est à ce point, tous les autres qui supposent nécessairement pour leur formation plus de mouvement & d'atténuation, sont dans un état d'excrément par rapport aux solides, ce qui répugne à la raison.

Il est donc naturel de penser que du chyle se forme immédiatement le lait, de celui-ci le sang & toutes ses parties ; mais des parties de ce fluide, celle qui a exigée un travail plus exquis, qui est le fruit des opérations de la nature, c'est la lymphe nutritive, dont l'application dans les derniers canaux dépend du mouvement d'impulsion communiqué au sang par le cœur, du retardement néceſſaire dans des vaiſſeaux d'une petiteſſe infinie, de la preſſion des parties environnantes, & enfin de l'enlevement des parties les plus ſubtiles.

Quoiqu'il en ſoit, il eſt très-certain que la partie nutritive porte avec elle juſque dans les ſolides, ce caractere d'atténuation & de condenſation. Les parties ſolides des animaux ſont celles de tout le corps, à l'exception des humeurs excrémentitielles comme l'urine, qui nous fourniſſent le plus de ſels volatils : dans l'analyſe ce ſont elles auſſi qui contiennent le plus d'air, & dont l'air rompt avec plus de difficulté les entraves. Dans les végétaux, plus une matiere eſt denſe & ſolide, plus auſſi on en retire d'air élaſtique ; mais cet air ne paroît pas d'abord, & pour rompre les entraves dans leſquelles il eſt fortement enchaîné, il faut que tout le mixte ſoit pour ainſi dire entierement diſſout : il en eſt de même des parties des animaux. L'air ſe dégage moins promptement dans le lait que dans le chyle ; dans le ſang que dans le lait ; dans l'urine, cet élément paroît encore moins promptement que dans le ſang, la forte réunion des principes l'empêche de paroître avant la diſſolution de ces parties ;. mais les ſolides qui ſont compoſés de parties qui ont ſouffert, le dernier degré d'atténuation & de pression possibles dans l'état naturel, contiennent une quantité prodigieuse d'air, & cet air est prodigieusement condensé, comme M. Hales l'a démontré dans le calcul humain.

Il n'est pas difficile d'après cette théorie de sentir comment les humeurs doivent devenir excrémentitielles ; le mouvement étant mécanique & continuant nécessairement sur les parties qu'il a déja atténuées : il étoit nécessaire que le Créateur établit des couloirs par lesquels les humeurs pussent se dégager & chasser des parties qui, perdant le caractere nutritif, seroient devenues absolument nuisibles. Telles sont dans l'état naturel, l'urine & la transpiration ; tels sont ou peuvent être dans l'état de maladie tous les autres couloirs.

On voit aussi comment peuvent se former & se réparer toutes les autres humeurs qui toutes sont dans l'état actuel de la circulation ; car depuis l'état chileux jusqu'au dernier état d'excrément, nous trouvons assez de parties différentes pour former cette diversité d'humeurs. Le lait & le sang réduits à un moindre degré d'atténuation produisent la graisse ; un dégré un peu plus grand d'atténuation, produit toutes les mucosités destinées pour la plus grande partie à rentrer dans les voies de la circulation. L'huile & le ſel qui ſe trouvent, comme nous l'avons dit, dans la maſſe du ſang, ſe combinent différemment pour former toutes ces eſpéces d'humeurs ſavoneuſes qui ont différentes propriétés, ſuivant la diverſité des vaiſſeaux propres à les ſéparer. Toutes ces humeurs peuvent contenir quelque choſe d'excrémentitiel. Pour celles qui évacuent les parties trop atténuées, comme l'urine & la tranſpiration, leur ſécrétion ne peut être abſolument arrêtée qu'elle ne ſoit ou efficacement ſuppléée par une autre, ou que bientôt il ne s'enſuive des altérations d'autant plus conſidérables dans la machine, que ces humeurs ſont plus atténuées par elles-mêmes.

Pour ce qui eſt de l'augmentation des ſolides, ce méchaniſme ne dépend que de l'état actuel dans lequel ils ſe trouvent, & de l'impulſion continuée des fluides. Il ſuffit d'avoir examiné l'eſſence de la nutrition en elle-même.

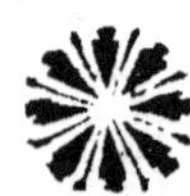

CHAPITRE II.

De l'assimilation des alimens dans l'état naturel de santé.

ON sent assez en quoi consiste la nécessité des alimens ; mais les raisons de cette nécessité bien démontrées, acheminent à sentir comment un aliment quelque naturel qu'il soit en lui-même, quelque analogue avec notre corps que nous le supposions, peut, au lieu de produire l'effet salutaire que nous en attendions, être au contraire la cause & l'occasion des maladies.

C'est la faculté du corps ou la facilité à exercer ses fonctions que l'on doit considérer, & l'aliment fait pour ainsi dire, la tâche que nous lui donnons à remplir. Voilà les deux choses que nos Anciens, les plus grands maîtres en cette partie, ont toujours considéré dans la coction des alimens. *Augeri atque ali naturæ esse opera demonstratum est*, dit Galien, d'après Hippocrate, qui remarque en général que, *alit concoctum* (a). Le même Auteur répete au même endroit que l'assimilation se fait par la natu-

(a) *Gal. comm. de aliment.*

re, *cum id quod accedit ſuperat.* Ce qu'ils nous ont dit ſur la comparaiſon des forces de la nature, & des réſiſtances ſur leſquelles la nature agit dans l'état de maladie, peut donc s'appliquer à la coction naturelle. La nature eſt comme le porteur d'un fardeau, & l'aliment comme le fardeau : on doit exactement proportionner, & le fardeau aux forces, & les forces au fardeau.

En un mot, toute la théorie de la coction ſe réduit à l'examen de la proportion des forces à la réſiſtance, dans le corps animal : pour que la force ſurmonte cette réſiſtance, il faut comme dans toute machine qu'il y ait entre elles une proportion exacte ; mais dit Hippocrate, *quantitatem aptè ad vires accommodatam recta conjectura conſequi, res eſt ardua.*

Pour pouvoir donc avoir une idée juſte de la coction dans l'état naturel, il faut examiner, 1° à quels ſignes nous reconnoîtrons les forces d'un ſujet. 2° Comment nous pourrons eſtimer que la coction doit bien ſe faire. 3° Quels ſont les ſignes qui doivent la ſuivre quand elle eſt bien faite. 4° Enfin quels ſont les moyens par leſquels on peut la conſerver dans cet état de perfection.

Les forces qui ſont employées dans le corps humain à faire la digeſtion & la nutrition, s'estiment ordinairement par leurs signes extérieurs ou par leurs effets ; mais si les premiers de ces signes sont sujets à nous tromper, l'estimation des forces que nous faisons d'après leurs effets, est absolument infaillible. Pour pouvoir faire un examen complet des uns & des autres de ces signes, il faut commencer par distinguer avec les Anciens, trois différentes espéces de coction, où pour tenir un langage plus conforme à la vérité, trois lieux différens où la matiere étrangere admise dans notre corps, éprouve différens degrés de changemens & reçoit de nouvelles propriétés.

La premiere de ces coctions est celle qui se fait dans les premieres voies ; la seconde est celle qui se fait dans le sang ; la troisiéme, disoient les Anciens, est celle qui se fait dans les excrémens ; mais d'après les lumieres d'une théorie plus sensée, nous dirons que la troisieme est celle qui se fait dans les organes secrétoires & excrétoires, & par laquelle les liqueurs qui en sont séparées & présentées à nos yeux ont acquis toutes leurs différentes qualités.

La force de la premiere de ces coctions s'estime avec raison par l'examen des forces de l'estomac & des premieres voies ; celle de la seconde par la force de la circulation, par la quantité & la vigueur de l'action imprimée au ſang par les agens qui cauſent ou qui redoublent ſon mouvement ; la troiſiéme, qui n'eſt qu'une ſuite de la ſeconde, s'eſtime enfin par la force de cette ſeconde, & par la qualité & la quantité des humeurs qui en ſont produites.

Pour ce qui eſt des ſignes communs que nous avons de la force & de la vigueur de toutes ces coctions, indépendamment de l'expérience particuliere ſur chaque ſujet, ce ſont en général tous les ſignes que l'on donne communément de la conſtitution robuſte, & que nous ne répéterons pas ici. Elle ſuppoſe une vie ſobre, exercée, dure, plutôt qu'oiſive ; une ſanté dans laquelle on n'eſt point ſujet à toutes les infirmités qui accablent ceux qui menent une vie oppoſée à la voie de la nature ; la facilité à ſupporter toutes ſortes de travaux, à ſurmonter aiſément les cauſes les plus légeres de maladies qui environnent ordinairement tous les hommes, ſans en exempter les plus ſages & les plus robuſtes, comme les changemens de ſaiſons, les tems incertains, les vents impétueux, les excès les plus légers dans le boire & dans le manger ; un homme qui jouit de cette ſanté, en un mot *qui facilè alacriter & conſtanter functiones perficit*, pour me ſervir des termes de Boerhaave, eſt un homme duquel on peut aſſurer que les trois coctions ſont en bon état & ont une force digeſtive conſidérable (*a*).

Pour ce qui eſt des ſignes propres à l'eſtomac & aux inteſtins, on n'en peut guères avoir *à priori*, car quoique le préjugé doive nous porter à croire naturellement qu'un homme univerſellement robuſte doive avoir de même un eſtomac très-robuſte, cependant la choſe arrive ſouvent tout autrement ; & en effet il exiſte une quantité prodigieuſe de cauſes étrangeres qui peuvent agir ſur les premieres voies, mais qui n'ont nulle action dans le ſang, parce qu'elles ne peuvent pas y être admiſes : de plus l'action de ces différentes cauſes eſt tout-à-fait immédiate. L'eſtomac peut donc prendre des habitudes qui lui ſoient particulieres, éprouver des maux qu'il ne communique point aux vaiſſeaux ſanguins, enfin être travaillé d'une foibleſſe qui lui ſoit particuliere & qui ne ſoit commune à aucun autre viſcere. Nous ſerons réduits à

(a) *Hominis bonus habitus*, dit Hippocrate De locis, &c. *eſt natura quædam naturæ circumpoſita, motu non alieno ſed valdè conſentiens quoad ſpiritum, & calorem, & humorum concoctionem omni & univerſâ victûs ratione, tùm reliquis omnibus circompoſita.*

dire avec Hippocrate, (*a*) *Omnium autem eorum quæ circa ſtomachum peraguntur rationem reddere impoſſibile eſt.* C'eſt le viſcere le plus capricieux du corps humain, pour ainſi dire, & l'on ſçait juſqu'à quel point d'abſurdité il ſe porte preſque ſans aucun inconvénient dans le *pica* ou appétit dépravé des femmes, combien ſouvent par l'habitude il digere de mauvais alimens & ſouvent au contraire il en rejette & n'en digere pas de très-bons. On ne peut donc rien dire de bien poſitif ſur la force de ce viſcere *à priori.* La préſomption de force eſt cependant générale pour les gens qui ont toujours été ſobres, accoutumés à une vie variée, quoique ſans excès conſidérables ; car entre tous ſes caprices, ce viſcere eſt cependant celui du corps humain ſur lequel la force de l'habitude ait le plus grand pouvoir.

Les ſignes de force que l'expérience nous donne ſur chaque eſtomac en particulier, ſont moins équivoques, & nous pouvons commencer à en conclure quelque choſe avec certitude ſur l'état de la coction, ces ſignes ſont pris ou de l'eſtomac dans l'état de réplétion, ou de ce viſcere dans ſon état naturel & indépendamment de cette réplétion.

Dans ce dernier état, une marque cer-

(a) *De victûs ratione in morbis acutis.*

taine de la bonté de l'eſtomac & de ſa force eſt d'avoir de l'appétit quand il faut en avoir, mais de ne ſentir ni des beſoins irréguliers ni une averſion pour la nourriture. Ces beſoins irréguliers ſont une marque preſque certaine d'une ſenſibilité extraordinaire dans l'eſtomac, & cette ſenſibilité eſt occaſionnée ou par l'état de phlogoſe de ſes fibres, ce qui l'empêcheroit de ſouffrir le moindre aliment, ou dépend de l'action d'une humeur âcre & mordicante quelle qu'elle ſoit, ſoit acide, ſoit bilieuſe, ſoit enfin de quelqu'autre nature. Pour l'averſion des alimens elle marque le contraire, c'eſt-à-dire, l'inactivité de ces mêmes fibres, ſoit qu'elles ſoient enduites d'une pituite épaiſſe & glaireuſe, comme la choſe arrive ſouvent dans une habitude de mauvaiſe digeſtion, où elle indique encore une humeur putride, qui énerve toutes les forces & qui fait que tous les alimens, mais ſurtout ceux qui peuvent prendre aiſément le caractere de putréfaction, impriment un ſentiment déſagréable. Les nauſées qui prennent le matin au gens de Lettres, ſujets par état à mal digérer ; aux buveurs dont le mucilage s'épaiſſit par les liqueurs ſpiritueuſes ; aux femmes leucophlegmatiques, ſont encore la marque d'une quantité plus conſidérable de mucilage groſſier dans l'estomac, par conséquent de coction difficile. La privation de tous ces mauvais signes, au contraire un appétit toujours prêt à manger sans en être incommodé, la facilité de respirer, les intestins en bon état qui n'éprouvent pas souvent des borborygmes ou des coliques, qui au moindre mouvement du bas ventre ne font pas entendre dans la région qu'occupe le cæcum & le colon un gargouillement comme par fluctuation, symptome commun chez les hypocondriaques & qui est absolument produit par la même cause que les borborygmes, sont les signes d'un estomac en état de bien digérer.

Pour ce qui est des signes qu'on tire de l'estomac qui vient d'assouvir son appétit, & de manger suivant les régles que la nature lui indiquoit, le premier & le plus considérable est de ne sentir aucun poids dans la région de l'estomac ; de ne point le sentir surchargé, autrement il y a de notre part avidité, ou de la part de l'estomac foiblesse ; de ne point sentir de rapports ou *regurgitationes*, ce qui arrive aux gens qui ont trop mangé, ou dont l'estomac n'embrasse pas avec assez de force la nourriture ; de n'avoir aucun hocquet, qui quand il n'est pas le produit de la gourmandise, l'est de l'irritation de l'orifice supérieur de l'estomac ; de de ne pas rendre beaucoup de rapports & d'air par la bouche, ce qui marqueroit que les alimens prennent plutôt le changement ſpontané que le changement propre à l'animal; enfin de ne ſentir aucune oppreſſion dans les tems de la digeſtion, aucune difficulté de reſpirer; mais pour me ſervir des termes de Celſe *è cœnâ ſurgere alacrem*. Les effets de cette oppreſſion, la rougeur de face, l'aptitude au ſommeil, ſont en partie des ſignes propres à la foibleſſe d'eſtomac, en partie auſſi des effets de la coction anoblie des vaiſſeaux, comme on aura occaſion de le dire ailleurs. La digeſtion s'avançant, la foibleſſe d'eſtomac ſe manifeſte par de nouveaux ſignes qu'un homme robuſte ne doit point éprouver. Ces ſignes dépendent, ou de la foibleſſe même du viſcere, qui ſent toujours ce poids dont on s'eſt plaint dès le commencement, ou de la nature de la matiere admiſe dans le ſang; ainſi nous ne devons pas naturellement ſentir un goût étranger dans les matieres qui ſe digerent bien. Les goûts âcres, acides qu'ont les rapports de ces matieres, ſont autant de preuves du caractere qu'elles prennent en dégénérant, & qu'elles ne devroient pas avoir pris: de-là s'enſuivent enfin les ſignes qui appartiennent à la ſeconde coction.

Mais rien ne caractérise davantage l'état de cette premiere coction, que la nature des excrémens qui dépendent de la séparation qu'elle a faite des parties étrangeres d'avec les parties utiles. Toute coction, disoient les Anciens, produit nécessairement des excrémens, en séparant ce qui est utile de ce qui est superflu; mais la chose n'est aussi évidemment marquée pour aucune autre coction que pour celle-ci. Ce qui constitue l'essence des excrémens, c'est de contenir les parties qui n'ont pu se tourner en aliment, & quelques parties excrémenticielles du sang, ou plus immédiatement de la bile, qui n'ont pas dû rentrer dans le sang ni servir à la résorption du chyle.

Quoi qu'il en soit, l'odeur des excrémens, leur nature qui d'une prompte putridité marche bien vîte à l'exsiccation, leur légereté spécifique qui les fait surnager dans l'eau, marquent assez que leurs parties sont désunies & atténuées; mais n'ayant souffert l'action d'aucuns vaisseaux il n'y a aucune marque de pression ni de densité; aussi sont-elles légeres & surnagent-elles sur l'eau (*a*). Les excrémens au contraire

(a) *Dejectio alvi est optima coagmentata, mollis, subrufa, nec valdè graveolens. Ipsam verò*

de la seconde coction ont tous acquis une densité que n'ont pas ces excrémens grossiers ; cette densité vient de la pression qu'ils ont éprouvé dans les vaisseaux : c'est ce que l'expérience avoit démontré à Sanctorius (*a*).

Tels sont à-peu-près les signes de la force de l'estomac, les contraires étant les signes de la foiblesse de ce viscere & des principes étrangers qui peuvent faire dégénérer les alimens.

La seconde coction est la coction du chyle dans les vaisseaux, ou si on veut parler comme les Anciens, la sanguification.

Pour avoir une juste estimation des forces des instrumens qui peuvent concourir à ce changement, qui est la suite de la premiere coction ; il faut peser en particu-

---

transmitti opportet quâ consuevit horâ & eâ copiâ quæ assumptis respondeat. Hippoc.

Sunt multæ molis sed exigui ponderis, dit Sanctorius.

(a) *Liquida omnia excrementa sunt graviora fundum petunt, crassa sunt leviora & innatant qualia sunt fæces duræ, crassæ, sputamina & alia id genus.* Ce qui fait qu'il ajoûte avec raison. *Liquida excrementa plus oneris datâ magnitudinis paritate è corpore auferunt quam dura & consistentia.* Aph. XXXV. sec. 1.

lier, 1° Les signes extérieurs qui marquent la force de ces organes *à priori.* 2° Les signes qui dépendent de l'expérience. 3° Enfin ceux qui nous marquent de même évidemment la bonté de la coction par ses effets. Mais pour pouvoir estimer au juste la valeur de ces signes, il faut en premier lieu se souvenir que les seuls instrumens que nous reconnoissions pour cette seconde coction, sont le mouvement des vaisseaux subsidiaires à celui du cœur, & par conséquent en second lieu, toutes les causes qui peuvent accélérer ce mouvement, comme l'exercice. C'est par ce mouvement que la pression, que la coction, la réunion des parties, l'atténuation du tout s'exécutent.

2° Il faut sçavoir que le produit de ce mouvement & de l'atténuation qu'il donne aux parties est l'enlevement d'une quantité de parties inutiles, qui sortent à la surface du corps continuellement pendant la vie de l'animal, & qui se déchargent par les voies naturelles de l'urine.

3° Cette quantité doit être exactement proportionnelle à la quantité d'alimens que nous prenons, de sorte qu'après la coction & la distribution de cet aliment, le corps soit réduit précisément au même poids; c'est ce que Sanctorius a démontré par ses expériences & que tous ceux qui ont répété ses observations ont démontré d'après lui. *Si corpus ad idem pondus quotidiè revertatur nullâ factâ mutatione in perspirabilium evacuatione non indigebit crisi, sanumque servabitur.*

Quoi que peut-être cette proportion ne se trouve pas dans l'exactitude métaphysique, sur-tout pour les jeunes gens dans lesquels il doit nécessairement se faire une application de matiere nutritive, qui augmente insensiblement le poids de leur corps; cependant si nous considérons combien cette augmentation est de peu de parties, & combien pour chaque jour la somme doit-être peu forte, on conclura qu'elle est au moins d'une vérité physique pour tous les âges.

4° Il ne peut pas se faire de lésion ni de variation dans l'action des vaisseaux, sans que ces évacuations n'augmentent ou ne diminuent suivant les cas : elles sont une suite immédiate de l'action des vaisseaux : ces évacuations ne peuvent guères diminuer sans que le mouvement total des humeurs ne s'en ressente : c'est ce qu'on peut voir démontré dans tous les Auteurs qui ont traité cette matiere : cela posé, les signes généraux de la force de ces instrumens; indépendamment de l'expérience, se tirent de la force constante avec laquelle s'exercent toutes les fonctions du corps : car la premiere marque de force sur laquelle on puisse compter, est l'action que la nature exerce contre les résistances : or si dans l'état naturel les résistances qu'elle surmonte ne peuvent pas augmenter sans que son action en soit troublée, c'est une preuve claire que son action est foible. C'est-là proprement l'*infirmitas quæ omnibus malis per se obnoxia est maximè*, pour parler avec Celse (*a*) ; c'est de la collection de la force des fonctions que dépend cette force de coction ; ainsi quand on voit un homme robuste, vigoureux, qui ne se plaint d'aucune foiblesse, on peut conclure avec assurance qu'il a la force de bien assimiler : en effet la vigueur qu'il a acquis jusqu'à ce tems en est la cause, le signe & le produit ; il n'y aura dans son corps augmentation de poids ni réelle ni apparente, car comme dit Sanctorius, *malæ qualitates introducuntur dum corpus uno die est unius ponderis altero alterius*, & le sentiment de legéreté au contraire qui accompagne ses fonctions, marque

(a) *Robustum dicitur esse quod minimè à causis morbificis offenditur*. Galen. comm. in lib. *de naturâ humanâ*.

évidemment qu'une plus grande résistance pourroit être surmontée par la force de la nature. Comme il y a peu de variations dans la nature, les excrétions changent peu, &, à la même distance du repas, elles ont les mêmes qualités; car comme Sanctorius nous en avertit, les altérations dans les humeurs sont produites par des causes plus legéres que la lésion des fonctions. *Prima morborum semina tutiùs cognoscuntur ex alteratione solitæ perspirationis quàm ex læsis officiis.*

Mais quelque robuste que soit un homme, il se peut faire ou qu'il offre trop de résistances à vaincre aux forces de la nature, ou que celle-ci par quelque accident imprévu & tel qu'il n'est pas possible de le prévoir, devienne trop foible pour digérer une quantité donnée d'alimens. Il faut donc considérer la coction depuis le tems auquel un homme a pris de l'aliment, jusqu'au tems auquel la nécessité l'a forcé à en reprendre une nouvelle quantité.

1° La régle que nous donne Hippocrate, & d'après lui tous les Auteurs qui ont écrit sur les alimens, c'est de ne point manger jusqu'au dégoût & d'être toujours en état de soutenir le travail, *non satiari cibis & impigrum esse ad labores;* ainsi le dégoût & le défaut d'activité, sont les premieres marques du manque des forces digestives. Si dans cet état on prend des alimens, cette matiere étrangere ou exige une augmentation de forces dans la circulation, ou diminue celles qui s'y trouvent actuellement, par la multiplication des obstacles que doivent produire des parties qui n'ont ni la forme ni la figure des parties propres à l'animal : c'est-là la source de la pituite, du *viscosum iners* de Boerrhaave, & son produit est le *lentor sanguinis*.

L'activité est donc le premier signe d'une coction qui se fait bien ; elle nous marque que la matiere qui parvient au sang a les qualités qu'elle doit avoir & n'en a pas d'étrangeres ; qu'elle est dans une juste proportion avec ce fluide, & qu'elle n'y entre pas à la fois en trop grande quantité. Si elle y entroit en trop grande quantité, elle fatigueroit la nature & l'on verroit paroître les signes d'une coction mal-faite.

Comme l'activité à remplir les fonctions suppose la perfection de la nature, à la digestion succede un sommeil facile & agréable ; il n'y a point de trouble dans cet état ; car comme le sommeil est propre à la santé, il découvre aussi tout naturellement les premiers germes des maladies.

Tels sont le peu de signes évidens de la bonne coction dans les vaisseaux, que nous appellons avec les Anciens seconde coction. Quoique l'antiquité se trompât en attribuant au foie l'ouvrage de cette coction, Hippocrate n'a pas donné moins exactement les signes de sa perfection & de son dérangement.

A l'égard de la troisiéme coction, sa perfection dépend nécessairement de la perfection des deux autres ; mais elle ne peut se reconnoître que dans l'examen des qualités des humeurs qui en sont le produit.

Les deux humeurs qui sont le principal fruit de cette coction, sont la transpiration & l'urine.

L'humeur de la transpiration qui s'exhale continuellement d'une façon invisible de toutes les parties extérieures du corps humain, & d'une façon qui frappe un peu davantage les yeux, de toutes les parties intérieures qui ont une communication extérieure avec l'atmosphére, ne peut se démontrer communément, & ce n'est que par ses effets que nous sommes en état de conclure qu'elle existe dans l'état naturel. Le goût y démontre des parties salines ; l'expérience nous met aisément à portée de nous convaincre de la grande quantité d'eau & des parties huileuses que contient cette matiere ; nous ſçavons qu'elle eſt ſouvent ſuppléée par l'urine, & que dans certains cas extraordinaires, elle a de même ſuppléé à l'urine : nous ſçavons encore qu'elle eſt, comme les autres humeurs excrémentitielles, le fruit de la coction, qu'elle ne ſe fait que quand la coction eſt avancée, & qu'elle ſuit de même pour ſa quantité, les mêmes régles & les mêmes variations que la coction : réduits par conſéquent à juger de ſa qualité par ſes effets, nous n'avons à conſidérer ſes qualités extérieures que dans l'urine, laquelle par conſéquent eſt indiquée à très-bon droit par Galien, pour être la marque de la diſpoſition des humeurs, *indicare humorum diſpoſitiones* (a).

L'urine parfaite qui eſt le fruit d'une bonne coction, & qui peut indiquer que cette coction eſt dans ſon état de perfection, n'eſt pas celle que nous avons coutume de rendre immédiatement après le repas, & qui pour la plus grande partie eſt composée de l'eau ſuperflue de la boiſſon, telle qu'eſt encore celle que l'on rend quand on prend une grande quantité d'eaux minérales, ou quelque liqueur diurétique que ce ſoit. Ce n'eſt pas non plus

(a) *Comm. 5. in lib. 6. Epid.*

celle que l'on rend dans l'entre-deux des repas, & qui n'a pas encore acquis ses propriétés, & que Paracelse appelle ingénieusement *urina chyli*, comme il appelle la premiere *urina potûs*; mais c'est enfin celle qu'il appelle *urina sanguinis*, celle qui, suivant les Anciens, indique la qualité des humeurs, & qu'on ne rend guères que dix ou douze heures après qu'on a mangé; quand des mammelles des femmes, suivant l'observation de Lower, au lieu de lait on ne retire plus que de la sérosité.

L'urine dans cet état est un liquide homogene un peu plus épais que l'eau élémentaire, pellucide ou transparent, ayant une couleur d'un jaune orangé, une odeur qui lui est particuliere & qu'on ne peut définir, un goût âcre & salé.

L'urine est spécifiquement plus pesante que l'eau, les différens Auteurs qui ont travaillé sur cette matiere, lui ont donné différens dégrés de pesanteur spécifique. Il n'est pas possible de déterminer au juste cette pesanteur, à cause de la variété infinie que l'on trouve dans les urines; mais tous s'accordent généralement à dire qu'elle est plus dense & plus pesante que l'eau.

Ce liquide est celui de tous ceux que l'on connoît dans le corps, qui fournisse dans l'analyse le plus de sel volatil, &

qui par conséquent doive fournir & moins d'huile, & moins de tout autre principe, à l'exception de l'eau qui ne peut recevoir aucun changement. Il est inutile de détailler son analyse que tout le monde connoît, & qui nous écarteroit peut-être trop de notre sujet. Il suffira de remarquer qu'on y trouve les signes de l'atténuation & de la pression, qui caractérisent l'action du corps humain. La pression se manifeste dans la condensation de l'air qu'elle contient ; cet air peut éprouver une diminution considérable dans la pression de l'atmosphere, sans se dégager des liens qui par conséquent l'unissoient fortement. L'atténuation des principes dans l'urine est démontrée évidemment par la quantité des principes volatils qu'on en retire, & par la prompte dégénérascence de ce liquide en une liqueur putride & alkaline.

La couleur de l'urine & sa densité spécifique varient sans doute infiniment ; ainsi dans un sujet fort & vigoureux, la couleur est toujours foncée ; il y a en même temps plus de pression, plus d'atténuation & moins de liquide aqueux. Dans les femmes au contraire, dans les enfans, les urines sont plus aqueuses ; ainsi quoique dans l'état de santé nous puissions prononcer sur la force de la circulation, d'après l'inspection des urines, nous ne pouvons pas cependant en tirer des conséquences générales sur l'état actuel de la coction. Les signes univoques que l'on a sur cet état, se tirent uniquement des sédimens.

Toutes les urines des gens qui se portent bien, cinq ou six heures après avoir été rendues, se troublent legérement vers le milieu, & bientôt après vous voyez un sédiment qui occupe le fond du vase & qui s'éleve en cône du centre de l'urine. Ce sédiment, d'abord en petite quantité, augmente continuellement jusqu'à ce que la putréfaction se mettant de la partie, recommence à troubler toute l'urine & ôte la distinction du sédiment. Ce sédiment est blanc, & pour parler avec Hippocrate, *læve & æquale*, c'est-à-dire, que ses parties sont exactement unies & égales entre elles : cette égalité suppose nécessairement la *lævitè* de chacune des parties qui la composent ; également atténuées, elles doivent avoir cette égalité & ce rapport exact de figure qui marque que les forces agissent uniformément. Ce sédiment appartient en propre à l'urine, & il démontre que ses parties excrémenticielles ont acquis la densité qui leur est naturelle, & qu'elles sont chassées du corps humain avec une force suffisante.

Mais de quelles parties ce ſédiment eſt-il composé ? Bellini penſoit que ce ſédiment étoit composé de parties abſolument salines, & que leur ſéparation étoit une eſpéce de criſtalliſation ; mais outre que tous les phénoménes répugnent à cette explication, & que nous n'avons rien qui puiſſe nous marquer une criſtalliſation ; comment des ſels qui ſont inaltérables quand une fois ils ſont privés de la quantité d'eau qui les rend fluides, ſe remettent-ils après cela dans la liqueur pour ſe pourrir avec elle ? Ce caractere de putréfaction que prend le ſédiment de l'urine eſt une marque ſûre que ce n'eſt point une ſubſtance ſimple, mais une ſubſtance compoſée, comme les ſubſtances mucilagineuſes. C'eſt un mucilage fort atténué, rendu plus denſe par la preſſion qu'il a ſoufferte. La facilité avec laquelle il ſe décompoſe eſt une marque ſûre que ſes parties ſont mucilagineuſes : en effet la préſence du ſédiment eſt toujours proportionnelle à la quantité de matiere que nous avons à aſſimiler ; ainſi elle eſt en plus grande quantité après les maladies, dans le relâchement de l'éréthiſme & quand la matiere eſt proche de la criſe ſalutaire ; elle eſt auſſi plus conſidérable quand nous mangeons davantage. Galien nous avertit *parcius ineſſe urinis ſedi-*

mentum quandò ſtrictiori diætâ utimur, mediocrem ubi mediocriter vivitur, largum verò & pleniorem, ubi largiori cibo utimur.

Tel eſt l'état des humeurs dans une conſtitution du corps humain, non ſeulement forte & robuſte, mais qui même actuellement a bien aſſimilé. Au reſte notre ſoin le plus preſſant doit être à préſent d'indiquer les moyens de conſerver cette perfection dans l'aſſimilation. Les régles qui ſont celles de la conſervation de la coction, ſont auſſi celles qui nous indiquent comment cette aſſimilation peut ſe vicier, & ſortir de cet état pour devenir une ſource féconde de maladies.

CHAPITRE III.

Des régles générales auxquelles on doit s'aſtreindre pour maintenir l'aſſimilation dans ſon état naturel.

Il ſemble naturellement que les régles & les préceptes de la Médecine ne ſoient faits que pour les gens qui ſont actuellement dans un état d'infirmité. Dans l'état de santé, la nature dans tous les animaux, & dans les hommes, la raison qui vient à l'appui du sentiment intérieur qu'excite la nature, semblent avoir seules le droit de les guider : nous voyons toutes les espéces d'animaux sauvages destitués du commerce des hommes, jouir d'une vie très-longue, inaccessible à toutes sortes de maladies, & ne connoître aucune des loix de la Médecine. Il paroit aisé à tous les hommes de conclure à-peu-près à quel régime il doivent s'astreindre, & quelle espéce d'alimens ils doivent choisir; c'est en ce sens que peut être vraie la régle qu'on prétend établie par Tibere, que chaque homme sensé peut être son médecin après trente ans. Ce que tout le monde avec une réflexion médiocre peut acquérir, dit Hippocrate (*a*), ne mérite pas sans doute le nom d'art, & celui qui sçait ces choses ne doit point s'appeller artiste; mais, comme le remarque ce pere de la Médecine, les principes sur lesquels ces vérités sont établies, les causes du sentiment intérieur, les moyens par lesquels ces causes agissent, nous développent un méchanisme admirable; & pour le comprendre il faut un très-grand art, qui présente di-

(a) *De priscâ Medicinâ.*

rectement aux yeux de la raiſon ce qu'une expérience trompeuſe peut apprendre infidelement & comme en tâtonnant.

Mais quelques réflexions que faſſent ſur leur régime, les gens ſenſés qui n'ont pas approfondi les myſteres de la Médecine, elles n'empêchent pas que, comme le dit Hippocrate, la plus grande partie des maladies ne dépendent de la tranſgreſſion des régles du régime ; & ce qu'il reproche le plus aux Médecins de ſon tems eſt de ne pas être aſſez verſés dans ces régles, d'où il démontre qu'il doit réſulter une infinité de maux inévitables.

La régle générale qu'on doit établir ſur le régime eſt de proportionner les réſiſtances aux forces, les alimens à la nature, comme le dit Hippocrate, *hæc eſt ciborum offerendorum occaſio ut eâ copiâ exhibeantur quam corpus ſuperare valeat. Si cibos corpus ſuperaverit, neque morbus, neque ex his quæ offeruntur, contrarietas oritur eaque eſt occaſio quam medicus debet habere cognitam* (*a*).

Nous ne devons avoir recours à aucuns médicamens, *quæ omnia mutant & corpus è præſenti ſtatu dimovent* (*b*).

(*a*) *De locis in homine.*
(*b*) *Hipp, loc. citat.*

s'agit de conſerver l'état naturel, il ne s'agit pas de le changer ; c'eſt donc dans l'uſage des alimens même qui ſont faits pour conſerver la ſanté, que conſiſtent tous les préceptes que nous avons à donner, *quæ non omnium tantum morborum ſed etiam ſecundæ valetudinis communia præſidia ſunt* (a).

L'effet uniforme qui ſuit la proportion exacte des forces aux réſiſtances eſt que dans l'eſpace de douze heures ou environ, le corps qui avoit augmenté de tout le poids des alimens à la balance, ſe trouve réduit au même poids qu'il avoit auparavant, ce qui doit s'exécuter ſans aucun trouble dans les fonctions, ſans aucune peſanteur extraordinaire, ſans qu'aucune qualité étrangere ſoit introduite : *Si corpus ad idem pondus revertatur quotidie nullâ factâ mutatione in perſpirabilium evacuatione, non indigebit criſi, ſanumque conſervabitur* (b).

S'il falloit toujours recourir à la balance pour avoir quelque choſe de poſitif ſur la

(a) *Celſ. lib. 2. cap. 18.*

(b) *Sanct. Aph. XV. De ponderatione*, de-là il déduit cette régle générale, *tunc erit cibandi tempus quandò corpus ad idem pondus redierit ſalubre tamen quo fruebatur paulò ante*

fanté, il feroit impoffible & même injufte de vouloir affujettir les hommes à de pareilles épreuves ; mais la fanté confifte dans le fentiment intérieur, c'eft par le fentiment d'incommodité & par fes dégrés plus ou moins grands que nous devons juger du dérangement des fonctions (*a*).

Si-tôt que la nature eft furchargée d'un fardeau trop confidérable, il s'excite dans le corps une pefanteur contre nature. Il eft effentiel de conferver la legéreté & l'aptitude au travail, *effe impigrum ad labores*. C'eft cette legéreté de laquelle Sanctorius nous dit qu'elle eft la marque de la fanté, *falubritatis norma dum acclivia quis afcendit folito eviorem fe perfentire* (b).

La différence qu'il y a entre l'épreuve de la balance & celle qui dépend du fentiment, c'eft que la premiere indique le poids réel, & celle-ci indique le poids comparé aux forces ; car il y a une grande

quam hefterno die ingeffiffet cibum, iftud folus apollo fine trutina fciet.

(*a*) *Modnm autem*, nous dit Hippocrate ; *neque pondus, neque alium numerum ad quem ifta referas ut exacte cognofcas, non ullum alium invenias quam corporis fenfum. De victûs ratione in acutis.*

(b) *De ponderatione.*

différence entre ſe ſentir plus leger ou l'être réellement, c'eſt pour cela que Sanctorius a établi avec raiſon, *illa viventis conditio dum ſentitur corpus oneroſius quando non eſt, pejor eſt quàm illa dum ſentitur quando eſt*. Et que dans l'aphoriſme ſuivant il nous avertit que *corporis pondus eſt æquivocum, poſſunt enim ſtare ſimul & corpus eſſe oneroſius & ſe ſentire leviorem & vice verſâ*; d'où il déduit pluſieurs belles conſéquences (*a*).

Si les forces du corps humain n'étoient point variables, que la même eſpéce d'aliment pût toujours s'offrir à nos déſirs, & que les hommes puſſent toujours s'en contenter, la choſe iroit de plein-pied, ce que l'expérience auroit démontré une fois ſuffire pour étayer la machine, ſeroit auſſi ce qui conviendroit éternellement; mais le cas eſt bien différent. Les forces varient par une infinité d'accidens, deſquels il n'eſt pas poſſible à l'humanité de ſe garantir; elles dépendent uniquement du mouvement; elles augmenteront ſi celui-ci, toutes choſes étant d'ailleurs égales, augmente notablement; elles dimi-

(*a*) Voyez *De ponderatione*. Aphoriſ. 28 & 29,

nueront de même ſi le mouvement diminue.

Les alimens offrent ſouvent plus de réſiſtances. Où trouver la tempérance aſſez exacte pour ne pas céder quelquefois aux impreſſions de la gourmandiſe ? Dans ces variations néceſſaires nous avons donc beſoin de nous aſſujettir à des loix invariables, & ces loix ſe réduiſent à celles-ci.

1° Toutes les fois que les forces aſſimilatrices augmentent, il faut néceſſairement augmenter les réſiſtances qu'elles doivent ſurmonter.

En effet ſi nous ſuppoſons les forces augmentées, c'eſt-à-dire, la circulation plus rapide & plus forte, & qu'il n'y ait pas aſſez de réſiſtance, le corps doit être reduit à ſon premier poids avant le temps : alors l'action des forces continuant, conduit la preſſion & l'atténuation beaucoup plus loin qu'elles n'auroient dû être pouſſées ; ce qui prive le corps de beaucoup d'humeurs utiles ; ce qui produit une éroſion dans les ſolides ; il faut ſuppoſer que ces forces augmentées ne le ſoient pas par quelques parties étrangeres, comme dans la fiévre ; car dans ce cas il y a ſouvent plus de réſiſtances que la nature n'en peut ſurmonter, & la coction qui ſe fait eſt la coction de l'humeur morbifique.

2° Toutes les fois que les forces assimilatrices diminuent, il faut de même diminuer les résistances en même proportion. C'est une conséquence claire de l'idée des forces & des résistances. Il est inutile de s'étendre davantage sur les preuves de cet axiome.

3° Toutes les fois que les résistances augmentent, il faut augmenter les forces, & de même toutes les fois que les résistances diminuent, il faut les diminuer.

Les résistances augmentent ou par elles-mêmes, ou par le défaut de forces. Par elles-mêmes, elles augmentent de deux façons, ou par le trop d'addition d'une nouvelle matiere, ou parce que ce qui est superflu n'est point encore chassé.

Les forces de même peuvent diminuer ou par une diminution réelle, ou par l'augmentation des résistances.

Il ne s'agit donc ici, pour réduire ces régles en pratique, que de voir par quels moyens 1° Nous pouvons augmenter & diminuer les forces : 2° Augmenter & diminuer les résistances, c'est-à-dire, comment nous pouvons augmenter ou diminuer le rapport qui doit être entre le mouvement & les alimens.

De toutes les choses que nous pouvons naturellement régler suivant les loix de notre volonté, mais dont l'uſage indiſpenſable altére ou produit la ſanté, il n'y en a pas qui agiſſe ſi immédiatement ſur les vaiſſeaux, qui augmente ou diminue ſi efficacement l'action du fluide qu'ils contiennent, que le ſommeil d'un côté & l'exercice de l'autre. Ces deux états du corps animal ont d'ailleurs une liaiſon ſi intime avec la coction & l'aſſimilation des alimens, qu'on ne peut preſcrire aucune régle ſur cet article, ſans avoir examiné auparavant quel eſt l'effet de ces deux choſes *non naturelles*, pour parler le langage de l'art, ſur la coction & l'aſſimilation.

Le ſommeil eſt cet état naturel dans lequel tous les mouvemens volontaires & la facilité à les exercer ceſſent entierement: telle eſt l'idée que chacun peut aiſément ſe former du ſommeil; cet état ſurvient néceſſairement après un certain temps de veille; il n'eſt pas poſſible à aucun mortel de s'en défendre; mais il ſurvient, toutes choſes étant égales d'ailleurs, d'autant plûtôt & d'autant plus profondément que la veille a eu, pour ainſi dire, plus d'*intenſité*, c'eſt-à-dire, que pendant l'état de veille on a plus exercé d'actions volontaires; ainſi plus on s'eſt exercé, plus on doit attendre de ſommeil: ce n'eſt pourtant pas que certaines autres causes contre nature, comme la crapule, la détermination du sang vers la tête ne puissent exciter un sommeil profond ; mais ce n'est point de ces causes dont il s'agit dans l'état de santé.

Dans tout homme le sommeil & l'exercice ont un contraste nécessaire & une opposition parfaite, l'un est pour ainsi dire le remede de l'autre. Pour juger quels peuvent être les effets de cet état de sommeil sur les fluides, tant ceux qu'il s'agit de changer & d'assimiler, que ceux qui sont portés à l'état de perfection, il faut simplement considérer quels sont les changemens extérieurs qu'il produit sur les solides & les fonctions. Vous voyez dans toutes les fibres un relâchement considérable, la respiration & le pouls lents & rares (*a*). Il paroît que le sang avance moins suivant l'axe, qu'il reste davantage dans les tuyaux capillaires. Les évacuations sensibles sont toutes diminuées évidemment, & même la transpiration insensible, quoique Sanctorius ait pensé autrement, diminue aussi, suivant les expériences réitérées de Gorter & de Robinson, auxquelles il n'est pas possible de se refuser.

Les mouvemens étant généralement diminués,

(a) *Voyez* Galien, *de Causis puls. lib. iij.*

minués, la pression & l'atténuation dans les humeurs sont moindres. Les changemens imprimés aux humeurs sont par conséquent moindres ; la coction & l'assimilation doivent donc s'exécuter plus lentement : sans doute elles s'opérent plus réguliérement. Le mouvement d'impulsion que reçoit le sang, & après lui les humeurs secondaires, étant moindre, la proportion des humeurs aqueuses augmente dans le sang & sépare davantage ses parties. On retrouve dans le sommeil les molécules les plus tenues de toute espéce qui se dissipent en plus grande abondance dans la veille, esprits, gas, &c. En un mot toutes ces parties subtiles dont on peut démontrer l'existence sans connoître leur nature.

C'est ce qu'ont fort bien pensé les Anciens, quelque peu versés qu'ils fussent dans cette théorie (*a*), *somnus perpetuò humectat* (b). Mais Hippocrate ajoûte, *somnus enim qui omnibus animalibus communis est ubi corpus corripuerit, sanguis refrigeratur cum suapte naturâ somnus refrigerare soleat, perfrigerato autem*

(a) *Somnus humectare spiritumque & effluvia cohibere est natus*, dit Galien, *comm. in lib. de ratione vict. in acutis.*

(b). *Comm. 4. in 6. Epid & 17.*

sanguine tardiores sunt ejus pertransitus.

L'assimilation est donc moindre dans le sommeil ; mais elle est plus réguliere : les parties qui doivent s'assembler se joignent mieux les unes aux autres, & les parties excrémenticielles se séparent aussi mieux de leur côté. De-là il s'ensuit que les effets secondaires du sommeil sont différens suivant les différens états du corps, ainsi que l'a remarqué Hippocrate. Le sommeil a des effets particuliers quand on a trop mangé ; il en a d'autres particuliers au contraire quand on est à jeun. Ainsi dans le premier cas une assimilation à moitié faite est un principe de cachexie , ou du moins la graisse qui s'épanche dans le tissu cellulaire marque & le relâchement dans les vaisseaux , & la surabondance de matiere nutritive. Dans un homme à jeun au contraire , les parties les plus tenues qui restent dans la masse du sang, sont les parties les plus âcres qui devroient être les premieres expulsées ; elles prennent très-aisément un caractere de putréfaction. *Colliquant corpus & totum diffluere faciunt* , dit Hippocrate ; mais cette matiere est réservée pour le tems auquel on examinera les régimes particuliers.

Dans une diéte exacte & moderée, comme est celle que l'on suppose ici , le ſommeil pris ſuivant les vues de la nature retient dans le corps tout épuiſé par la veille toutes les parties utiles, & les employe à exécuter plus pleinement les fonctions qui ſubſiſtent & qui éprouvent moins de réſiſtances de la part de celles qui ſont aſſoupies : il ſe fait moins d'application de matieres ſolides ; mais plus de préparation à cette application : moins d'expulſion ; mais plus de préparation à cette expulſion. Ainſi quoiqu'on tranſpire moins pendant le ſommeil, le tems qui ſuit le ſommeil eſt celui auquel cette évacuation eſt plus abondante. Sanctorius a remarqué que les bâillemens & les mouvemens des bras & des jambes que les Médecins appellent *pandiculations*, qui ſuivent le ſommeil, augmentent cette expulſion de matiere préparée qu'il appelle ailleurs *coctum perſpirabile ;* mais on doit regarder cette quantité d'évacuation, autant comme l'effet du ſommeil qui a précédé, que comme un produit de l'effort de ces forces ; *horæ dimidiæ ſpatio plus perſpirant quam tribus horis alterius temporis.* (a) On voit aſſez par-là de quelle utilité eſt le ſommeil, & ſi c'eſt

(a) *Pandiculatione*, dit Galien, *evacuantur halituoſa excrementa in muſculis contenta.* Comm. 5. in Lib. Epidem. iv. cap.

avec raiſon que Galien prononce *ſomnum rectè inter opera naturalia recenſeri?* Si nous pouvons dire avec Hippocrate & Sanctorius, *ſomnus concoquit?* On entend auſſi ſuffiſamment pourquoi un ſommeil naturel eſt d'un ſi grand uſage dans les fiévres; c'eſt pour cela qu'Hippocrate prononce *ſomnus qui juvat in febribus maxime utilis*, & Galien encore plus hardiment *ſomnos morbi concoctio ſequitur* (a).

L'exercice a des effets tous contraires à ceux que produit cet état de repos. Tout exercice conſidéré dans l'homme qui s'exerce eſt un mouvement augmenté, & ce mouvement reçoit ſa principale augmentation dans la partie qui agit le plus; mais bien-tôt il doit s'étendre à toutes les parties ſuivant les loix de la circulation. Nous nous formons par l'exercice un agent artificiel qui pouſſe le ſang, qui le briſe, qui l'atténue (*b*). La preſſion & l'atténuation qui ſont les principes de la nutrition, augmentent & dans tout le corps & dans la partie exercée. L'application de la matiere aſſimilée eſt plus copieuſe, plus prompte & plus ferme : telles ſont les raiſons de la

(a) *Comm. de victu in acutis.*

(*b*) *Ea quæ in corpore inſunt celerem ambitum faciunt.* Hipp. de victûs ratione lib. ij.

force qu'acquierent les fibres dans les gens qui font une grande habitude de l'exercice, & on peut prononcer en général avec Celſe, *ignavia corpus hebetat*, *labor firmat*, & avec Galien, *exercitatio copora confirmat & roborat.* Les parties qui ſont les plus exercées ſont auſſi celles qui jouiſſent le plus de ce privilége de force & de vigueur. Ainſi les mains droites plus exercées que les mains gauches, ſont auſſi ordinairement plus fortes; ce que remarque Galien, *exercitatæ partes fiunt robuſtiores atque idcircò conſuetos labores faciliùs ferunt*, de plus, comme la vigueur des fonctions animales dépend de l'état d'intégrité des autres fonctions; nous pouvons aller juſqu'à dire avec Hippocrate, *quin etiam ſocordiâ & quiete ignavia creſcit*, *exercitatione verò & laboribus*, *animi fortitudo* (a).

Mais plus le dégré de mouvement eſt violent, plus l'aſſimilation eſt rapide, plus l'atténuation des parties eſt conſidérable, plus la perte eſt grande; dans cette rapidité de mouvement il n'eſt pas poſſible que les parties qui acquierent toutes un dégré extraordinaire d'atténuation, ne ſoient plus ſouvent offertes aux vaiſſeaux excrétoires,

(a) *Lib. de aere*, *locis & aquis.*

& ne ſoient chaſſées plus rapidement : ainſi tout ce qu'il y a de plus tenu & de plus humectant dans nos humeurs eſt emporté plus rapidement. De-là doit naître une ſéchereſſe conſidérable, *otium humectat, labor ſiccat*, dit Hippocrate, (a) *exercitia apta nata ſunt exſiccare* (b). Et de là dépend la vérité de la régle qu'il nous donne ailleurs ; *exercitia reddunt fibrarium quidem ſubſtantiam pleniorem carnium verò minorem ſed validiorem* (c). *Exercitio corpora leviora fiunt, omnes enim partes præcipuè muſculi & ligamenta motu ab excrementis purgantur, perſpirabile ad exhalationem præparatur, ſpiritus tenuiores fiunt* (d).

Tels ſont donc les avantages de l'exercice employé comme il doit l'être ; mais la réparation devient plus néceſſaire, parce que l'atténuation des humeurs eſt pouſſée plus loin.

De-là une néceſſité plus indiſpenſable pour le ſommeil & pour les alimens ; l'un & l'autre de ces ſecours ont un contraſte parfait avec l'exercice. Le ſommeil en eſt

(a) *De victûs ratione lib. ij.*
(b) *Gal. Comm. iij. Aph. ij.*
(c) *Comm. 3 in Lib. de Articulis 81.*
(d) *Sanctorius Aph. vij & ix. ſect. iij.*

comme le remede par rapport aux fibres & aux parties ſolides du corps humain ; & les alimens en ſont le remede par rapport aux fluides ; mais ils ne peuvent ni l'un ni l'autre ſe ſuppléer. Le ſommeil en produiſant moins d'atténuation & en repoſant les ſolides, éloigne la néceſſité des alimens, mais n'en peut pas diſpenſer, puiſqu'il n'agit que ſur les parties introduites dans les humeurs & ſuppoſe cette introduction. Les alimens ne peuvent pas diſpenſer du ſommeil, puiſque pour les aſſimiler même il faut une nouvelle force dans les fibres, qui ne peut ſe réparer que par le ſommeil.

L'oiſiveté d'un autre côté ne peut ſuppléer ni le ſommeil, ni les alimens ; car dans l'oiſiveté il n'y a ni préparation comme dans le ſommeil, ni attémuation, ni expulſion comme dans l'exercice ; mais il ne peut y avoir qu'une accumulation d'excrémens, accumulation pernicieuſe, ce qui fait dire avec raiſon à Sanctorius ; *bonæ valetudinis peſtis duplex, corpus ex toto tradere quieti & comedere ante cibi præcedentis concoctiones*, & à Hippocrate, *cibi & labores adverſas interſe poteſtates habent, mutuò tamen ad ſanitatem conferentes.*

La nature dont la ſageſſe éclate dans tout l'arrangement de l'œconomie animale a donné aux hommes deux ſentimens inſurmontables, l'un pour prendre des alimens, l'autre pour ſe livrer au ſommeil, juſques-là que la famine a produit des excès d'horreur dans ceux qui étoient privés d'alimens, & qu'au rapport de Boerhaave on a vu des eſclaves s'endormir ſous les coups de fouet (*a*). Pour l'exercice, ſi la nature n'a pas donné de ſentiment intérieur qui portât néceſſairement à s'y livrer, elle ſemble avoir voulu punir par les maux infinis qui ſuivent ſa privation ceux qui auroient dans leur oiſiveté tranſgreſſé la loi formelle qu'elle en a dicté à tous les hommes.

Mais l'uſage des alimens, du ſommeil & de l'exercice doit être réglé par les loix de l'art. Il faut donc examiner à préſent quelles ſont ces loix.

Elles dépendent toutes de la régle d'Hippocrate & de la proportion qu'il a établi entre les forces de la nature & les réſiſtances des alimens.

Hippocrate, & Sanctorius qui a, pour ainſi dire, peſé & examiné à la balance les obſervations d'Hippocrate, nous ont averti que l'exercice ou la nourriture même en une quantité modérée pouvoient produire beaucoup d'inconvéniens, ſi on pre-

(a) *Prælec. Haller de ſomno.*

noit ou l'exercice trop tôt après la nourriture, ou la nourriture trop tôt après l'exercice.

Si on prend l'exercice après la nourriture sans aucun intervalle intermédiaire ; les parties les plus tenues sont enlevées, mais ces parties les plus tenues ne sont pas celles des alimens, qui, étant grossieres & crues, ont besoin de la nature pour être poussées dans les derniers canaux & pour prendre le caractere même excrémenticiel, puisque cet excrément est le fruit du travail des organes de la troisiéme coction, suivant le langage ordinaire des Anciens. Ce que nous perdons est donc ce qui étoit le plus affiné & par conséquent ce qui étoit le plus utile pour soutenir nos forces assimilatrices, pour se mêler intimement avec les matieres étrangeres admises dans le sang, & pour leur donner le caractere des humeurs de l'animal ; en même tems le mouvement prompt & rapide qui est imprimé aux humeurs fait des combinaisons précipitées, irrégulieres, contraires à l'exactitude de la nature. Les parties étrangeres ne se séparent pas aussi réguliérement, & ce même mouvement chasse trop rapidement les parties grossieres dans les derniers canaux qui doivent s'embarrasser aisément ; (c'est-là le *crudum attrahitur* d'Hippocrate.)

Il faut ajouter (*a*) que pendant ce tems les fibres se fatiguent, & que quand l'aliment seroit aussi-bien préparé qu'il doit l'être naturellement, il n'y aura plus assez de force pour en faire l'application. Si un sujet est extrêmement robuste, qu'il soit accoutumé à mener une vie exercée, comme les paysans, l'habitude fait une seconde nature. Le mouvement qui seroit augmenté pour d'autres, leur est, pour ainsi dire, naturel : la transpiration s'augmente d'autant moins que l'habitude du travail rend leurs corps plus secs & plus robustes, *labor siccat & corpus validum efficit* (b) ; mais si la chose est indifférente pour les travaux auxquels ils sont accoutumés, ils sont dans le même cas que les autres hommes, pour ceux qui leur seroient extraordinaires. On peut ajouter à ces raisons une cause de mauvaise digestion qui se déduit de ce que Sanctorius a fait observer sur la transpiration insensible ; car la nature ne peut pas être

(a) De plus, comme nous le dit le même Auteur, *agitato & incalescente corpore, alimenti pars tenuissima partim ab insito calore comminuitur, partim cum spiritu foras excernitur, partim etiam per urinam emittitur, quod verò in cibis siccissimum, remanet ita ut cum ventre caro etiam resiccetur.*

(b) *Hipp. de victûs ratione lib. iij.*

occupée à deux choſes à la fois, & ne peut pas étendre ſes forces à deux actions, de façon qu'elles ſe faſſent également bien. Si trop d'eſprits ſont employés d'un côté, pour parler le langage des écoles, ils ne ſe portent apparemment pas en aſſez grande quantité vers aucune autre partie, *exigua fit perſpiratio*, dit Sanctorius, *quia natura eſt intenta primæ coctioni ab aſſumpto cibo.* Si nous augmentons les cauſes de la tranſpiration, nous diminuons l'attention que doit faire la nature aux digeſtions.

Si on prend la nourriture trop tôt après l'exercice, on la prend dans le tems où les fibres laſſées ne ſont plus en état de donner une action ſuffiſante pour faire la coction des alimens. Les forces étant épuiſées, la moindre réſiſtance eſt trop conſidérable pour le corps, & par conſéquent on anéantit la proportion qui doit être établie entre les forces & les réſiſtances. D'ailleurs il faut conſidérer que les humeurs les plus tenues ſont épuiſées, & quoique les humeurs qui ſubſiſtent encore dans les vaiſſeaux ayent pris un caractere d'atténuation, ce n'eſt ni avec la régularité, ni avec l'ordre qu'exige la nature; c'eſt donc avec raiſon que Sanctorius dit, *corpora quæ à nimio exercitio illicò cibantur læduntur quia ut defeſſa & cibo gravata minus per-*

ſpirant ; & Galien, *Exercitati non debent illicò dum adhuc calor ex ipſa exercitatione in corpore permanet cibos aſſumere, ſed poſtea quam perfectè fuerint perfrigerati* (a).

Quel eſt donc le tems dans lequel nous pouvons recommander les exercices ? C'eſt celui où les fibres ne ſont point fatiguées, où la matiere eſt aſſez préparée pour pouvoir être appliquée, où les excrémens commencent à s'accumuler & à avoir beſoin d'expulſion : c'eſt celui où les forces de la nature ne ſuffiſant pas pour atténuer les matieres de la nourriture, qui deviendront bien-tôt matiere morbifique : elles ont beſoin d'un nouveau ſecours. Sanctorius qui avoit eu occaſion de pénétrer cette matiere mieux qu'aucun autre, nous dit, *exercitium poſt ſeptimam uſque ad duodecimam horam ab abſumpto cibo magis reſolvit inſenſibiliter horæ ſpatio, quam tribus horis alterius temporis* : c'eſt donc le tems qui ſuit le ſommeil. Hippocrate, l'inventeur de la regle ſalutaire que nous avons rapporté comme la baſe & le fondement de toute la diététique, ne nous parle que des promenades & des courſes du matin, comme des exercices les plus

(a) *Comm. 3. in lib. vj. Epid. cap. ij.*

ſalutaires. Ces exercices en effet ſe trouvent dans le cas de ceux dont nous parle Sanctorius, & étoient d'autant plus recommandables aux Anciens que le repas auquel ils mangeoient le plus étoit le ſouper (*a*).

Telles ſont les regles générales que nous devons nous faire ſur l'exercice ; mais toute eſpéce d'exercice n'eſt pas indifférente : c'eſt par le dégré de mouvement imprimé aux fluides que l'on doit eſtimer ſes effets ſalutaires ; & par le dégré de fatigue qu'il produit à nos organes que nous devons craindre ſes ſuites : ainſi l'exercice à cheval qui produit de grands mouvemens ſans une grande dépenſe d'eſprits, ſuivant le langage de Sydenham, & ſans fatiguer beaucoup les parties ſolides, produit un effet plus égal & moins violent ſur les humeurs. Les Anciens paroiſſent avoir peu connu le grand uſage de l'art de monter à cheval pour la conſervation de la ſanté ; mais Sanctorius nous a parfaitement bien averti que les effets ſalutaires de l'exercice à cheval, appartenoient plus aux parties ſupérieures qu'à celles qui ſont au-deſſous des reins ; car dans ces parties la fatigue eſt plus grande & la circulation plus gênée :

(a) V. *Gorter de perſpiratione.*

equitatio respicit magis perspirabile partium corporis supra lumbos quam infra, inter equitationes, stolutans saluberrima, sicut succussans insaluberrima.

Hippocrate, & Sanctorius après lui, paroît avoir confondu les effets des exercices du corps & ceux de l'exercice de l'esprit ; Hippocrate nous dit qu'ils échauffent & qu'ils séchent, & en parle avant ceux du corps. Sanctorius va plus loin, & nous dit, *nimia animi quies magis prohibet perspirationem quam corporis* (a). En effet une oisiveté totale de l'esprit, cette espéce d'inaction générale qui s'étend ordinairement de l'esprit au corps, a des suites très-pernicieuses & qui doivent se rapporter aux dangers de l'oisiveté : un leger exercice de l'esprit, une attention générale aux objets qui nous environnent, sur-tout si ces objets changent devant nos yeux, augmentent considérablement la transpiration ; & la liberté d'esprit produit une légereté dans les fonctions que l'expérience démontre, & fait que nous pouvons dire avec Sanctorius que ces espéces d'exercices de l'esprit évacuent davantage les excrémens insensibles, pendant que ceux du corps ont une action plus réelle sur les excrémens sensibles, sur-

(a) *De victûs ratione lib. ij.*

tout ſi ils ſont accompagnés de cette allégreſſe *pericharia*, dont il nous parle, *quæ corpora efficit leviora*; mais le travail & la méditation philoſophique qui exige une attention ſérieuſe & qui fait que l'eſprit tout entier ſe porte ſur quelque objet, ſemble ſuſpendre toutes les fonctions, diminue la circulation, nuit ſur-tout à la digeſtion qui ſe fait dans les premieres voies. Si elle échauffe c'eſt par la veille, ſi elle deſſeche c'eſt par le peu de parties utiles qu'elle produit; enſorte que nous pouvons conclure avec Celſe que les Philoſophes furent les premiers inventeurs de la Médecine, parce qu'ils en eurent les premiers beſoin; car l'étude des Belles-Lettres peut autant nuire au corps, qu'elle eſt utile à l'eſprit: *ut animo omnium præcipuè neceſſaria eſt ſic corpori inimica eſt*, & plus bas, *ſcilicet his hanc maximè requirentibus qui corporum ſuorum robora inquietâ cogitatione nocturnâque vigiliâ minuerant* (a).

Telles ſont les régles que dicte la raiſon par rapport à l'exercice, comparé aux alimens: deux choſes ſeules doivent régler l'augmentation ou la diminution de l'exercice; c'eſt la quantité des alimens & leur qualité plus ou moins nutritive qui peut produire une quan-

(a) *In Proœmio.*

tité plus grande ſous un moindre volume ; *valentiſſima.* Ayant devant les yeux la régle d'Hippocrate, *quæ ægre apponuntur ægre & immutantur* (a). Toutes ces régles ſe rapportent donc à la quantité de laquelle ſeule il a été parlé, car on ne conſidere pas ici les ſubſtances médicamenteuſes qui doivent être bannies dans l'état de ſanté, & qui font au reſte d'autant moins d'effets que le corps eſt plus robuſte : on ne parle point non plus des régles qu'ont propoſé des Anciens, comme Celſe, de commencer à manger plutôt par un aliment que par un autre : ces régles ont rapport à certaines circonſtances particulieres dont nous n'avons pas encore parlé, & qui trouveront ailleurs leur place.

(a) *Fortiſſima edulia*, nous dit-il, *lib. de priſcâ medicinâ, maximè & manifeſtiſſimè hominem lædunt ſive ſanus ſit ſive ægrotus*, *lib ij de victûs ratione.*

CHAPITRE IV.

De la trop grande quantité d'alimens introduite dans le corps, de ses inconvéniens & de la méthode d'y remédier.

LES effets qui suivent l'intempérance dans les alimens sont d'autant plus violens, & forcent d'autant plus l'état naturel que l'on a excédé davantage les bornes que prescrivoit la foiblesse, & ces bornes sont d'autant plus étroites que la force de la nature est moindre : *cibum multum dicimus vel quia facultas seipsâ debilior est reddita, vel quia existit alimentum immodicum vel ob utramque causam* (a).

On sent assez par-là pourquoi les sujets foibles sont si souvent incommodés d'alimens pris en moindre quantité ou d'une qualité moins difficile à digérer, que ceux que prennent les gens robustes sans en sentir la moindre altération ; c'est principalement en ce sens qu'on peut dire avec Hippocrate ; *naturam robustam omnia contemnere*. En un mot les différences se tirent

(a) *Gal. de symp. causis lib. iij.*

ou de la foibleſſe du ſujet, ou de la force des alimens, c'eſt-à-dire, du trop de matiere nutritive, ſoit par la denſité des principes des corps qu'on employe, ſoit par l'excès de leur quantité ; ce qui produit toujours le même effet par rapport au dérangement qui doit en être produit dans l'œconomie animale.

Les ſuites de cet excès ſe font ſentir ou dans les premieres voies, ou dans la ſeconde coction qui dépend de l'action des vaiſſeaux. Il eſt rare de trouver ces deux vices déſunis ; ces deux coctions ont tant de rapport entre elles, & influent ſi fort l'une ſur l'autre, qu'il eſt difficile de concevoir ces deux objets ſéparés ; cependant l'eſtomach peut reſſentir une foibleſſe qui lui ſoit particuliere, les vaiſſeaux trop pleins peuvent perdre leur action ſans que l'eſtomach ait encore perdu la ſienne ; Hippocrate a obſervé ce cas & l'a tranſinis à la poſtérité.

Pour traiter méthodiquement des vices que peut produire cette quantité d'alimens fatiguante pour les digeſtions, il faut diſtinguer pluſieurs dégrés de cauſes qui produiſent pluſieurs dégrés d'effets ; ils ſeront d'autant plus violens que l'excès aura été plus conſidérable & la force du ſujet moindre. C'eſt une diminution réelle de forces que l'habitude de faire de pareils excès ; habitude qui énerve les organes, qui, donnant aux humeurs une disposition contre nature, les rend moins en état de concourir à l'assimilation.

On peut réduire ces dégrés à trois ; le premier est celui dans lequel nous commençons à nous éloigner de l'état naturel, où nous commençons à sentir la résistance qu'offrent les alimens à la digestion ou à l'assimilation dans les vaisseaux, mais que la nature surmonte aisément & qui paroît n'être de conséquence, qu'entant qu'il est dangereux d'en contracter une habitude, qui affoiblissant tous les jours la nature, fait que le même excès devient plus pernicieux & a des effets considérables par la suite. Dans ce dégré la lenteur de la digestion compense son efficacité & son activité.

Dans le second nous supposons cette difficulté encore plus considérable ; mais elle n'est pas invincible. Pour fixer nos idées sur quelque chose de réel ; ce dégré est celui dans lequel la nature ne peut se débarrasser du poids qui la surcharge sans quelque évacuation, ou du moins sans quelque mouvement extraordinaire.

Le troisiéme enfin est celui dans lequel la nature est tout-à-fait opprimée par le poids énorme de la matiere qu'elle a à changer, & dont elle ne peut ſe rendre la maîtreſſe, mais qui la maîtriſe plutôt abſolument, ſi l'art ne vient promptement à ſon ſecours il faut qu'elle ſuccombe, & ſouvent l'art même ne peut l'empêcher de ſuccomber.

Quoique nous ne diſtinguions ici, & que nous ne prétendions parler que de ces trois dégrés, cependant il en eſt ſur la route une quantité infinie qui different beaucoup & qui s'éloignant plus ou moins de chacun de ces dégrés, ſe rapportent davantage aux uns ou aux autres de ces extrêmes. Ces dégrés ne ſont pas toujours produits par la même quantité invariablement; mais par différens dégrés, ſuivant la différence des ſujets.

Le premier dégré dans lequel les digeſtions commencent à être ſurchargées eſt celui dans lequel nous ſortons des deux phénoménes exigés par Hippocrate, pour être les ſignes d'une parfaite ſanté & par conſéquent d'une parfaite digeſtion, la légereté & la facilité à l'exercice.

Comme il eſt eſſentiel d'exécuter toutes nos fonctions avec *alacrité* & ſans les ſentir, la peine & le ſentiment d'une fonction qui commence à s'exécuter eſt une marque certaine qu'on s'éloigne plus ou moins de l'état naturel, ſelon que ce ſentiment eſt plus ou moins vif.

La facilité à l'exercice eſt une ſuite naturelle de cette *alacrité.* La conviction intérieure des forces eſt l'effet de la parfaite ſanté ; mais ſi quelque fonction doit ſe faire ſentir dans le plus léger éloignement de l'état naturel, c'eſt ſans doute la digeſtion, cette fonction n'étant point continuelle exige un nouveau travail de la part de la nature qui employe des forces qui reſtoient oiſives. Si donc on commence à ſentir ſon eſtomach en digérant, & perdre après avoir mangé cette vivacité qui fait le caractere de la ſobriété, nous pouvons aſſurer que l'eſtomach eſt trop chargé.

En effet quoique généralement le poids doive augmenter & augmente en effet après avoir pris de la nourriture, la nature cependant doit être par elle-même aſſez forte pour ne s'en point ſentir chargée ; *illa cibi quantitas eſt ſaluberrima dum corpus à cibo ſuis negotiis eadem agilitate vacat ac ſi eſſet jejunum* (a). Telle étoit auſſi la régle de Cornaro, ſi fameux par ſon grand régime. Nous ne ſentons aucun poids dans l'eſtomach dans l'état naturel de la digeſtion, parce que la nature créée nonſeulement pour ſubſiſter, mais auſſi pour

---

(a) *Si homo parum edit aut bibit in nullum morbum incidet.* Hipp. lib iv. *de morbis.*

vaincre les résistances poussées à un certain point, n'employe pas à beaucoup près dans l'état naturel toutes ses forces. Les mouvemens extraordinaires qu'elle est obligée de faire se font sentir par cette raison même qu'ils sont au-dessus de l'action qu'elle a coutume d'employer.

La pésanteur de l'estomach est donc la premiere marque certaine que ce viscere est trop chargé d'alimens. Quel est l'homme assez robuste ou assez sobre pour ne pas l'éprouver quelquefois? Quand il n'y a aucun autre vice & que cette trop grande quantité d'alimens ne doit point endommager les secondes digestions, ce symptome en reste là; & plus cette pésanteur subsiste de tems, plus on dit que la digestion est lente; plus on peut conclure que l'estomach a reçu d'alimens proportionnellement à ses forces. Si cette quantité d'alimens est beaucoup plus considérable, le gonflement de l'estomach peut produire une legere pésanteur dans les parties supérieures; quelquefois dans les personnes foibles des douleurs à la tête ou dans les autres parties supérieures, qui d'ailleurs auroient été affectées, comme la poitrine, les aisselles, les mammelles; une legere pente au sommeil, mais fort aisée à dissiper quand elle ne vient que du seul gonflement de l'estomach; un peu de rougeur, quelques nouveaux ſignes qui appartiennent en propre à ce viſcere (*a*); tels ſont les hoquets, les rots & rapports qui ne ſentent que la nature des alimens dont on a fait uſage.

Une ſuite naturelle de ce premier vice eſt la trop grande quantité d'alimens introduite dans les ſecondes voies, à moins que ce ſuc n'ait contracté quelque mauvaiſe qualité & ne produiſe quelqu'autre déſordre; mais la quantité de chyle admiſe dans les vaiſſeaux peut être trop grande par rapport à leur capacité, ſans être trop conſidérable par rapport à l'eſtomach : ce cas ſe rencontre dans la phéthore, dans laquelle les vaiſſeaux ſe trouveroient chargés d'un fardeau trop conſidérable, & auroient par conſéquent proportionnellement moins de force : les gens qui ſont dans ce cas, ſont ceux qui, ſuivant Hippocrate, doivent ſe méfier de leurs avantages; *ſuſpecta debent habere bona ſua*. Dans le premier cas la ſcene s'ouvroit par les ſymptomes de péſanteur dans l'eſtomach, ici l'eſtomach eſt tranquille; les ſymptomes qui paroiſſent ſont ceux que produit le chyle admis dans les vaiſſeaux,

(*a*) C'eſt ce qu'Hippocrate a marqué par ces mots, *alimentum intus manens flatum infert, &c. V. lib. iij de victûs ratione.*

& plusieurs de ces symptomes doivent augmenter petit-à-petit, il s'excite (*a*) un froid considérable, quelquefois même un frisson, des bâillemens, des pandiculations qui sont la suite naturelle de la pésanteur que le trop de chyle occasionne dans les extrémités, & des efforts que la nature fait par la contraction des muscles pour chasser le poids qui la surcharge. Le sommeil ou plutôt la somnolence est plus considérable, & si l'excès a été fait dans le tems que l'habitude a choisi pour le sommeil, le sommeil est moins profond, mais plus inquiet, plus agité, & troublé de fréquens réveils (*a*): ce cas est décrit à merveille par Hippocrate, de façon que le tableau que nous en dépeint ce grand homme, n'a besoin que d'un peu de commentaire.

Sibi bene valere videntur, nous dit-il, *& cibis ac laboribus jucundè fruuntur, tum corporis, tum coloris habent abundè, nares à cœnâ citrà causam manifestam implentur & plenæ esse videntur,*

(a) *Cum plenitudo incipit*, dit Hippocrate, lib. iij de victûs ratione, *somni longi & suaves ipsis obveniunt, & interdiù etiam dormiunt; cùm verò corpus ampliùs plenitudinem recipere non potest, tunc non ampliùs suaves sunt somni hominemque perturbari necesse est.*

nihil

nihil tamen emungunt ; cùm verò manè deambulare cœperint, tum mucum & sputum rejiciunt, procedenteque tempore palpebras etiam graves habent, frontem pruritus occupat, cibis abstinent, potumque minùs appetunt, habitûs color deperditur, & aut distillationes aut febres cum horrore excitantur, quocumque tempore repletionem commoveri contigerit.

Ces symptomes sont tous ceux d'une pléthore qui augmente de plus en plus, & dont les suites sont, ou le retardement méchanique de la circulation, ou l'irritation qui produit la fiévre.

Mais la nature a des ressources ; la transpiration & les autres évacuations naturelles ont été retardées, puisque suivant l'axiome de Sanctorius, *ubi est difficultas coctionis, ibi tarditas transpirationis.* Bientôt dans les personnes robustes si elles n'accumulent point excès sur excès, la transpiration augmente ; *robustus ciborum plenitudinem absumit per transpirationem.* (a) La transpiration pour augmenter, suppose &

(a) C'est pour cette raison que Celse nous avertit que, *qui benè concoxit manè tutò surget, qui paùrm, quiescere debet; & si manè surgendi necessitas fuerit redormire, qui non concoxit ex toto, conquiescere ac neque labori se credere neque exercitationi neque negotio.* lib. 1. chap. ij.

une action & une force considérable dans les organes. L'urine n'en exige pas tant, *minus robustus cibi plenitudinem absumit per urinam.* Les urines dans cet état sont donc plus considérables en quantité, mais la qualité en est aussi changée ; la partie sédimenteuse en doit être fort augmentée. Toutes les sécrétions augmentent ; l'on mouche, & l'on crache plus qu'à son ordinaire aux heures auxquelles les évacuations augmentent ordinairement ; ainsi comme l'exercice du matin, après le relâchement procuré par le sommeil, augmente la transpiration, il augmente de même les autres évacuations, *manè cùm deambulare cœperint, tunc mucum & sputum rejiciunt.* Ce qui devient une espéce d'habitude dans ceux qui se livrent à la bonne chere, & qui produit en eux une purgation nécessaire : au reste dans ce dégré la nature plus ou moins prompte, suivant son plus ou moins de force, se délivre d'un fardeau léger sans aucune autre incommodité ; si elle ne le fait pas, le fardeau croissant pour elle de jour en jour, le moindre excès devient considérable & parvient petit-à-petit à un autre dégré dont il faut actuellement considérer les symptomes.

Les symptomes que fait ressentir la masse

trop considérable des alimens, ou ces alimens trop forts pour pouvoir être digérés, sont les mêmes que ceux que nous avons décrits ; mais poussés à un plus haut point. La pésanteur que l'on ressent dans la région qu'occupe l'estomac est beaucoup plus considérable, sa dilatation plus grande ; la gêne qu'en ressentent par conséquent les parties voisines plus forte : on sent un plus grand trouble dans la circulation, la legére somnolence dont nous avons parlé se change en une pente invincible au sommeil, l'inaction & le peu d'aptitude au travail devient une inhabileté à tout, & une paresse insurmontable ; les rapports sont plus fréquens & même des parties à demi digérées sortent par la bouche sans aucun des efforts ordinaires aux vomissemens, le hoquet survient par l'effort que fait le diaphragme pour délivrer l'estomac d'un poids inutile, & quelquefois même le vomissement emporte à la fois & l'excès & la nourriture, & remet à-peu-près la nature en son état naturel, si ce n'est qu'il lui laisse la fatigue qu'elle a si bien méritée. Telle est à-peu-près la premiere scene qui se passe dans l'estomach ; mais à mesure que la résorption se fait par les veines lactées, & que la masse alimenteuse avance dans le canal intestinal ; les symptomes deviennent différens dans l'un & l'autre de ces endroits, car pendant la résorption de ce chyle, il aborde dans le sang une quantité considérable d'humeur étrangere qui occasionne un froid & un frissonnement considérable ; en premier lieu, parce qu'elle est moins dense ; en second lieu, parce qu'elle est grossiere & peu proportionnée à la figure des vaisseaux.

Mais bientôt la nature appelle toutes ses forces à son secours, la scene commence à s'ouvrir par les pandiculations ou extensions des extrémités par lesquelles, comme nous l'avons dit, le sang est fouetté considérablement ; les oscitations ou bâillemens, précipitent son mouvement & mêlent ses parties dans les poulmons ; peu de tems après succéde une chaleur & une aridité générale, la salive est viciée, épaissie, tient du goût des alimens, & excite la soif : cependant la transpiration & l'urine sont diminuées (*a*), celle-ci est claire & en petite quantité, à moins que l'excès de la boisson ne la rende considérable, mais toujours claire, telle qu'elle l'est dans toutes les crudités ; *stomachus plenus*, nous dit Sanctorius, *quando non*

(a) *Plenitudo ventris evacuationem insensibilem divertit.* Sanct. 88. sect. iv.

absolvit concoctionem, & pondere cognoscitur, corpus enim tunc minùs perspirat (a). Le reste de la masse alimenteuse qui passe dans les intestins, n'y passe pas sans y exciter de trouble ; ceux-ci trop étendus font des efforts pour se contracter sur la masse qui les distend & qui les irrite plus qu'ils ne le devroient être naturellement, de-là s'excitent des coliques, le mouvement péristaltique augmente & il se forme bientôt un dévoiment (*b*).

Pendant le tems que dure cette coction & que ces efforts de la nature subsistent, la chaleur est toujours augmentée plus ou

---

(a) *Vomitus à cœna debilitat, quia amovet alimentum, tum quia divertit perspirationem.*

(*b*) Toute cette premiere scene a été très-bien décrite par Hippocrate, qui nous dit ; *si pransi fuerint quibus prandere non conducit, ii continuò graves totoque corpore & mente segnes evadunt cum oscitatione, somnolentiâ, multâque siti ; quòd si insuper etiam cœnaverint & flatus, & tormina excitantur & venter erumpit*, lib. de priscâ medicinâ.

Et parlant des suites qui peuvent en arriver, soit par la corruption des alimens, soit par la disposition du sujet, soit par l'habitude où on est de faire de pareils excès, il ajoute *ac multis magni morbi origo fuit si cibos quos semel assumere consueverant bis assumpsissent nec quicquam amplius.*

moins considérablement, suivant les différentes propriétés qu'ont les alimens pour exciter ou pour diminuer la chaleur, suivant le plus de foiblesse du sujet ; dans la plûpart des hommes qui sont extraordinairement délicats, le moindre excès produit une chaleur fébrile, & cette chaleur accompagnée d'une espéce d'éréthisme, produit aussi la soif & l'aridité. De tous les visceres, celui qui souffre le plus dans ces espéces d'excès est la poitrine ; un chyle crud & aqueux admis dans le sang, excite un resserrement qui se fait sur-tout sentir dans les vaisseaux capillaires de la poitrine.

De-là ces étouffemens asthmatiques, ces resserremens convulsifs, qui finissent enfin le matin par des évacuations bronchiques.

Il arrive souvent après ces digestions, sur-tout après le sommeil & dans le lit, qu'il y ait des sueurs considérables ; marque certaine qu'on a pris une trop grande quantité d'alimens, que cet aliment se change difficilement & qu'il conserve long-tems son peu de densité ; c'est ce qu'Hippocrate nous a marqué en deux endroits, dans le premier il nous dit, *sudor à somno citra causam manifestam corpus uberiori alimento uti significat*, & ailleurs, *sudor multus redundantiam humidi ſignificat.* Ce ſont ces ſueurs qui, comme l'obſerve Sanctorius, augmentent certainement le poids du corps relativement aux forces, & peut-être même augmentent auſſi, comme l'a prétendu le même auteur, le poids réel. Quand on a paſſé cet état de mal-aiſe, toutes les parties du corps ſe trouvent généralement fatiguées, la tête plus ou moins chargée, l'eſprit incapable d'applications ſérieuſes; ſouvent la tête eſt douloureuſe, & par les mauvais ſucs qui s'y portent & par ſa ſympathie extraordinaire avec les organes des digeſtions & les premieres voies, les forces diminuent & le fardeau augmente : de-là les laſſitudes ſpontanées, la langueur, en un mot les ſymptomes dont Celſe parle comme des marques d'une ſanté qui dégénere. Elle ne dégénere en effet que trop ſouvent par les excès que l'on fait dans la nourriture; le pouls eſt toujours élevé par les efforts de la nature; mais à cauſe de l'inégalité des parties qui ne ſont pas aſſimilées & qui font difficilement le trajet des vaiſſeaux, il eſt plus ou moins inégal, plus ou moins déſordonné. Cependant les efforts que fait la nature dans cet état ſont conſtans & réguliers; car ſi elle ne pouvoit en faire aucun, il faudroit qu'elle fût dans un état d'oppreſſion; état qui appartiendroit au troisiéme dégré.

Si ces efforts sont assez puissans, l'effet qui doit s'en suivre marquera la restitution totale de la santé ; la quantité des excrémens, soit sensibles, soit insensibles, sera exactement proportionnelle à la qualité d'alimens qui a été admise.

Mais si la quantité des excrémens n'est pas proportionnelle, alors il restera une impression vicieuse qui sera la suite des efforts de la nature, ou qui sera l'effet de son impuissance, *vel cachexiæ vestigium, vel febris*, pour me servir des termes de Sanctorius, c'est-à-dire, ou que la nature sera obligée de redoubler ses efforts, jusqu'au point de produire la fiévre & une maladie sérieuse par laquelle elle se dégagera enfin, ou que les principes étrangers admis dans le sang, ne pouvant pas acquérir la densité naturelle aux principes de ce fluide, subiront seulement une demie assimilation, d'où naîtront toutes les maladies pituiteuses & enfin la leucophlegmatie.

En supposant la force de la nature assez considérable pour détruire tous les germes de ces maux, il faut nécessairement qu'elle produise une évacuation plus considérable. Les évacuations sont plus sensibles & plus marquées dans ce dégré que dans le premier, & l'embarras que ressentoit la nature avant la crise, ainsi que le soulagement qui la suit, sont plus évidens. Dans le premier dégré, souvent la transpiration seule augmentée suffisoit sans être même poussée jusqu'à l'état de sueur, ici le plus souvent l'urine & la transpiration doivent concourir; l'urine donne des marques certaines de coction quand la nature a vaincu son ennemi. La parfaite crudité est marquée par des urines claires; le commencement de la coction produit des urines troubles, mais dans lesquelles les vaisseaux n'ont pas encore donné assez d'action pour produire un sédiment: la parfaite coction suppose un sédiment, une matiere plus dense que celle qui troubloit auparavant les urines; mais de même nature.

On voit que ce dégré s'achemine par des nuances insensibles au troisiéme, dans lequel la nature succombe sous le poids de la matiere qui lui est offerte à digérer, & ne peut y réussir en aucune façon. Nous avons encore à considérer ce dégré dans deux endroits differens. Les alimens reçus en trop grande quantité dans l'estomac énervent la force de ce viscere, le rendent incapable d'action & le forcent inutilement à se gonfler: on sent alors une difficulté insurmontable de respirer, causée par la pression sur le diaphragme; on sent une pésanteur considérable dans ce viscere ; une inaptitude à agir, sur-tout dans les muscles du bas ventre ; la face rougit ; on est sujet à des étourdissemens ; &, les gens qui par eux-mêmes sont sanguins, doivent craindre toutes les espéces les plus vives de maladies comateuses qui surviennent le plus souvent après le repas, & qui attaquent ordinairement dans ces circonstances les gens qui y sont d'ailleurs disposés. Mais il est rare que l'estomac d'un sujet en santé repuisse accumuler tant d'alimens sans les revomir. Le sentiment de pésanteur qui survient quand on a trop mangé, nous avertit qu'il est bientôt tems de cesser ; & à moins qu'on n'excite l'estomac comme malgré lui par ces ragoûts fort épicés, qu'on peut appeller *gulæ irritamenta*, les alimens lui deviennent insipides, & l'incommodité qu'il en ressent l'avertit de cesser d'en faire usage ; le cas arrive le plus ordinairement dans les personnes convalescentes & chez es enfans.

Les premieres croyant souvent de faux besoins qui les tourmentent autant qu'une faim véritable, donnent à un viscere fatigué autant, & plus peut-être, qu'il n'en pourroit soutenir dans son état de santé. Ce fardeau surcharge l'estomac ; ce viscere, comme toutes les parties du corps qui ont quelque ſenſibilité, éprouve d'autant plus de ſymptomes & d'irritation, qu'il a plus ſouffert & qu'il eſt plus fatigué. Ainſi il ſurvient des maux de tête affreux, des maux dans les parties qui ont été les plus entrepriſes, ſouvent même, ſans qu'aucune partie étrangere ſoit entrée dans les vaiſſeaux, il s'excite une fiévre violente & l'on eſt en droit de craindre une rechute.

Dans les enfans, leur voracité & leur peu de raiſon cauſent ſouvent les mêmes inconvéniens. Alors l'eſtomac & les inteſtins ſe trouvent farcis; ils reſpirent difficilement, ils étouffent, ont des attaques convulſives d'épilepſie qui ceſſent auſſi-tôt que la cauſe eſt ceſſée : cet appareil terrible ſe termine, ou par un vomiſſement plus ou moins tardif, ou par la corruption des alimens; ou enfin par un dévoiment de matieres crues & à demi cuites. La nature ſe trouve ſoulagée par ce moyen; car il ne faut pas croire qu'elle ſoit tout-à-fait débarraſſée. Chez les adultes il reſte un fond de corruption ou de pourriture qui revit à la moindre incommodité, & qui par lui-même eſt capable de produire une infinité de maladies. Dans les enfans il reſte un fond de glaires & de pituite, qui tôt ou tard engorgent tour leur méſentere. De plus leur eſtomac étant auſſi plein, aucune des fonctions ne s'exécute librement, *ſtomachus plenus divertit perſpirationem*, dit Sanctorius ; de façon que pour parler avec Boerhaave, *putrefactio, confuſio, cachexia, naſcuntur quæ omnia vitia hic ſemel nata, vix corriguntur in functionibus ſequentibus*.

Si ce vice a pris ſa naiſſance dans l'eſtomac, & que de-là il ait paſſé dans les ſecondes voies ; que celles-ci étant déja chargées par elles-mêmes, un vice médiocre y ait apporté tout à la fois une quantité conſidérable d'humeur étrangere, cette humeur n'eſt ni de calibre, ni de figure à pouvoir pénétrer dans les derniers de nos vaiſſeaux ; les fonctions vitales au lieu de s'animer comme elles le font quand quelques réſiſtances faciles à vaincre troublent le cours du ſang, ſont opprimées, pour nous ſervir du langage d'Hippocrate, *facultas opprimitur*, & alors le pouls bien loin de s'élever, perd & ſa grandeur & ſa régularité, *preſſæ facultates*, nous dit Galien, *pulſus mutant cùm in reliquam omnem inæqualitatem & ordinis confuſionem, tùm in eam quæ in vehementiâ ſpectatur & magnitudine, nam inæqualitates hæ oppreſſarum virium maximè propriæ ſunt ; quinetiam in hujuſmodi affectibus motus quidam funditùs pereunt aut intercidunt, cæterùm quæ intercidunt minorem, quæ pereunt majorem læsionem indicant.* S'il s'anime quelquefois, il ne s'anime pas assez pour produire l'assimilation ; ce qui en résulte uniquement, c'est une petite fiévre lente, telle que celle des cachectiques, capable seulement d'accumuler une pituite visqueuse ; caractere que prennent les alimens dans une demie coction, suivant la remarque de Galien.

Mais les endroits où ce chyle ainsi admis dans le sang a plus de peine à passer, sont les endroits où il y a le plus de vaisseaux capillaires ; où ces vaisseaux sont plus petits, où enfin les humeurs les plus crues abordent en premier lieu : c'est pourquoi de tous les visceres, les poulmons sont les premiers opprimés de cette quantité énorme de nouveau chyle, qui ordinairement recevant dans leur tissu son plus haut dégré d'assimilation, doit y imprimer un changement d'autant plus grand, qu'il devroit lui-même y en recevoir un plus considérable. On étouffe, on est oppressé, & la vie est dans le danger le plus pressant.

Le cerveau, par sa mollesse & sa flexibilité, laisse un libre accès au sang gêné dans les vaisseaux du bas ventre & dans ceux du poulmon : il doit donc être sujet à recevoir l'épanchement des humeurs qui s'y reportent, & ses fonctions en sont d'autant plus troublées qu'elles dépendent de ce qu'il y a de plus subtil & de plus épuré dans le sang ; de-là tous ces assoupissemens dont nous avons parlé ; de-là un sommeil léthargique & l'apopléxie séreuse ; en un mot toutes les maladies pituiteuses de la tête, qui lui arrivent assez souvent pour que le cerveau ait été regardé par les Anciens, pour me servir de leurs termes, *tanquam pituitæ metropolis* (a). Dans ce dernier degré la nature opprimée ne se débarrasse point ; ainsi tout ce que nous avons à attendre dans ce cas là, c'est ou la corruption spontanée de ces alimens qui dégénerent en pourriture, ou l'amas grossier d'une pituite à demi assimilée qui s'accumule d'abord dans les vaisseaux, & après cela dans des cavités particulieres sous le nom de cachexie ou même de leucophlegmatie ; enfin tous les maux qui dépendent de ce dont Boerhaave, après les Anciens, a traité sous le nom de *Glutinosum spontaneum*.

(a) Cette cause a été reconnue en particulier par Galien, *de causis morborum libro primo*, qui nous dit positivement, *in universum autem omnes optimi cibi qui animali plurimum nutrimenti afferunt, si supra modum sumantur frigidos morbos generant.*

Les effets qu'un dégré trop considérable de nourriture, admise par imprudence dans des vaisseaux incapables de la digérer, produira tout-à-coup, un moindre dégré le produira insensiblement, s'acheminant par des nuances insensibles à la plénitude & la cachexie ; de sorte qu'en général la nutrition sera d'autant moins parfaite que la quantité admise des alimens sera plus grande, *detrahit & apponit idem*, nous dit Hippocrate, *huic autem apponit*, *illi verò detrahit*, ou pour parler comme Galien, *ubi corpus plus nutritur quàm decet*, *minùs alitur quàm oportet :* idée qu'il explique ailleurs (*a*) ; *nec venter externa quæ sumpsit exactè concoquit*, *nec venæ hæ quæ à ventre excipiunt*, *sed nec carnes quæ ex venis ubi probè ante non sunt concocta*, *atque interim excrementi copiam in corpore provenire est necesse.* Il s'est expliqué ailleurs sur cette pituite, qu'il regardoit plutôt comme une humeur à demi assimilée, que comme un véritable excrément qui dût être expulsé.

La corruption qui peut survenir dans les alimens après quelque séjour dans les vaisseaux, est la source d'une infinité de maux

---

(a) *De sanit. tuenda lib. 4. Adde hic & quod Hip. de alim.* Charter, tom. 6. p. 243.

accidentels ; mais le ſeul vice qui dépende immédiatement du défaut de digeſtion, c'eſt ce *glutinoſum ſpontaneum*. Les ſuites de ce principe de maladies ſont aſſez expliquées dans les Ouvrages de Boerhaave. Comment faut-il aider la nature pour emporter cette quantité de ſucs vicieux qui ſe ſont accumulés dans le corps?

La Médecine ne manque pas ſans doute de remédes qui, en donnant une nouvelle force à l'eſtomac, puiſſent rendre l'action des ſolides plus vigoureuſe, & par conſéquent puiſſent augmenter l'action de la nature ſur les fardeaux qui la gênent : il ne s'agit ici que des régles hygiaſtiques, par le moyen deſquelles on puiſſe, ou conſerver ſa ſanté, ou la rappeller quand par quelques ſemences de maladies elle commence à s'altérer.

Tout l'art conſiſte à rétablir la proportion qui doit être entre l'exercice & les alimens. C'eſt par le ſecours de l'exercice que l'on peut ſans aucun remédе intérieur, rétablir cet équilibre perdu.

Mais dans le troiſieme dégré où la nature eſt tout-à-fait opprimée, elle ne peut jamais ſans les ſecours les plus efficaces de la Médecine rentrer dans tous ſes droits ; l'exercice même en donnant un mouvement aux humeurs étrangeres qui ſont dans le corps, & opérant ce mouvement par le moyen de fibres foibles, peu actives, occasionneroit un sentiment considérable de lassitude (*a*).

Mais les symptomes qui dépendent des humeurs crues, mises en mouvement & poussées dans les petits vaisseaux, peuvent être très-différens; souvent il arrive que forcées dans des tuyaux de la derniere finesse, elles excitent, suivant Hippocrate, des douleurs intérieures, souvent elles causent la fiévre. Pour prévenir ces inconvéniens, il faut autant qu'on le peut varier l'exercice & le mélanger avec le sommeil; ce dernier fait la préparation des humeurs, comme l'exercice en procure l'expulsion. Mais il faut se souvenir que l'expulsion des humeurs dans un état de crudité, ne fait jamais la guérison des maladies; c'est pourquoi l'abstinence & le repos, mais sur-tout le sommeil, suivi d'un exercice modéré & augmenté par dégré, font les principaux remédes de ce troisieme dégré (*b*). Hippocrate recommande une diéte seche, sans doute avec raison, puisque cette oppression de la nature tend à la cachexie par elle-même.

Dans le second dégré où nous avons dit qu'il falloit une évacuation marquée pour délivrer la nature, l'exercice modéré, en atténuant les parties grossiéres à demi assi-

(a) V. *Galen. lib. iv. de san. tuenda. cap. ij.*
(b) *De victûs ratione. lib. ij.*

milées, accélere leur évacuation ; ainſi les urines, qui n'avoient pas de ſédiment formé, commencent à en avoir un ; celles qui étoient tout-à-fait crûes commencent à être troubles, ce que remarquent particuliérement les femmes qui ont quelque penchant à la cachexie, dans leur urine du matin, quand elles ont plus marché la veille qu'à l'ordinaire ; car l'accélération de ces évacuations ne ſe fait guères qu'après le ſommeil, qui ajoute ſa préparation réguliere à l'atténuation violente & précipitée de l'exercice. Ainſi ce n'eſt guères qu'après le ſommeil que nous ſentons les avantages de l'exercice qui aura précédé. L'exercice qui ſuit le ſommeil produit, immédiatement après la coction, l'expulſion des matieres qui ont été admiſes dans le ſang. De-là dépend l'utilité des promenades matinales ; utilité dont ont parlé unanimement Hippocrate, Sanctorius & Gorter ; les deux derniers par rapport à l'évacuation conſidérable que cet exercice modéré procure par la tranſpiration ; le premier par l'obſervation qu'il avoit fait, que toutes les évacuations en ſont augmentées : *humidum partim attenuatur & purgatur, partim emungitur & excreatur, partim ab animæ calore in alimentum abſumitur* (a). Dans le même

(a) *De diæta ſanorum.*

endroit il prend pour une des principales propriétés de ces promenades de lâcher le ventre, *alvum ſolvere.*

Pour ce qui eſt du premier dégré, un exercice un peu augmenté, & ſuivant la modération que preſcrit la belle régle d'Hippocrate, fait & que nous ne ſentons pas les excès, & que nous les ſupportons plus aiſément. De plus longs diſcours ſur cet article ſeroient inutiles.

Telles ſont les régles hygiaſtiques qui peuvent remédier, du moins en partie, aux inconvéniens qui naiſſent de la gourmandiſe & de la gloutonnerie. Mais comme l'art de la Médecine ne peut rien faire ſans le ſecours de la nature, de même la nature ne peut rien ſi elle n'eſt ſecourue à tems par la Médecine. Ce ſont ces ſecours dont tous les livres des Médecins ſont pleins, & qu'il eſt inutile de répéter ici; il ſuffit d'avoir montré comment dans le corps même nous avons des remédes à cette plénitude extraordinaire qui vient des alimens. Nous concevons auſſi aiſément par-là, comment on doit expliquer cette régle d'Hippocrate, *morbi quos repletio facit, vacuatio ſanat*, juſqu'où elle doit s'étendre, & enfin comment chaque homme peut dire qu'il eſt le maître de ſa ſanté.

CHAPITRE V.

De la quantité des alimens trop diminuée, & de ses mouvemens.

HIppocrate a prononcé que quels que soient les inconvéniens qui suivent la trop grande quantité d'alimens, il n'y en a pas moins à attendre d'une diéte trop févere; il a étendu ce principe jusqu'aux maladies, & a démontré que c'étoit principalement par cette trop grande exactitude que péchoient les Médecins de son tems (*a*).

En général tout ce qui s'écarte de la modération, qui produit la perfection & l'équilibre, doit concourir par des voies opposées à la même fin, qui est la destruction du corps. Mais, comme Boerhaave l'a remarqué, les maux qui suivent la trop grande inanition & la faim, procurent une perte bien plus prochaine & une destruction ac-

(a) *Fames plurimùm potest in hominum natura, tum ad sanitatem, tum ad imbecillitatem, tum ad mortem inferendam*: & plus bas il ajoute, *multa verò mala & varia ex plenitudine oriuntur, neque minùs gravia & inanitione ut maxima iis insit varietas & summa adhibenda diligentia.* Lib. de priscâ medicinâ.

compagnée de ſymptomes bien plus horribles & bien plus prompts, que cette plénitude qui mine inſenſiblement & qui fait paſſer par une infinité de maladies avant que de détruire totalement la machine.

Telle eſt au reſte la force de l'habitude, que, comme Hippocrate le remarque, il n'eſt pas indifférent à la nature humaine de manger ou de ne pas manger à ſes heures marquées ; cependant il étoit preſque égal dans le principe de ne manger qu'une fois par jour, ou de manger deux fois, mais l'habitude eſt une ſeconde nature; elle fait que ce qui eſt abſtinence pour les uns n'en eſt pas une pour d'autres, que nous ſuppoſerions préciſement dans le même cas de force, d'âge, & de tempérament.

Il faut donc diſtinguer deux eſpéces d'abſtinences ; l'une relative au ſujet & à l'habitude qu'on s'eſt faite à ſoi-même, quoique dans le fond la nature n'ait à craindre de cette abſtinence aucun dépériſſement réel, mais ſeulement un changement intérieur relatif à l'habitude où elle étoit de recevoir de nouveau chyle.

L'autre eſt une abſtinence réelle & abſolue qui attaque les forces de tout homme, quelque ſobre & quelque peu habitué à manger régulierement que nous le ſuppoſions ; c'eſt cette abſtinence qui, à un dégré considérable, après des symptomes effrayans, produit la mort la plus affreuse.

Tous ceux qui sont versés dans l'étude de l'œconomie animale sentent assez que, quelque absolue que l'on suppose l'abstinence, cependant le dégré de lésion qui doit survenir varie souvent, suivant la différence des sujets, selon l'état du corps, & sur-tout selon la quantité des évacuations sensibles ; ainsi souvent cette pituite à demi cuite de laquelle Galien prononce qu'elle a besoin d'être encore alterée, *non expelli sed alterari*, sert, pour ainsi dire, d'aliment à la nature, & supplée par un fonds intérieur à ce qui ne lui est pas fourni du dehors. Les gens secs au contraire qui ont peu d'humidité dans le corps & dont les humeurs contiennent moins de cette mucosité, sont beaucoup moins capables de supporter la faim que les autres.

L'abstinence trop considérable en elle-même varie infiniment, mais on peut assurer sans crainte de se tromper, que les corps des hommes supportent d'autant moins ce jeûne exact, qu'ils ont besoin d'une réparation plus prompte. L'aliment est employé chez eux à des usages plus évidens. Ainsi les enfans qui, suivant Galien, sont voraces, *omnium maximè voraces*, ne supportent pas aisément cette abstinence, & Hippocrate avertit en général d'y faire attention dans leurs maladies, *difficillimè enim omnium inediam ferunt.* Au contraire suivant le même Auteur, *senes facillimè, &c.* On peut juger en conséquence des âges mitoyens.

Il est impossible de donner une marque sûre à laquelle on puisse reconnoître que l'abstinence est poussée assez loin, il semble qu'après un certain tems la nature donnant un appétit insurmontable dicteroit elle-même le tems auquel il convient de prendre des alimens; mais il faut avouer que le plus souvent cet appétit n'est qu'un sentiment d'habitude dans l'estomac qui s'excite par la sensation désagréable de ce viscere qui commence à se vuider; sensation qui revient précisément aux mêmes heures auxquelles nous avons coutume de prendre de la nourriture.

En général, il faut que la réparation des sucs par les alimens, soit proportionnelle à la dépense par les évacuations naturelles; cette dépense peut s'estimer, 1° par les forces de la nature, car plus un homme est robuste, plus il consomme d'alimens & plus la perte qu'il fait par les évacuations naturelles est considérable. 2° Par le besoin d'accroissement qu'a le corps; ainsi les enfans ne peuvent pas soutenir une abstinence aussi sévere que les adultes. 3° Par l'exercice qui est une des sources les plus fécondes de dépense, comme elle est une des sources les plus réelles de la bonne digestion.

Ces seules raisons suffisent pour nous faire comprendre pourquoi plus un homme s'exerce, plus il doit manger, selon Hippocrate.

Pourquoi le jeûne est plus difficile à supporter dans les pays chauds, pourquoi les enfans mangent plus que les adultes, pourquoi l'abstinence se supporte plus aisément dans la vie oisive & contemplative des moines.

Pourquoi enfin dans les abstinences forcées quand on ne veut pas en sentir les inconvéniens il faut prendre des alimens contraires à la pourriture.

Les alimens sont faits pour réparer, mais quels sont les tems indépendans de l'habitude où il faut songer à cette réparation? Les mœurs des hommes sont si variées sur cet article qu'il est difficile d'entrevoir quel est le tems où les humeurs dégénerent; cependant on peut observer que si plusieurs peuples mangent régulierement deux & trois fois par jour, il en est aussi beaucoup qui ne mangent régulierement qu'une fois en vingt-quatre heures, qu'il est

eſt impoſſible d'en aſſigner quelqu'un qui paſſe cet eſpace de tems ſans manger plus ou moins, de façon qu'on peut conclure que l'abſtinence qui s'étend au-delà de vingt-quatre heures eſt trop forte.

Que doit-on donc penſer de toutes ces abſtinences extraordinaires qu'on lit dans les Journaux & dans les Mémoires de toutes les Académies de l'Europe ; de celle que le fameux Citois nous a décrit, d'Apollonia Schreiera, & de tant d'autres dont on peut voir les exemples dans les Ouvrages qui traitent de cette matiere ? Ces exemples ſont tous des cas contre nature, dans leſquels la circulation étoit languiſſante, preſque éteinte, & la dépenſe ſi petite que, quoique ces abſtinences duraſſent depuis un tems conſiderable, les linges & les habits que portoient ces malades étoient cependant auſſi frais que s'ils venoient d'être mis, quoique pluſieurs d'entre eux fuſſent uſés ſuivant la remarque de preſque tous ceux qui ont laiſſé la relation de ces exemples.

Un des exemples les plus fameux d'abſtinence dans un état qui ne ſoit point contre nature, eſt celui d'un Bénédictin connu de tout le monde ; mais quoiqu'il prît régulierement tous les jours les Eſpéces ſacrées, il ne laiſſoit pas que de s'affoiblir ſi prodigieuſement, que ſon exemple ne paroîtra imitable qu'aux gens qui ont une vertu ſurnaturelle.

Le Chancelier Bacon (*a*) regarde comme ſalutaires les jeûnes des anachoretes & des moines, *quæ maſſam corporis indurent;* mais ce grand homme s'eſt trompé, en croyant que cette induration qui ſert beaucoup pour la conſervation des chairs mortes, & qui peuvent prendre le mouvement ſpontané de corruption, pût auſſi faire quelque choſe pour la conſervation des corps vivans, puiſque c'eſt au contraire la rigidité acquiſe par l'induration des ſolides, qui fait que la vieilleſſe & la mort ſuccédent néceſſairement au cours naturel de la vie.

D'ailleurs, quelque auſteres que fuſſent ces jeûnes dans la vie oiſive & contemplative de ces premiers moines, occupés à la vérité au travail de leurs mains, mais qui ne faiſoient aucun exercice fatiguant, on trouvera dans l'hiſtoire fort peu d'Ordres Monaſtiques où l'on ne mangeât une fois en vingt-quatre heures, & où la groſſiéreté des alimens ne ſuppleât à leur quantité.

Pour examiner les differens effets de

(a) *Hiſt. vit. & mortis.*

l'abſtinence on peut en diſtinguer trois dégrés. Le premier eſt celui dans lequel l'abſtinence eſt ſeulement relative à l'habitude. Le ſecond eſt celui dans lequel les fonctions ſont léſées ; mais de façon cependant que la nourriture ſeule priſe avec circonſpection peut les rétablir. Le troiſieme enfin & le dernier, eſt celui où l'abſtinence eſt portée au point dans lequel les humeurs prennent un caractere de corroſion qui ne peut plus ſe corriger ſans le ſecours le plus prompt & le plus efficace de l'art.

Hippocrate a décrit le premier dégré d'abſtinence en ces termes : (*a*) *Si quis prandere conſuetus, atque cui prandere conducat non prandeat, protinus ubi tempus præteriit, ſtatim gravis impotentia exoritur, tremor & animi defectio, adhuc oculi pallidiores fiunt, urina craſſa & calida redditur, os amarulentum evadit, viſcera ei pendere videntur, tenebricoſâ vertigine corripitur, vehementer iraſcitur & mœret.*

Deux cauſes principales produiſent ces ſymptomes. 1° Le changement qui arrive dans les humeurs qui, accoutumées à être renouvellées après un certain tems, con-

(a) *Lib. de priſcâ medicinâ.*

tractent plus d'âcreté qu'à l'ordinaire, & par conséquent font sur les fibres sensibles le même effet qu'une âcreté réelle & considérable. La seconde source de ces symptomes est le sentiment de l'estomac, qui, accoutumé à être rempli à un certain point, éprouve un sentiment désagréable auquel il n'est point accoutumé, & qui trouble toute la machine.

Un symptome omis par Hippocrate, & qui cependant arrive très-souvent à ceux qui sont dans le cas que nous décrivons, est une espéce de *nausea inanis*, ou d'envie de vomir, qui affecte ceux qui ont l'estomac chargé d'humeurs qui ont besoin d'être renouvellées, & qui précede ordinairement cette *animi defectio* qu'il nous décrit.

Le second dégré d'abstinence, qui est nécessairement une abstinence absolue, ainsi que le troisiéme qui conduit jusqu'à la mort, ont été décrits par Boerhaave avec la force & la vérité qui sont naturelles à ce grand homme. On pourroit s'en tenir mot à mot à ce qu'en a dit cet illustre Auteur; mais il n'est pas hors de saison de s'arrêter un peu sur le période dans lequel la faim produit des maladies différentes d'elle-même qu'il faut commencer à guérir avant que de songer à redonner une nourriture que l'on n'eſt pas capable d'aſſimiler.

Tous les ſymptomes d'une abſtinence relative que nous avons décrit d'après Hippocrate, cedent dans le moment à l'uſage de la nourriture ; on voit finir à l'inſtant, la foibleſſe qui ſuivoit la vacuité de l'eſtomac, l'inertie des membres, ainſi que cet état d'anxiété, qui dépend le plus ordinairement des tiraillemens des viſcéres du bas ventre dont la ſympathie eſt ſi grande avec tout le ſiſtême nerveux ; les forces du corps en ſont elles-mêmes ſi peu épuiſées qu'après quelques jours il eſt fort aiſé de prendre une habitude dont il paroiſſoit d'abord que l'interruption dût être ſi fort à charge à l'œconomie animale.

Mais ſi l'on veut perſiſter opiniâtrement dans l'abſtinence, ou même qu'une dure néceſſité y contraigne, tous les ſymptomes augmentent conſidérablement, & l'augmentation du beſoin excite un déſir inſupportable de manger ; ce n'eſt plus cet appétit agréable, le fruit d'une bonne ſanté, & la ſource des plaiſirs, c'eſt une fureur qui arme les meres contre leurs propres enfans. Le jeûne & l'abſtinence, dit Boerhaave, par eux mêmes ne ſont capables de rien produire n'étant qu'une pure privation, mais le cours des liqueurs perſévere ſans qu'elles ſoient renouvellées. L'effet général du mouvement eſt la tendance à l'âcreté & à la pourriture; c'eſt de l'âcreté des liqueurs & de la foibleſſe des parties, toutes les ſécrétions utiles étant interrompues, que dépendent les accidens qu'éprouvent les gens que la famine opprime. Ces accidens ſont différens dans les premieres voies, dans toute l'habitude du corps, & dans les organes excrétoires faits pour l'écoulement des humeurs, qui naturellement âcres, le ſont encore plus dans cet état. On ſent dans l'eſtomac, dans la bouche, & tout le long de l'œſophage, le même ſentiment d'éroſion, la ſalive plus âcre; les ſolides plus irrités par les fluides qu'ils contiennent ſont la cauſe de ce ſymptome. Le reflux d'une bile âcre & mordante rend l'eſtomac ſenſible, & excite ce que les Médecins appellent Cardialgie, qui n'eſt qu'un ſentiment d'irritation dans l'orifice ſupérieur de l'eſtomac. Ce même état de l'eſtomac eſt une des cauſes de la veille opiniâtre que que l'on reſſent quand on a une grande faim. Quand nous avons mangé nous ſçavons qu'il ſe gliſſe chez nous une douce pente au ſommeil, l'état gracieux où ſe trouve l'eſtomac procure une tranquillité qui nous y invite; ce repos fuit les gens qui font une abſtinence forcée. Les inteſtins ne ſont gueres en meilleur état que l'eſtomac, leur mouvement périſtaltique eſt excité inégalement par des reſtes de bile âcre qui paſſent dans le canal inteſtinal ; ils roulent avec eux des vents qui excitent des borborygmes, mais ſans douleurs ; car les obſtacles qui réſiſtent dans ce canal ne ſont pas aſſez forts pour interdire à l'air toute eſpéce de paſſage.

Un valet gourmand, dans Plaute, ſe plaint que ſon ventre eſt une horloge pour lui qui l'avertit du tems où il doit manger. On ne doit point s'étonner ſi l'haleine des hommes qui ont forcé l'abſtinence ſent d'autant plus mauvais qu'il y a plus longtems qu'ils n'ont mangé ; les humeurs ſalivaires en ſont la cauſe, & cette eſpéce d'humeur eſt même bien capable de corroder les dents juſqu'à un certain point. L'urine cauſe, en paſſant dans les canaux urinaires, des ardeurs inſupportables, & exhale une puanteur qui marque combien les humeurs ſont diſpoſées à dégénérer ; elle eſt plus huileuſe à cauſe du peu de liquide aqueux qui ſe trouve admis dans le ſang. Tels ſont à peu près les ſymptomes de ce que nous avons appellé ſecond dégré de faim.

Juſqu'ici tout va de plein pied pour la

curation, un chyle doux admis dans les vaiſſeaux en aſſez petite quantité pour ne point ſurcharger leur texture fatiguée, des alimens qui n'oppriment pas un eſtomac deshabitué à faire ſes fonctions, (ce qui arrive le plus ordinairement quand on en croit la faim) ſeront capables de rétablir ce que cette abſtinence trop conſidérable avoit détruit.

Cependant ſi l'on néglige, ou ſi l'on ne peut pas par la miſére la plus affreuſe, ou par une opiniâtreté pernicieuſe prendre de nouveaux alimens, les forces languiſſent de plus en plus juſqu'à devenir incapables de faire aucune fonction ; mais du côté de l'eſtomac la ſcene change totalement : à cet appétit impétueux ſuccede une nauſée & un dégoût affreux, au lieu du ſentiment d'éroſion on ne ſent plus qu'une chaleur vive & douloureuſe. Ce dégoût & cette perte d'appétit ne viennent que du caractere de pourriture que prennent les humeurs. On trouve dans une obſervation ſur laquelle Boerhaave s'eſt fondé pour expliquer les ſymptomes de la pourriture dans l'eſtomac, l'explication de cette perte d'appétit. Qu'un homme affamé mange un œuf pourri, dans l'inſtant ſon appétit eſt perdu, il ſurvient au contraire un dégoût horrible. Les reſtes d'alimens, la bile refluant dans l'estomac, sont la matiére putréfiée qui dans la faim est l'instrument de ce dégoût. Pendant que tous les symptomes de la pourriture tourmentent les hypocondres, toutes les parties s'affoiblissent, on commence à éprouver de fréquentes défaillances, les évacuations augmentent autant en mauvaise qualité qu'elles diminuent en quantité, enfin le malade paroît s'approcher de sa derniere heure, jusqu'à ce que, la fiévre lui donnant de nouvelles forces, le genre nerveux s'anime furieusement, il s'excite une fiévre des plus putrides accompagnée d'une phrénésie qui, bientôt devenant somnolente, emporte le malade. La mort est plus ou moins prompte suivant le plus ou moins d'âge du malade; on a d'autant moins besoin de nourriture que l'on approche davantage de la vieillesse : cependant quand l'abstinence est totale, de tout liquide comme de tout solide, que le corps obligé de faire abstinence est robuste & exercé, la mort survient au plus tard au huitiéme jour, précédée d'hémorrhagies & de taches pourprées; symptomes ordinaires aux gens qui doivent mourir de fiévres putrides, & qui marquent dans le sang une dissolution totale.

On sent assez que dans tous ces symptomes on ne voit que deux principes, dont l'un est l'âcreté putride, & l'autre la foiblesse qui vient du défaut de nourriture. Voilà donc deux causes de mal qui se présentent ; causes qu'il faut combattre également.

Si comme le remède de la trop grande quantité de nourriture est la soustraction totale d'alimens, de même plus la faim & l'abstinence ont été grandes, plus aussi on devoit donner de nourriture : on ne seroit point embarrassé sur ce qui convient dans cet état terrible, il ne s'agiroit que d'augmenter les alimens dans la même proportion qu'on les a diminué ; mais ce n'est qu'en parlant d'un léger dégré de faim, qu'Hippocrate nous avertit que l'aliment en est le remede ; car le même prononce, *immodicæ plenitudinis remedium vacuatio, vacuationis verò non æquè facilis repletio*. La raison en est toute simple : c'est qu'il nous est impossible de donner à la nature des humeurs toutes faites, c'est elle qui se les fabrique elle-même, nous ne lui fournissons que la matiere qu'elle change en raison de ses forces. Donner trop d'alimens dans l'état dont nous parlons, c'est faire ce que dit Galien, *alimenta in vas inanimum infundere*. Le changement qui doit s'opérer dans toute la masse des alimens est l'ouvrage de la nature, qui seule a l'art de digérer.

Dans le cas présent la foiblesse des fonctions augmente à proportion de la soustraction des alimens, par conséquent la capacité à digérer les alimens diminue aussi. Si donc nous en forçons la quantité, nous ajoutons une masse qu'il n'est pas possible de surmonter, & qui loin de réparer procure un mal considérable. D'ailleurs, comme on a observé que l'estomac de ceux qui mangent beaucoup s'élargit considérablement, ce même viscere s'étrécit beaucoup dans ceux qui font de longues abstinences, & est réduit par la faim dans un espéce d'état inflammatoire, par lequel il reçoit avec douleur ce qu'il devoit recevoir avec plaisir.

Il faut donc avant tout, s'il en est encore tems, songer à calmer en partie l'âcreté & la disposition inflammatoire par tout ce qu'il y a de plus adoucissant dans les alimens, & en même tems de plus aisé à digérer & qui surcharge moins les forces. Ces alimens doivent être pris dans le genre de ceux qui ont un caractere plus opposé à la pourriture, & la sagesse de celui qui veut rétablir un tel sujet, consiste à donner par dégrés des forces à son malade, & à proportionner exactement les alimens à ces mêmes forces.

CHAPITRE VI.

Des alimens qui ont, outre la vertu nourrissante, la propriété de produire quelque nouveau changement dans le corps animal.

INdépendamment des principes qui constituent l'aliment & qui seuls lui donnent les propriétés par lesquelles il est capable de nourrir, on trouve dans les corps qu'on emploie à cet usage des qualités toutes différentes, qui se manifestent évidemment à nos sens, les frappent d'un sentiment agréable, & engagent par les appas du plaisirs à satisfaire la plus pressante nécessité.

Pour se former une idée de la grande quantité de ces parties étrangeres, & combien elles s'étendent dans tout ce que nous appellons aliment, il suffit de se rappeller les caracteres de la matiere nutritive, & quelle est la nature propre des parties capables de nourrir, de qui est *alimentum in alimento*.

L'insipidité est le premier caractere de cette partie : il y a donc dans tous les corps qui ne sont point insipides, quelques parties qui dominent, & qui, n'étant point altérées & réduites à cette égalité nécessaire pour nourrir, altérent le corps qui ne peut point se les assimiler, & par-là deviennent, suivant le bon ou le mauvais usage qu'on en fait, ou médicamenteux & capables de couper dans leurs racines les germes des maladies, ou pernicieux & propres à produire une infinité de maux (*a*).

Ce seroit une injure faite au Créateur, qui n'a point étalé en vain tout cet appareil de richesses, & ce seroit une proposition vraiment ridicule aux yeux de tous les hommes, que de vouloir réduire tous leurs alimens à ces substances insipides, qui portent réellement tous les caracteres de nourriture, mais qui ne peuvent produire aucun sentiment de plaisir. Il ne s'agit que de faire un choix, & ce choix doit être guidé par l'art & la raison.

De ces parties étrangeres qui sont mêlées avec les alimens, les unes n'agissent que sur les premieres voies, les autres operent sur le sang & sur les humeurs, ou d'autres portent leur action sur le solide qui les contient, une troisieme espéce enfin n'agit que sur le systême des nerfs & sur l'homme animé.

(a) *In alimento medicamentum optimum ; in alimento medicamentum pessimum, bonum & malum ad aliud referuntur.* Hippoc. de alimento.

Celles qui n'agiſſent que ſur les premieres voies, ſont celles, ou qui ont une âcreté trop conſidérable pour pouvoir être admiſes dans le ſyſtême ſenſible des veines lactées, ou trop de groſſiéreté dans leurs parties pour pouvoir être portées dans des cavités auſſi fines. Ainſi la plûpart des parties ſalines, dans leſquelles réſide cette âcreté, données en grande doſe, augmentent l'évacuation du ventre, quoiqu'il en paſſe toujours une partie aſſez enveloppée ou délayée pour pénétrer dans les veines lactées, comme l'expérience le démontre. La groſſiéreté ſe trouve principalement dans cette terre non atténuée des végétaux, qui, combinée avec un acide, produit la ſaveur aſtringente & acerbe; goûts déſagréables par eux-mêmes, mais qui peuvent ſe combiner avec d'autres ſaveurs, de façon à devenir fort gracieux.

Une autre eſpéce de parties médicamenteuſes, paſſe dans le ſang & agit ſur les humeurs; tels ſont les corps dont les parties intégrantes admettent une ſolubilité facile dans les liqueurs animales, & une ténuité au deſſus de toute expreſſion. Le fer, par exemple, paroît avoir cette ſolubilité; quelques ſels mêmes jouiſſent de cette propriété. On trouve du ſel marin dans l'urine des animaux qui en mangent;

on n'en trouve aucun dans l'urine de ceux qui n'en font point usage, quoique les veines lactées ayent des orifices peu ouverts: cependant les parties intégrantes des mixtes sont si fines, qu'on ne peut juger que par l'expérience si elles sont, ou ne sont pas capables d'être introduites dans les secondes voies. Ainsi la partie colorante de la casse teint quelquefois les urines, quoique la ténuité de ces parties ne se manifeste par aucun des sens par lesquels nous avons coutume d'en juger. Pour les amers, la plûpart ont les parties atténuées par la chaleur, & on ne retrouve l'amertume dans l'écorce de certains fruits avant leur maturité, que parce que ce sont des fruits des pays chauds, & que cette amertume se tourne par la maturation en une âcreté aromatique; ainsi quoique M. Hales ait démontré qu'ils portent avec eux un caractere d'astriction, cependant nous pouvons juger par l'exemple de la bile, qu'ils peuvent pénétrer extrêmement loin. A l'égard des aromatiques, la finesse seule de leurs parties, suffit pour prouver qu'ils peuvent s'insinuer par-tout. Le lait des nourrices, qui tous les jours est imbu des qualités que lui donnent les alimens dont ces femmes font usage, montre assez combien les parties étrangeres des alimens peuvent pénétrer loin (*a*).

Une troisieme espéce de parties médicamenteuses, est celle dont la principale action est sur les nerfs. Ces parties sont formées d'un principe qui a une activité considérable, ou une grande ténuité : delà dépend leur action sur ce systême ; beaucoup de substances agissent sur les nerfs avec une force incroyable ; mais alors il s'en faut de beaucoup que nous devions les regarder comme parties des alimens : leur pouvoir est tel, que, quelque mucilage qui soit mêlé avec elles, elles altérent & ne sont point altérées. Elles peuvent être les principes d'une prompte & active restauration, même avant que l'aliment ait pénétré jusqu'à l'estomac ; mais toutes ces substances, capables d'action sur les nerfs, agissent aussi sur les humeurs. La premiere action est plus subite, & se communique avec la rapidité qui fait le caractere de ce systême

(*a*) Hippocrate a même regardé cette partie odorante des plantes comme un des instrumens de la nutrition ; *qui celeriore indigent appositione his fit per odoratum*. Tout le monde sçait la façon dont Démocrite se soutint pendant les fêtes de Cerès ; ce n'est point une nourriture, mais c'est une espéce de force donnée aux nerfs.

d'agens. L'action ſur les humeurs vient enſuite, & ſe fait ordinairement moins remarquer, parce que ſes effets ſont moins évidens que ceux qui viennent de l'affection du principe des ſenſations.

Quel eſt donc dans tous ces alimens, le principe qu'on doit regarder comme médicamenteux ? Nous répondons avec Hippocrate, *quod eminet & per ſe exiſtit*, ce qu'il dit ailleurs, *à corpore ſuperari non poſſe*. Ainſi, à l'exception de cette ſubſtance inſipide, égale dans ſes parties & dans ſes qualités, que nous appellons mucilage ; tout ce qui frappe agréablement l'odorat & le goût, n'eſt proprement pas par lui-même capable de nous nourrir. On voit par cela même, combien eſt étendu dans la claſſe des alimens, le domaine des parties médicamenteuſes ; car à l'exception du petit nombre des alimens, qui n'ont point, ou peu de ſaveur, & que Galien appelle *alimenta mediæ ſubſtantiæ*, *alimenta partes omnes mediocres habentia*, tous les autres nous plaiſent plutôt par les parties qui ont un excès agréable, que par leur faculté de nourrir.

Mais d'un côté ſi les parties médicamenteuſes ſe trouvent ſi notablement dans les alimens les plus ordinaires, il n'eſt point de médicament ſimple dans les végétaux, & dans les animaux, qui ne ſoient auſſi chargés de parties alimenteuſes : la nature même en indique la néceſſité. Les plantes capables d'être réduites en extrait, & d'être à la fin dépouillées de leur ſaveur, par des coctions réitérées, ſont toutes des mucilages.

La différence d'un médicament à un aliment médicamenteux, conſiſte en ce que, dans celui-ci, la nature a épargné les parties médicamenteuſes, ou qu'elles ne ſont point encore développées.

Il eſt aiſé à préſent d'expliquer comment, ſouvent ce qui eſt aliment pour un ſujet robuſte, eſt médicament pour un ſujet foible. Comment un purgatif eſt ſouvent digéré par un homme qui n'eſt point malade, & comment ſouvent un léger laxatif ſuffit pour mettre en branle toute la machine ; comment, ſuivant l'obſervation de Sanctorius, certains alimens peuvent ſupprimer la tranſpiration, d'autres l'augmenter. Quel eſt donc le deſſein & l'intention du Créateur, dans la multiplication des alimens qui portent avec eux un caractere & des propriétés de médicament? Si l'on réfléchit un peu ſur l'état de la nature animale, il eſt aiſé de découvrir qu'elles ſont pleines de ſageſſe.

Quoique l'idée générale de la ſanté ſe

rapporte à l'exercice libre de toutes les fonctions, & que quiconque ne sent aucun mal puisse être regardé comme sain; c'est encore un problême en Médecine, que de sçavoir s'il existe une santé parfaite. Galien a disserté très au long, & très-sçavamment, pour démontrer que ce qui s'appelle santé a une certaine étendue, & que si on en prend l'idée dans sa perfection, elle forme un point indivisible, duquel il n'est donné à personne d'approcher. On peut s'écarter de cet état paisible par des excès tout-à-fait contraires; & c'est de cette diversité qu'est née la différence des tempéramens : tempéramens qui, suivant la remarque de Fernel, s'éloignant plus ou moins de ce qu'ils appelloient *temperamentum ad justitiam*, ne sont que des espéces d'intempéries. Mais tant qu'elles ne sont pas encore hors des usages de la vie, les intempéries peuvent être appellées autant d'espéces de santé; c'est ce que nous retrouvons appellé dans Boerhaave, & dans les Auteurs de son école, *sua cuique peculiaris sanitas*, & ce qui est nommé par les Grecs ἰδιοσυγκρασία. Comme ces intempéries tendent à se rapporter plus ou moins à la maladie, il faut songer à les corriger; mais des médicamens capables de produire un changement trop considérable, induiroient une intempérie contraire; ce n'eſt donc que dans les alimens que nous devons chercher un reméde.

Dans une ſanté parſaite, il ne ſe préſenteroit aucun changement pratiquable. L'on peut même dire en général, que ces alimens *medii temperamenti* (*a*), pour ainſi dire, ſont les alimens communs de tous les animaux, parce qu'ils n'induiſent par eux-mêmes aucun excès : c'eſt pour cela qu'Hippocrate remarque que ces alimens ſont les plus généralement reçus (*b*). Ainſi il exiſte, pour ainſi dire, une baſe générale d'alimens; c'eſt par rapport à cette baſe, *alimenta medii temperamenti*, & par rapport au fond de la ſanté, commun à tous les hommes, qu'eſt vrai cet axiome *ſimilia ſimilibus conſervantur.* Mais il ſe trouve preſque généralement

(a) *Quòd ſi corpus hominis planè medii temperamenti ſit, per alimenta medii temperamenti planè in eodem ſtatu ſervabitur, verùm ſi id frigidius vel calidius, ſiccius aut humidius fuerit, medii temperamenti cibum & potum perperam exhibueris.*

(b) *At edulia quæ homo nunc edit aut bibit, ea hujus intemperati & præſtantis ſucci minimam partem habere conſtat, panem dico & mazam atque his finitima, quibus homines ſemper uti conſuevere præter ea quæ ad voluptatem apparantur & condiuntur.* Lib. de priſcâ medicinâ.

dans le corps quelque excès qu'on peut enlever par ſon contraire.

Le corps éprouve même des changemens indiſpenſables ; la viſſicitude des ſaiſons agit ſur lui, malgré toutes les précautions ; les altérations que les ſaiſons produiſent ſont combattues par les alimens que la Providence a placés dans chaque période de l'année, pour nos beſoins. Les variétés de l'exercice, du genre de vie, ſont autant de raiſons qui peuvent produire différens vices, que l'on combat par les alimens qui y ont le plus rapport, *alimenta dantur aut ut lædant, aut ut juvent, aut ut nec lædant, nec juvent*, comme dit Hippocrate (*a*) ; & le même dit ailleurs, au même livre, *medicamentum in alimento optimum, medicamentum in alimento malum, malum & optimum ad aliud referuntur.*

Comment connoître les propriétés des alimens ? Quelles ſont les loix qui doivent guider dans leur uſage ?

L'expérience eſt le principe & l'origine de la Phyſique ; cette expérience réitérée nombre de fois ſur les corps particuliers, a produit l'analogie, par le moyen de laquelle on entrevoit les vertus des corps de

(a) *De alimento.*

même nature. Les secours de la Chymie & de la Physique ont abrégé les conséquences, que l'on n'auroit pû déduire, qu'après un long espace de temps de cette analogie.

Ainsi on connoît le principe de l'action de tous les corps qui portent avec eux quelque espéce d'acrimonie. Les effets de chacune de ces acrimonies sur le corps humain. Plusieurs Auteurs ont rangé en classe les substances, qui, composées de principes analogues, doivent avoir des parties semblables. Mais il est des propriétés plus cachées, sur lesquelles l'expérience seule peut nous guider; c'est elle seule qui dicte si une plante est relâchante & laxative, ou si elle ne l'est pas; si elle est purgative ou non; si elle a la qualité d'exciter les urines; en un mot, de procurer quelqu'une des évacuations, qui sont les effets secondaires des premiers changemens produits sur le corps humain (*a*).

(a) *Non eamdem facultatem habent inter se neque dulcia, neque amara, neque aliorum ejusmodi quidquam. Horum enim multa & alvum dejiciunt, & sistunt, & siccant, & humectant: eodem modo in reliquis omnibus sunt & quæ adstringunt & per alvum secedunt & urinas movent, sunt quæ horum neutrum faciunt, ad hunc autem modum & calefacientibus ac reliquis omnibus alia, aliam habent facultatem.* Hip. de diætâ l. ij.

Les loix générales, & la méthode que les hommes doivent ſuivre dans l'uſage de ces alimens, ſont les mêmes que les régles auxquelles on doit s'aſtreindre dans l'exhibition des médicamens, avec cette différence, que jamais nous ne donnons les remédes que pour une fin déterminée, & que ſouvent nous ſommes dans la néceſſité de prendre des alimens médicamenteux. Ces régles ſe réduiſent, & au ſujet, & au médicament. Si on ſuppoſe un homme parfaitement en ſanté, l'indication qui ſe préſente, eſt la conſervation de cet état. Il doit ſe ſervir de ce qui eſt pur aliment (*a*), *quæ nec lædunt, nec juvant*, dit Hippocrate ; mais Galien nous avertit, *pauciſſima eſſe id genus edulia*. Si donc la néceſſité nous contraint d'uſer d'alimens médicamenteux, nous devons choiſir ceux qui ſont les plus foibles, & qui ont le moins

(*a*) Galien définit ces alimens, *medii temperamenti quæ nullâ vincenti qualitate prædita tantummodò ſunt alimenta, non etiam medicamenta, ventremque non ſolvunt nec cohibent ſtomacho nec robur, nec imbecillitatem inducunt, ſicuti ſudores urinamve nec provocant, nec coercent, nec aliam quamvis diſpoſitionem in animalis corpore ingenerant, ſed quale animantis corpus quod nutritur aſſumpſerant tale prorſus conſerant.*

de vertu. Si ces remédes ont une action trop vive sur l'œconomie animale, on doit aussi-tôt les corriger par les alimens qui ont une vertu contraire, & propre à tempérer leur excès.

Par rapport aux sujets qui portent avec eux une intempérie, ou qui, pour parler le langage ordinaire des Médecins, ont un tempérament dont l'excès rend les uns bilieux, c'est-à-dire, ayant les fibres tendues, beaucoup de sang, & une grande disposition à l'acrimonie dans ce sang, les autres pituiteux, &c. la loi générale qu'il faut leur prescrire, est un excès contraire à leur intempérie. La partie médicamenteuse de l'aliment, agit ici comme médicament; les contraires se guérissent par leurs contraires : un aliment, salutaire dans un tempérament, peut donc nuire dans un autre.

Il faut péser toutes les circonstances qui ont rapport à l'état du corps, à celui de l'estomac, à celui de nos solides & de nos liqueurs. Ainsi Galien examine fort au long pourquoi certains estomacs digérent plus aisément la viande de bœuf, que celle des poissons les plus légers, qu'il appelle *pisces saxatiles*, & il remarque, que ces viandes légeres n'offrent pas assez de résistances à des estomacs forts & vigoureux : c'est par cette même raison que les paysans sont obligés

obligés de manger le pain le plus dur & le moins fermenté, *id quod valentissimum est*. Le même Auteur se mocque avec raison de deux personnes, qui se disputoient sur la qualité du miel, dont l'un le prétendoit extrêmement utile & salutaire, l'autre au contraire se plaignoit de son usage; mais ce dernier étoit extrêmement bilieux, & le premier étoit un homme âgé & pituiteux.

Au reste il ne suffit pas que l'intempérie qui se trouve dans les alimens, soit contraire à celle qui se trouve dans le sujet; il est à propos qu'il ne s'y en trouve ni plus ni moins; car en ce cas, elle commenceroit à avoir besoin d'être corrigée elle-même; il faut qu'elle y soit absolument proportionnée.

Si la nécessité oblige, ou si la gourmandise entraîne à manger des alimens qui ayent quelque intempérie par eux-mêmes, & que cette intempérie ne soit pas faite pour corriger celle qui se trouve dans le corps, il faut que ces alimens eux-mêmes soient corrigés. L'expérience a appris jusqu'à un certain point, ces principes à tous les hommes; ainsi il arrive rarement qu'on mange des alimens, qui, sans avoir aucune intempérie, ayent quelque difficulté à se digérer par la grossiereté de leurs parties, sans y joindre ou quelque aromatique, ou quelque ſubſtance ſaline, propre à donner à l'eſtomac une force nouvelle.

Enfin il faut ſuivre juſqu'à un certain point, les vues de la nature, qui, elle-même, dans les vices que les alimens peuvent emporter, ou du moins corriger juſqu'à un certain point, ſemble dicter par un eſpéce d'inſtinct naturel, de quelles ſubſtances on doit ſe nourrir. C'eſt elle, qui dans les maladies ardentes & putrides, produit dans les malades une horreur de tout ce qui eſt iſſu de viandes, des bouillons, des choſes ſujettes à la pourriture ; qui donne au contraire un penchant à faire uſage de tout ce qui eſt acide ou aceſcent. Dans d'autres maladies, au contraire, on a un appétit déterminé pour les amers, les abſorbans, &c. La nature elle-même demande, pour ainſi dire, ce qui lui eſt plus convenable. *Cibis ut amaris, acerbis, acidiſque oblectantur, ii ſoli qui præter naturam ſunt affecti*, dit Galien (*a*).

On ne peut donc rien prononcer en général, ſur la ſalubrité des alimens, du moins de ceux qui portent avec eux une qualité étrangere.

(*a*) *Galen. comm. 5. lib. vj. epidem.*

ESSAI SUR LES ALIMENS, TROISIEME PARTIE.

De la matiere des alimens, considérée dans les différens corps de la nature.

QUAND on a approfondi les propriétés essentielles à la matiere nutritive, on voit disparoître les difficultés qui sembloient s'opposer de toute part aux recherches particulieres qu'on peut entreprendre sur les corps qui la renferment.

Il est aisé de s'assurer, si un corps contient beaucoup de parties nutritives, si il en contient peu. L'odorat, le goût, semblent suffire aux animaux pour juger des subſtances qui peuvent être reçues comme aliment dans leur corps. La raiſon, l'obſervation, l'analogie, forment un art pour les hommes, des préceptes que la nature a enſeigné à tous les animaux. Par ces ſecours, non-ſeulement nous connoiſſons comme eux la matiere nutritive, mais nous pouvons de plus la dégager des corps étrangers qui la cachent & la déguiſent.

Il eſt inutile d'entrer dans le détail particulier de chaque aliment, quand on connoîtra à quelle eſpéce on peut le rapporter, on en ſçaura aſſez pour apprécier au juſte les différences qui peuvent caractériſer l'état actuel de ſon mucilage.

Les deux premiers genres d'alimens, qui diviſent la matiere qui fait l'objet de nos recherches en deux claſſes principales, ſont les végétaux & les animaux ; quoique les plantes ſoient les élémens & les principes de la nutrition de ces derniers.

La nature imprime à chaque eſpéce de plante, & à chaque genre d'animaux, des différences qui leur appartiennent en propre, & qui n'appartiennent qu'à elles : mais il en eſt d'univerſelles & de générales à chacun de ces genres ; comme il en eſt de particulieres. Il s'agit dans cette partie d'examiner les unes & les autres ; en premier lieu ſur les végétaux ; en ſecond lieu ſur les animaux.

CHAPITRE PREMIER.

Des différences générales de la matiere nutritive dans les plantes.

LES différences qui appartiennent en général à toutes les plantes, sont celles qui dépendent des variations nécessaires par lesquelles elles doivent passer ; ces variations se réduisent à l'impression que produit sur leurs parties, une saison plus ou moins brûlante, un climat plus ou moins chaud, & la diversité de progrès que ces corps subissent nécessairement, depuis leur production jusqu'à leur entiere destruction.

La différence des âges est la premiere de toutes ; il a été nécessaire, pour expliquer la formation du mucilage, d'en traiter dans la premiere partie de cet ouvrage. Des principes qui y ont été établis, on a pû conclure quelles sont les parties nutritives, quelles sont celles qui ne le sont pas dans tous ces différens périodes.

Deux accidens empêchent les végétaux d'être regardés comme nutritifs ; l'un est la force & la violence ; l'autre est la quantité des matieres étrangeres, qui se trouvent jointes avec leur mucilage. La violence de ces principes étrangers & leur quantité sont d'autant moindres, que la plante est moins avancée ; mais aussi le mucilage est moins formé, ses principes moins liés, & il est donc moins nutritif ; il est de même moins efficace en vertus médicinales : son mucilage n'acquiert sa perfection que dans la proportion dans laquelle les parties étrangeres se développent.

Quoique ces différences générales des âges appartiennent à toutes les plantes & à toutes leurs parties, chaque partie a cependant en particulier ses différences, suivant le période de sa formation ; mais remettant à en traiter à chaque article particulier, il ne s'agira ici que d'apprécier les caracteres qu'impriment aux plantes, & chaque saison, & chaque climat.

Les effets généraux d'un air froid sont de s'opposer à la végétation, à l'action par laquelle les plantes tirent de la terre les parties qui doivent composer leurs substances. Boerhaave appelle hyver, le tems du sommeil de la nature. Presque toutes les plantes périssent dans l'hyver, &, dans les climats extrêmement froids, on trouve si peu de végétaux, que les Hollandois dans leur fameux voyage à la nouvelle Zemble, ne trouverent aucune plante dans ces malheureuses contrées : celles qui peuvent exister dans de pareils climats, ne doivent pas acquérir une grande activité dans leurs principes ; la transpiration des plantes doit être très-petite, & par conséquent leurs principes doivent être chargés d'eau. Le froid met un obstacle à l'altération des parties : nous sçavons qu'il y a peu de fermentation pendant l'hyver, que tant que la saison est froide & seche, les plantes & les animaux se conservent très-long-tems à l'abri de la putréfaction ; par conséquent il doit se faire peu de progrès : nulle odeur, nulle saveur, ne peuvent se développer. Je ne crois pas que ce soit par aucune autre raison, que par le défaut de végétaux, que les habitans du Nord se servent de poisson seché, au lieu de pain, & vivent principalement du produit de leur chasse.

Dans un air froid & humide, on suppose nécessairement un moindre dégré de froid, puisque la gelée ne peut point subsister avec l'humidité. Dans ces climats, les plantes sont surchargées d'une quantité d'eau considérable, & leurs principes n'ayant souffert que très-peu d'atténuation, elles sont presque dépourvues d'activité. Si l'on sépare l'action de l'humidité, de celle du froid, l'effet est différent. Les plantes sont aqueuses, mais leur végétation loin d'être empêchée, est au contraire favorisée ; & si le mucilage a eu le tems de prendre dans la plante un principe suffisant de coction, il doit être extrêmement atténué : l'eau elle-même sert de véhicule & d'instrument pour son altération ; nous en voyons un exemple dans les plantes qui naissent près des rivieres ; car quoique ces plantes soient ordinairement toutes pleines d'eau, elles portent cependant dans leurs principes, un caractere d'atténuation qui les rend de toutes les plantes les plus propres à la putréfaction, & qui tiennent le plus du caractere de l'animal. Cette atténuation, quand la conformation de la plante y concourt, peut même donner lieu à une réaction capable de produire des huiles. De là les climats humides & les bords des rivieres ont beaucoup d'aromatiques, tels que la chaleur à coutume d'en produire ; ainsi la menthe & la tanaïsie, se trouvent principalement dans les prés humides. Quoi qu'il en soit, nous voyons que dans cet espéce de climat, l'eau prédomine sur les autres principes ; le mucilage est extrêmement délayé : en un mot, les alimens sont légers par eux-mêmes, mais pleins d'eau ; & comme la trop grande quantité d'eau nuit à la formation exacte du mucilage, qu'une moindre quantité peut au contraire former & perfectionner, on peut dire de ces végétaux, ce qu'Aetius dit des animaux qui paiſſent les pâturages humides, que leurs parties ſont pleines d'excrémens ſuperflus, *carnes ſuperfluis excrementis ſcatent*, c'eſt pour cela qu'Hippocrate, dans ſon ſecond livre *de victûs ratione*, ayant averti que l'on doit avoir une attention particuliere à la patrie des plantes, *neque ſolùm cibi & potûs & animantium ipſorum ſed & patriæ ex quâ oriuntur vim noſſe oportet*, ajoute que l'aliment le plus léger, eſt celui que l'on tire des lieux humides, *cùm levius atque humidius alimentum præbere volueris, his utendum quæ ex locis riguis naſcuntur*, il met entre ſes facultés, la propriété de lâcher le ventre, *alvum dejicere*, & l'on doit le ranger dans la claſſe des *alimenta imbecillia*, dont Celſe nous parle, car la matiere nutritive y eſt extrêmement ſéparée.

Le premier dégré de chaleur tempéré, produit la ſaiſon aimable du printems, où la végétation commence, où tous les produits ſont doux & modérés. Le printems donne une atténuation légere; mais il eſt des plantes auxquelles il n'en faut pas davantage, & qui ſuccombent lorſque l'été les deſſéche; telles ſont pluſieurs eſpéces de végétaux, qui ne ſont pas faits pour s'élever, mais dont les tiges & les feuilles mêmes, tendres & aqueuſes, vivent à l'abri de l'humidité de la terre ; telles ſont les plantes dont les fleurs ſont tendres & ont une odeur douce, qui naiſſent dans les bois & qui craignent les rayons du ſoleil. On ne trouve point dans le printems, des odeurs fortes & qui excitent de vives oſcillations dans le genre nerveux : l'atténuation que donne cette ſaiſon, eſt douce, légere, ne produit que des odeurs ſuaves, calmantes. On ſeroit tenté de regarder ces parties ſubtiles comme nutritives, du moins de cette nutrition de laquelle Hippocrate dit (*a*), *quibus celerrima appoſitione opus eſt, fit per olfactum*, & Galien dans ſon Commentaire, *neceſſe eſt ut à naribus plurimum alimenti ſuppeditetur.*

Les climats chauds ſont de deux eſpéces ; les uns ſont chauds & humides ; les autres portent le caractere, qui, naturellement eſt propre à la chaleur, & c'eſt la ſécheresſe. Ces deux caracteres qui rendent les hommes ſi diſſemblables de ceux qui habitent les climats froids, donnent auſſi une différence bien notable aux végétaux. La chaleur combinée avec l'humidité, imprime naturellement un caractere d'atténua-

(a) *De alimento.*

tion considérable aux végétaux, & à tous les animaux susceptibles de cette altération: tout dégénere promptement en putréfaction; aussi dans ces climats voit-on une infinité de maladies putrides, & l'on peut dire qu'ils sont en général fort mal-sains: le mucilage doit y être extrêmement altéré, car la chaleur ne perd jamais son principe d'action. Ainsi les principes des plantes dans ces régions, sont extrêmement atténués; mais l'humidité qui s'y trouve continuellement est encore l'instrument d'une plus grande altération; & si quelque chose peut les préserver de la corruption, ce n'est que la présence des parties aromatiques que la chaleur multiplie. Hippocrate nous dit de ces substances qui tendent à la pourriture, qu'elles ont la propriété de lâcher le ventre, *quod ea quæ ad putredinem accedunt magis alvum dejiciunt*; axiome très fondé dans la nature, si on se donne la peine d'examiner, & la nature des excrémens, & leur conformité avec cette espéce d'alimens.

Ce mucilage doit s'approcher plus que tout autre de la vertu savoneuse & fondante des médicamens, car les liens des sels avec les huiles doivent être peu considérables, & détrempés dans beaucoup de véhicule.

Une complication naturelle, est celle de la chaleur avec la sécheresse; car la chaleur séche par elle-même. Tout ce qu'Hippocrate, & les Anciens ont appellé chaud, comprend avec soi la sécheresse. Dans ces climats chauds & secs, les principes des alimens doivent être fort atténués; mais la chaleur ici dépourvûe d'humidité, ne produit pas chez eux cette atténuation qui approche si fort de la putréfaction, comme nous l'avons dit des climats chauds & humides; car, au lieu d'une tendance à une dissolution générale, la sécheresse doit rapprocher leurs parties atténuées par la chaleur, leur donner un excès de densité, & faire par conséquent que ces alimens contiennent sous le même volume beaucoup plus de nourriture: c'est en effet ce qui arrive au froment quand le tems a été sec & chaud, quand les bleds ont meuri; car quoique les laboureurs observent qu'ils ne rendent pas tant quand on les a moulu, ils sçavent cependant qu'ils doivent rendre davantage quand on les a fermenté, parce qu'alors il se fait une dilatation considérable dans leurs principes; ce qui n'arrive pas toutes les fois que les froments sont trop abbreuvés d'eau; au contraire le feu faisant dégorger cette humidité, diminue de beaucoup le volume qu'on en attendoit quand on commence à les cuire. On sent donc que comme les climats froids & humides fournissent tous les alimens que Celse appelle *imbecilliora*, c'est dans les climats chauds & secs que se trouvent les alimens que le même Auteur appelle *valentissima : valentius è Campaniâ frumentum* ; en effet la Campanie est une des provinces de l'Italie la plus ardente, où les alimens doivent avoir par conséquent une plus grande sécheresse ; mais pour terminer par une autorité irréfragable, ce que la raison démontre : l'expérience avoit appris la même chose à Hippocrate, qui, dans le lieu que nous avons déja cité, nous dit positivement, *quæ locis minimè aquosis, sed siccis & æstuosis proveniunt, ea omnia sicciora & calidiora sunt, & robur plurimum corpori exhibent, quia pari mole graviora sunt & densiora, uberioremque fætum ferunt, quàm quæ humidis, riguis, & frigidis nascuntur, ea autem humidiora, leviora, & frigidiora existunt.* Ce passage est assurément très-remarquable par sa justesse, & sa convenance avec les principes de la plus saine Physique ; mais on doit y remarquer ces deux mots opposés, de pésanteur, *graviora*, & de legereté, *leviora*, qui, employés très-communément & très-universellement en Médecine dans un sens métaphorique, sont cependant vrais suivant l'essence de la chose même, puisque la pésanteur est toujours en raison de la densité des parties.

Le développement des huiles & des parties subtiles y est, & plus considérable, & plus efficace. Des plantes qui n'ont aucune odeur dans nos pays, en ont une forte & violente dans ces pays chauds. Ces climats sont la patrie des aromates : les uns donnent fort peu d'huile, mais la donnent très-forte : les autres en donnent beaucoup ; la densité est plus grande dans les feuilles, dans les fruits, dans les tiges, & la Chymie la retrouve encore dans leurs produits. Telles sont les huiles pésantes qu'on retire des fruits & des bois des Indes. Pendant que la chaleur fait sortir de tous côtés dans ces plantes les aromates les plus fins & les plus divisibles, les mucilages savoneux devroient être très-rares dans ces pays ; mais la Providence y a couvert les fruits savoneux d'enveloppes épaisses & huileuses, qui laissent exhaler fort peu de la transpiration aqueuse du suc qu'ils contiennent intérieurement.

On peut juger par ce peu d'observations sur les climats, de la diversité que doit imprimer aux alimens, la variété des saisons qui est si considérable, sur-tout dans les pays tempérés.

CHAPITRE II.

Des différences particulieres des parties des végétaux, en tant qu'elles ſont plus ou moins capables de ſervir à la nutrition.

CE qui fait l'objet de ce chapitre, n'eſt plus la matiere nutritive, ce ne ſont plus ſes différences générales que nous allons conſidérer ; ce ſont les alimens en eux-mêmes, c'eſt, pour parler comme Hippocrate, ce qui eſt *re & nomine alimentum*, & auſſi ce qui eſt *nomine non re alimentum*. Il s'agit d'examiner les différences des végétaux, tels que les animaux les introduiſent dans leurs corps, avec les parties capables de s'aſſimiler, & les parties qui ne peuvent recevoir aucune aſſimilation ; il s'agira par conſéquent de déterminer quelles ſont les parties des plantes qui contiennent moins de parties étrangeres, plus de ſubſtance nutritive ; quelles ſont celles deſquelles il eſt plus aiſé de l'extraire, dans leſquelles elle eſt plus ſimple & plus conforme aux beſoins de la nature.

Il faut avant de paſſer plus loin, diſtinguer

deux espéces de mucilages dans les plantes. Le premier est celui que les forces humaines peuvent extraire. Le second est celui qui résiste aux agens naturels. Les premiers mucilages sont ceux qui résident dans les parties fluides des plantes, qui composent leur suc, & qui peuvent se réduire très-aisément en gelée, en rob, &c. Les seconds sont ceux qui constituent les liens naturels des végétaux, & qui se trouvent dans les parties solides des tiges, des racines, des nervures, &c. Pour extraire ces derniers, il faut la derniere violence du feu, & il ne faut pas certainement croire que l'action du ventricule & des intestins soient capables de faire un pareil extrait. La quantité du mucilage, que l'art fait connoître dans les plantes, n'est donc pas absolument la quantité que les animaux peuvent en extraire.

Indépendamment des signes rationaux qui font connoître si un corps nourrit beaucoup, ou nourrit peu, Hippocrate nous en fournit un qu'on ne peut refuser, c'est la quantité d'excrémens, soit sensibles, soit insensibles qu'il produit. Les matieres qui ont la faculté d'être promptement résorbées, augmentent plus particulierement, ou les urines, ou l'insensible transpiration. Ainsi Boerhaave a remarqué que de deux pintes d'eau de Spa, souvent il en repassoit une quantité presque égale par les urines, & il n'en paroissoit presque rien par les selles. Pour les parties solides des alimens, elles doivent augmenter les excrémens du bas ventre. Les parties qui ne peuvent pas s'altérer dans la premiere digestion, restent dans les premieres voies. Ainsi le signe d'Hippocrate, *quæ minùs nutriunt, magis alvum dejiciunt* est vrai, ainsi que le passage de Galien, qui confirme cet endroit d'Hippocrate, *minoris nutritionis signum, prompta dejectio*. Il est vrai que cet effet ne suit pas nécessairement dans les gens dont les intestins sont affoiblis, mais l'amas de ces excrémens se fait nécessairement, & leur arrêt est pernicieux.

La division la plus naturelle des parties des plantes, est en racines, feuilles, fleurs, fruits & semences, suivant l'ordre dans lequel les parties se développent; & c'est aussi suivant cet ordre qu'il faut examiner leurs vertus nutritives.

Les racines sont les premieres parties de la plante, qui paroissent sortir de la semence, & qui s'étendant dans la terre, non-seulement se nourrissent, mais pompent même de la terre la nourriture de toute la plante. Il est inutile de rapporter ici les ingénieuses observations de Grew & de Malpighi, sur les racines des plantes, ni celles que M. Hales peut avoir fait sur leurs usages, il s'agit d'examiner par l'expérience & la raison, de quelles parties elles sont composées.

On peut diviser les racines en deux espéces ; les unes sont bulbeuses, toutes ramassées en espéces de lames qui ont la propriété de se multiplier, & qui ne tendent des filets dans la terre qu'en une seule partie ; les autres tracent, pour ainsi dire, dans la terre, s'étendent plus ou moins selon le volume de la plante, & ont plus ou moins de consistence : on peut les distinguer en deux classes, il n'est pas nécessaire de pousser la division plus loin. Les unes ont une consistence ferme & presque ligneuse, ou tout-à-fait ligneuse. Les racines ne sont guéres parfaitement ligneuses que dans les arbres, ou dans les arbustes ; mais elles ont une consistence qui approche du bois, dans la plûpart des plantes : telles sont toutes les racines qui, desséchées, conservent encore un volume considérable, & peu différent de celui qu'elles avoient étant fraîches, qui ont la propriété de se conserver sans aucune préparation, & sans crainte de pourriture pendant une longue suite d'années. La seconde classe est de celles qui ont une substance tendre & aqueuse, qui n'offrent à leur séparation qu'une très-légere résistance, qui ne peuvent pas se garder long-tems ; telles sont les raves, les raiforts, les navets, &c. qui en se desséchant perdent une quantité considérable de leur vertu & de leur volume. Cette différence est essentielle.

Hippocrate, en exposant la façon dont se forment les plantes, nous marque en général que l'on doit trouver dans la racine ce qu'il y a de plus pésant, *id quod ponderosissimum est deorsum labitur* ; mais c'est sur une fausse idée qu'il pose ce principe : il est vrai cependant que ce qui forme la racine, sont des parties plus grossiéres & moins attenuées, la raison en est évidente ; la racine se nourrit immédiatement des principes qu'elle reçoit de la terre, & tous les principes des autres parties de la plante doivent avoir passé par la racine, ils y ont nécessairement souffert, & l'élaboration naturelle aux principes de la racine, & une atténuation de plus, qui les fait monter plus haut : ainsi on peut regarder comme un axiome général, que les parties qui paroissent les dernieres dans la plante, & qui occupent ordinairement le sommet, sont celles qui sont le plus travaillées, & qui ont dans leurs principes l'atténuation la plus considérable. Les racines doivent donc avoir le premier mucilage, le moins travaillé de toute la plante, à moins que quelque raison particuliere ne puisse procurer une altération considérable dans le mucilage de la racine. Ainsi c'est avec raison que Mnesithée l'Athénien, qui a jadis écrit sur cette matiere, prononce que les racines sont plus difficiles à digérer, & ont bien plus de crudité que leurs feuilles, quoique Galien l'ait repris sur cet article, pour en excepter les raves & autres racines de cette espece, & les oignons ou bulbes des plantes.

En effet les racines bulbeuses, & celles qui sont d'une substance tendre & sujette à se flétrir, sont dans un cas différent des autres racines; car concentrant en elles-mêmes une partie du mucilage, & étant toutes remplies de cellules qu'on voit évidemment, le mucilage concentré sous plusieurs enveloppes communes, acquiert une acrimonie volatile, dont le reste de la plante ne peut pas participer, parce que le mucilage ne trouve point les mêmes commodités pour y séjourner. C'est, à ce qu'il paroît, la grande quantité d'eau qui se trouve dans ces cellules, qui est l'occasion de l'atténuation qui produit cette acrimonie piquante, qui frappe les yeux, & que quelques Auteurs ont rangé sous la classe des alcalis volatils, quoiqu'il ne paroisse pas que cette partie saline & volatile, fruit à la vérité de l'altération, soit à ce dernier point. Les bulbes ont, pour ainsi dire, une vie à part; ils ont leurs racines qui puisent pour eux le mucilage dans la terre; mais il est naturel de demander, comment il se peut faire que le mucilage de la racine ne communique pas son acrimonie à tout le reste de la plante. Les bulbes & les oignons n'acquierent cette acrimonie que par le séjour que le mucilage fait dans leur substance; cette acrimonie n'existoit pas dans leur premier âge, & quand ces bulbes viennent de naître, ils sont & fort tendres, & fort doux. Au reste la partie qui est déja âcre dans la racine, ne peut pas être employée dans la structure de la plante, elle se conserve dans le bulbe; si elle se trouve dans la plante, elle s'y trouve très-divisée, & c'est ce qui fait que la plante conserve moins d'acrimonie que n'en a le bulbe. D'ailleurs comme dans le corps organisé des animaux, il se fait en différentes parties des sécrétions qui paroissent ne tenir en aucune façon de la nature des unes ou des autres, on peut aisément imaginer comment les fleurs ou les semences ne retiendront rien d'une acrimonie qui s'est formée dans le bulbe; d'ailleurs toutes ces parties étrangeres ne font pas le fond du bulbe, & le mucilage qui compose ses parties solides, est plus grossier que celui qui passe dans les feuilles & dans la tige des plantes bulbeuses. Le travail intérieur qui se fait dans les parties de ces racines, se démontre aisément. Si on laisse grossir assez considérablement les raves & les autres racines de cette espéce, elles souffrent des crevasses dans l'intérieur de leur substance, & leurs principes acquierent une volatilité singuliere; preuves incontestables de la réaction des parties les unes sur les autres, dans l'intérieur de leur substance, & du développement de l'air, qui accompagne toujours cette altération. Les parties de ces racines sont donc à la vérité fort affinées, mais il y a toujours dans la structure de la racine, un mucilage grossier qui lie & unit les parties, & qui rend les racines difficiles à digérer, ainsi que l'expérience nous l'apprend. *Ægrè concoquitur radix raphani*, nous dit Hippocrate. Il me paroît donc que Galien n'a pas eu tout-à-fait raison, quand il excepte ces racines de l'axiome général de Mnesithée.

On peut donc prononcer en général, que les racines contiennent le mucilage le plus grossier qui soit dans toute la plante; l'excès le plus ordinaire dans les racines, est l'abondance des parties terreuses; &

la combinaiſon la plus naturelle des parties terreuſes, eſt celle qu'elles prennent avec les parties ſalines. Il eſt beaucoup plus rare de trouver dans les racines, des principes exaltés & atténués, des parties huileuſes & autres de cette eſpéce ; on en trouve à la vérité dans les racines des plantes aromatiques, *car telle eſt la nature de la plante, tel eſt le concours des circonſtances qui atténuent les parties ; ces racines pour la plûpart contiennent des véſicules qu'il eſt aiſé de découvrir, & dans leſquelles l'huile s'épanche ; mais il eſt peu de pareilles racines, ſi on les compare au nombre preſque infini des plantes aromatiques. La plûpart de ces racines, outre cet aromate, ont encore les principes groſſiers qui caractériſent les racines ; ce n'eſt pas que nous n'ayions quelques plantes dont les racines ſont aromatiques, quoique la tige & le reſte de la plante n'ayent aucune odeur, mais ces exemples ſont rares, & forment des exceptions à la régle commune ; il eſt plus ordinaire de voir les racines des plantes aromatiques n'avoir préciſément aucune odeur, mais ſimplement une ſaveur âcre, qui tout au plus peut contenir quelque choſe d'aromatique, qui ne ſe développe que par l'action de la ſalive. Le plus ordinairement les racines ont un principe aſtringent, plus ou moins évident ; ce qui marque la combinaison de la terre & du ſel, premiere origine du mucilage. Après les racines qui ont un goût aſtringent, les plus communes ſont celles qui ont une amertume marquée ; mais il faut diſtinguer avec Galien deux eſpéces d'amertumes ; des corps amers, les uns ſont des amers *tenuium partium*, ſuivant l'expreſſion de ce Médecin, comme on le voit dans les feuilles & dans les ſommités de l'abſynthe ; les autres ſont *craſſarum partium*, tels que la patience ſauvage & d'autres plantes : ces amers ſont eux-mêmes plus ou moins tenus, ſuivant la chaleur du climat, ou le peu d'efficacité des cauſes qui produiſent la végétation ; ils paroiſſent les uns & les autres être compoſés de parties de même eſpéce. Hoffmann a fait une expérience par laquelle il paroît que l'amertume eſt produite par le mêlange d'une huile & d'un acide (a) ; mais on doit encore y admettre une portion de terre, qui ſe démontre d'ailleurs en grande quantité dans les amers fixes. Cette combinaiſon étant une fois reconnue capable de donner l'amertume, & de produire des amers, il s'enſuit que depuis l'huile la plus groſſiére, juſqu'à celle qui a le plus d'atténuation, l'acide le plus

(a) *Obſerv. Phyſico-Chymiq. pag.* 55.

fixe

fixe & le plus volatil, peuvent être également capables de produire une amertume dont les différences seront palpables, selon la diversité de l'atténuation des principes qui concourent à sa formation, & la plus ou moins grande quantité de terre qui entre dans cette combinaison : en effet qui peut comparer la vertu de l'absynthe à celle de la patience sauvage? Presque toutes les racines qui ont de l'amertume, ont une amertume grossiere, *crassarum partium*, & n'ont point cette atténuation qui se trouve dans les fleurs & dans les feuilles des aromatiques amers.

On peut donc conclure que les racines donnent une nourriture grossiere, & plus grossiere en général, que celle que peut fournir la plante qu'elles soutiennent; cependant comme elles sont, pour ainsi dire, un couloir par lequel sont portés tous les sucs qui doivent nourrir la plante, elles contiennent ordinairement beaucoup de mucilage; & comme elles ne transpirent que par la plante, & qu'elles sont à la source de l'humidité, ce mucilage est ordinairement fort humide. Dans les alimens employés chez les hommes, on compte quelques racines mucilagineuses grossieres, mais dont l'usage n'est pas ordinaire : telle est la pomme de terre, le batatas des Irlandois, le manihot des Indiens, & autres racines de cette espéce, dont on ne se sert guéres que par un goût dépravé, par la misere ou le peu de culture du pays qu'habitent les gens qui en usent.

Mais ce qui a été dit des plantes en général, est vrai aussi de leurs racines. Il faut distinguer exactement chez elles, les differens âges qui leur sont propres : les racines tendres & jeunes abondent ordinairement en eau : la partie qui doit y dominer, n'a acquis ni la vertu qui peut rendre ces racines médicamens, ni la force qui les exclut du rang des alimens ; ainsi nous mangeons des racines résineuses dans le commencement de leur formation, qui dans un tems plus avancé seroient de forts médicamens : telle est la racine de scorsonnaire. En effet dans ces racines, quoique l'âge, en augmentant la quantité du mucilage, parût devoir les rendre plus nutritives, cependant les parties âcres & dominantes qui croissent au moins dans la même proportion, les privent de cette faculté. Tout bien examiné, les seules racines des plantes adultes dont nous puissions faire usage, sont les racines des plantes qui portent avec elles un mucilage adoucissant ; toutes les autres ont trop de parties étrangeres. Beaucoup d'animaux mangent les racines des végétaux : les laboureurs & les amateurs des jardins n'en ſont que trop déſolés ; mais de toutes les parties des plantes dont ces animaux ſe repaiſſent, ils en exceptent toujours la réſine, & la partie terreuſe ſe trouve en grande abondance auprès de ce qu'ils ont mangé, ils en ſéparent le mucilage, les ſels ſurabondans en ſont ſans doute auſſi exclus ; mais leur prompte ſolubilité fait qu'on ne peut pas en découvrir les traces.

Pour les tiges & les feuilles des plantes, elles conſtituent, quand on les conſidere comme alimens, la claſſe que les Anciens appelloient λάχανα *olera ;* dans cette claſſe ils comptoient les bulbes ou oignons des plantes : Galien paroît les avoir rapporté aux racines, mais Hippocrate les met au rang des *olera ;* ils ont cependant étendu quelquefois plus loin la ſignification du terme *olus*, ils le donnent à certaines ſubſtances médicamenteuſes : ainſi ils avoient appellé le ſmyrnium, *olus atrum*, & la Valeriane *olus regium :* quoi qu'il en ſoit, ſous cette claſſe on comprend dans tous les livres qui ont traité des alimens, les tiges & les feuilles des plantes alimenteuſes. Les Anciens n'ont jamais prodigué leurs éloges à cette eſpéce d'aliment, ſoit en général, soit en particulier. Hippocrate les recommandoit simplement l'été, & ne vouloit pas que l'on s'en servît l'hyver. On peut dire que ce précepte est bien fondé, car il est impossible d'en obtenir aucun dans ce tems de l'année, à moins qu'on n'employe pour cela des préparations étrangeres, qui défigurent, pour ainsi dire, la nature. Les Anciens les regardent comme devant produire un sang aqueux & tenu, comme étant humectans & rafraîchissans; mais en même tems ils disent qu'ils contiennent un mauvais suc. Actuarius paroît croire qu'on peut les corriger par le moyen de la culture, & les rendre moins malfaisans; mais c'est tout ce qu'il en espere.

Quel est l'état du mucilage dans les tiges? C'est par cet examen que nous pouvons nous mettre en état de juger si nous devons penser comme les Anciens. Ce qu'il y a de plus fin & de plus épuré passe vers les parties les plus travaillées de la plante, & est employé à former les fleurs, les fruits & la semence. Les parties les plus grossieres, & les plus solides, sont destinées à former le corps de la tige, qui a besoin d'être plus solide : les vents, l'action du soleil la desséchent, & la terre en fait la base & le fondement. On voit évidemment ces productions dans toutes les tiges ligneuſes, qui ſont ſi ſolides & en même tems ſi terreuſes ; on découvre même une gradation ſucceſſive de cette eſpéce d'endurciſſement dans pluſieurs tiges, dont on ne mange que les ſommités, parce qu'on ne peut faire aucun uſage du bas, à cauſe de ſa dureté & de ſa ſolidité : telles ſont pluſieurs eſpéces d'aſperges, & ſi l'on ne ſaiſit pas le tems où les aſperges ſont en état d'être mangées, bientôt elles acquierent une ſolidité qui les met hors d'état de ſervir d'aliment ; en un mot, telle eſt la nature des tiges ; non-ſeulement elles ſont, après les racines, formées des principes de la plante les plus groſſiers & les plus ſolides, mais ces principes acquierent encore une ſolidité plus grande par le moyen de l'exhalaiſon de l'eau, leurs principes s'uniſſent ſi fortement entre'ux, que l'eau même n'a plus ſur eux qu'une action lente, & n'eſt plus capable de déſunir leurs parties : ainſi ſi nous conſidérons la tige d'une plante dans la vigueur de ſon âge, il eſt peu de portions de la plante qui contiennent ſi peu de principes nutritifs proprement dits. Une forte décoction en tire à la vérité quelques parties extractives ; il eſt même certaines tiges de plantes, dont elle peut déſunir les principes, mais dans preſque tous les végétaux, les principes de la tige ſont unis & ſerrés, & ont perdu la ſolubilité qui eſt néceſſaire pour la nutrition. Cartheuſer retrouve de la réſine dans les tiges des plantes les plus douces : or la réſine eſt le produit de la réunion intime des principes qui concourent à leur formation. Les feuilles ſont à-peu-près dans le même cas, elles ſont extraordinairement ſéches, & quoique ce ſoit par leurs vaiſſeaux que ſorte la plus grande partie de la tranſpiration de la plante, cependant leur ſubſtance eſt ſi aride, par rapport aux autres parties de la plante, qu'il n'eſt que certaines plantes cultivées, défendues avec ſoin des ardeurs du ſoleil, dont on puiſſe manger les feuilles ; la plûpart des autres ont un goût âcre, ſont chargées d'huile & de réſine, & quoiqu'elles ſe corrompent facilement, la plûpart ne ſe détruiſent point dans l'eau. Le Chancelier Bacon prétend qu'il y a eu un ordre de Moines, qu'il appelle *Foliatani*, qui avoient eſſayé de ne vivre que de feuilles de plantes ; mais il rapporte en même tems que l'exécution de ce projet de pénitence fut impoſſible.

Quoi qu'il en ſoit, nous ne voyons rien, dans les principes généraux qui conſtituent les tiges, qui nous approche de la doctrine des Anciens ; mais il faut conſidérer que la plûpart des plantes dont nous mangeons les tiges, sont par elles-mêmes des plantes fort aqueuses ; de plus il n'est qu'un tems où on puisse faire usage de ces alimens ; c'est le tems de leur jeunesse, & même de leur extrême jeunesse : dans ce tems les fibres n'ont point encore acquis leur solidité, & les liens qui unissent ces parties, n'ont pas la fermeté qui les rend impénétrables à l'eau. La plante n'a pas encore à fournir des principes à une vaste superficie de feuilles, & cette superficie n'étant pas développée, la transpiration de la plante n'est pas si abondante. On sent par ces réflexions, qu'il est nécessaire que le mucilage des jeunes tiges soit très-aqueux & très-terreux ; le sel s'y trouve en plus grande abondance que l'huile, & celle-ci n'a certainement pas pris le dessus ; ce n'est pas que de ces plantes, soumises à la distillation, on n'en retire, mais on en retirera incomparablement moins qu'on ne l'auroit fait de la même plante considérée dans une plus grande maturité ; d'ailleurs la distillation est une preuve infidele, car le feu est un agent qui atténue, qui est capable de produire de nouvelles combinaisons, & de faire paroître l'huile où elle n'étoit pas. Le mucilage de ces parties de plantes est donc un mucilage qu'on peut appeller imparfait, composé de principes peu unis, peu capables de nourrir (*a*), grossiers & par conséquent de mauvais suc, mais fort aqueux & rafraîchissans pour les estomacs capables de les digérer. Au reste ces alimens ne peuvent pas être des alimens universels, puisqu'on ne les trouve que dans une seule saison de l'année, & tout ce que peut l'art des jardiniers, c'est de leur procurer une jeunesse plus longue, en les empêchant de recevoir les impressions du soleil, en répercutant les exhalaisons des feuilles qui sont plus proches de l'air, & que l'on rejette cependant comme ayant reçu une végétation plus considérable.

La nature a plutôt songé à l'agrément qu'à la nourriture des hommes dans la production des fleurs, car ces parties qui entrent essentiellement dans la structure des plantes, qui font une partie nécessaire à la fécondation des semences, & qui fournissent plusieurs médicamens utiles à la Médecine, contiennent pour la plûpart trop peu de mucilage, pour constituer une classe d'alimens, & renferment à proportion plus de parties actives & exaltées, que tout le reste de la plante : nous n'en parlerons pas plus au long, car elles sont absolument

(a) *Imbecillima materia est omne olus.* Celse lib. ij. cap. 18.

étrangéres à notre deſſein ; mais ce qui nous reſte à examiner dans les plantes, ſont proprement les parties les plus conſidérables des ſubſtances alimenteuſes, les fruits & les ſemences.

Il eſt inutile de définir ce que nous entendons par fruits, puiſque nous ne comprenons dans la définition de ce mot, que ce que les hommes les moins inſtruits entendent communément, & uniquement par rapport à notre uſage. Les Anciens conſidérant les fruits ſous ce point de vue, les ont diviſé en fruits d'automne & en fruits d'été : cette diviſion qui n'eſt pas juſte en elle-même, peut, ſuivant leur explication, ſe rectifier. Ce qu'ils appellent fruits d'été, ſont ceux qui n'ont qu'une durée fort paſſagere, & quoique l'eſpéce de fruits dure plus ou moins de tems, chaque individu ne peut guéres ſe conſerver en ſon entier, l'eſpace de pluſieurs jours ; ce ſont ceux que l'on retrouve dans Hippocrate & dans Galien, ſous le nom d'ὡραῖοι. Les fruits d'automne au contraire ſe conſervent aſſez longtems, & même pluſieurs d'entr'eux ont une durée aſſez longue, pour n'être ébranlée que par les premieres chaleurs de l'année ſuivante, auxquelles il eſt impoſſible que la ſubſtance d'aucun fruit puiſſe réſiſter : auſſi la plus grande durée des fruits conſervés dans leur état naturel, quelque ſoin qu'on y apporte, ne peut guéres s'étendre au-delà d'une demi-année; il eſt vrai que pour les conſerver, on a appellé le ſecours d'un art étranger; mais d'ailleurs, ce ſont des alimens qui n'ont qu'un eſpace de tems déterminé, & qui ne ſont pas capables de faire le fond de la nourriture du genre humain. Les fruits en général ont été caractériſés par les Anciens, par le nom d'*alimenta tenuium partium*, alimens dont les parties ſont fort atténuées, nom dont Galien donne l'explication, en diſant, que l'on en juge par leur facilité à la ſolution, *tenuium eſſe partium quòd in tenuiora facilè ſolvantur;* & de peur que nous ne prenions cette ſolution pour une ſolution groſſiere & méchanique, il nous l'explique, *quòd verò ea ſolvantur calor animalis cui applicantur causa eſt.* Le même Auteur prononce hardiment, que le caractere de douceur qui ſe remarque dans certains fruits, eſt l'effet d'une chaleur modérée; principe vrai en lui-même, ſur-tout ſi on donne au nom de chaleur, toute l'étendue que lui donnoient les Anciens, car ils entendoient par ce mot, tout mouvement qui produit la coction & le mêlange exact des principes, ſi les principes y ſont d'ailleurs diſpoſés. Cette douceur eſt le fruit du travail de la nature, mais les principes peuvent encore acquérir plus de ténuité, ajoute Galien, & quand ils auront paſſé le dégré de maturité, alors ils perdront cette douceur; car, dit-il, on peut retirer également du vin de tous les fruits. Les Anciens connoiſſoient donc en partie l'étendue du principe mucilagineux, & de ſes changemens. Si l'on ſuit les progrès des fruits, depuis leur naiſſance, juſqu'à l'état de leur maturité, on verra dans tout ſon jour cette belle uniformité des mouvemens de la nature : plus les fruits prennent d'atténuation, plus à la vérité ils ſe différencient par leurs parties les plus ſubtiles; mais ils conſervent uniformément la douceur, qui eſt le fruit de l'égalité des parties.

Mais que peut-on ajouter à la belle diſſertation d'Aetius ſur les fruits? Les fruits avant leur maturité, & avant que leur mucilage ait acquis la douceur qui lui eſt propre, ſont tous acerbes, *acerbum corpus terreum eſt & frigidum*, nous dit Aetius, *omne corpus acerbum ab aliis qualitatibus purum, omni experimento facto frigidum inveni*. Dans cet état on ne peut guéres les compter au nombre des ſubſtances alimenteuſes : il faut pourtant remarquer avec notre Auteur, que quoiqu'il y ait peu de différence entre ces eſpéces d'acerbité, *ſervat tamen unuſquiſque fructus arboris ſuæ naturam*, on ne peut avoir alors aucun caractere pour diſtinguer les fruits d'été & les fruits d'automne. Nous retrouvons dans les principes d'Aetius les changemens qui ſont la ſource de leurs différences, *reſolvetur acerbitas illa tripliciter aut caleſcens, aut humeſcens, aut utrumque ſimul perpetiens.*

Les fruits qui quittent les premiers de tous le caractere d'acerbité, ſont des fruits extrêmement fondans, & qui portent avec eux un mucilage fort imbibé d'eau, & un caractere d'acidité très-ſenſible, *ſi humeſcat ſolùm, acerbitas*, nous dit Aetius, *humiditaſque illa ſit tenuium partium & aerea, acidum reddetur.* C'eſt le premier dégré de chaleur qui mûrit ces fruits acides. La grande quantité d'eau empêche le développement de l'huile. *Si verò humeſcat atque caleſcat cum aquoſâ humiditate, in dulcedinem tranſibit, cum aereâ* (a) *verò in pinguedinem.* La douceur qu'on y remarque eſt le produit de l'égalité des parties, & le développement de l'huile,

(*a*) Ce que les Anciens entendoient par *aer* & par πνεῦμα, étoit toute ſubſtance active, tout eſprit, & ne peut s'entendre ici que du phlogiſtique, qui eſt le produit de l'atténuation.

eſt le produit de la chaleur. *Cæterùm calore maturi fiunt omnes*, ajoute-t-il, *qui duplex naturâ exiſtit, alter proprius & ſingulis à naturâ inſitus, alter forinſecùs, à ſole allatus.* Cette premiere chaleur produit la fermentation intérieure des parties : l'eau naturelle à ces fruits, en eſt l'inſtrument, & ſa grande quantité eſt la cauſe qui les fait avancer ſi promptement vers leur deſtruction : c'eſt pour cela que Galien les appelle tantôt ὡραῖοι, tantôt *fugaces*, & il en ajoûte la raiſon, *quia facilè corrumpuntur, nec aſſervari queunt.* Leur atténuation eſt d'autant plus grande, qu'ils approchent d'avantage de ce terme ; auſſi Galien prononce-t-il hardiment, *acetum tenuium eſſe partium*, & Aetius dit poſitivement, *diſtat acetum ab uvæ immaturæ ſucco, viribus, in eo quod acetum acrimoniam quandam ex putredinoſâ caliditate adeptum eſt. Unde acetum tenuium magis partium quàm uvæ immaturæ ſuccus, prout ſenſus teſtatur, &c.*

Il eſt donc dans ces fruits un tems où ils approchent davantage de la nature des animaux pour leſquels ils ſont faits, & ce tems eſt celui de leur douceur : cette qualité prouve l'analogie qu'ils ont avec nos humeurs, *omne dulce calidum eſt & non immodicè ſuperexcellit caliditatem quæ in nobis est*, dit Aetius : de-là il déduit, avec raison, que ces substances douces sont alimenteuses ; car la douceur qu'ils impriment sur la langue est un sentiment agréable, *omnia enim alimenta iis quæ aluntur naturâ convenientia & totâ substantiâ familiaria existunt.* La solubilité qui les rend aisés à se dissoudre dans la bouche, est une preuve de leur facilité à se décomposer. Ce qu'ils ont de commun est donc, 1° leur humidité, 2° leur solubilité : 3° la chaleur produit dans leur mixtion quelques parties légérement aromatiques ; ils portent aussi leur ancien caractere d'acidité, car l'eau, séparant leurs parties salines, les empêche de se tourner totalement en huile : ces alimens sont donc du nombre de ceux qu'on appelle *tenuium partium*, par conséquent suivant la régle d'Hippocrate, les animaux se les assimilent aisément, *facilè apponuntur*; & par la même raison, suivant ce pere de la Médecine, *facilè consumuntur* (a) ; leur facilité à se corrompre, & le peu de nourriture qu'ils sont capables de fournir, les a fait peu estimer de Galien & des Grecs qui l'ont suivi ; cependant si l'estomac est bon, & qu'ils ne croupissent pas dans ce viscere, ils donnent un

(a) *De alimento.*

mucilage léger, qui passe aisément des premieres voies dans les secondes, & qui est même en état de réparer les pertes, tant des solides que des fluides; leur mucilage ne tend pas à la putridité, & s'il se désunit, sa tendance est à la fermentation spiritueuse, qui n'est pas en état de rompre tout-à-fait les liens des parties nutritives. Au reste il faut que l'usage en soit proportionné aux forces de l'estomac, autrement se corrompant dans ce viscere, & développant des parties très-tenues & très-spiritueuses, les fruits d'été irritent prodigieusement, & causent différentes espéces de dévoiment, *de cholera morbus, &c.* Au surplus leurs parties excrémentitielles sont très-légeres, sur-tout si l'on a soin de rejetter leur enveloppe extérieure, & ne sont guères composées que des fibres & des cellules qui soutiennent le mucilage. Dans un mucilage atténué, comme celui de ces fruits, avec une douceur & une lubricité de parties, telles que celle qui fait leur caractere & leur essence, il est impossible qu'il y ait beaucoup de terre interposée entre l'huile & le sel qui les compose : c'est pour cela que Boheraave leur attribue, avec raison, la vertu d'être savoneux, & de fondre les coagulations légeres qui se peuvent trouver dans le sang & dans la lymphe; c'est du même principe que dépend la vertu détersive, que Galien leur attribue ce qu'ils opérent en fondant les impuretés grossiéres qui couvrent les couloirs, ils pourroient déterger de même le pus trop grossier des ulcéres. Cette propriété appartient à l'huile mêlée avec le sel : or qu'il y ait dans ces fruits beaucoup de parties huileuses combinées avec les parties salines, le goût le démontre, l'analyse le confirme, & M. Homberg l'a démontré, même des groiseilles, desquelles il retire une beaucoup plus grande quantité d'huile, qu'on ne seroit en droit de l'attendre d'un fruit qui porte un caractere d'acidité si développée. Au reste ces fruits si savoneux sont un présent du Créateur, qui se rapporte à la saison dans laquelle ils paroissent, & hors de laquelle ils seroient absolument déplacés : il est impossible de les transmettre dans un autre, du moins dans leur entier. A l'égard de la partie aromatique qu'ils contiennent, elle ne rentre pas dans la classe des alimens. Quoiqu'Aetius ait pensé que les odeurs suaves & douces soient le fruit de l'égalité & du mêlange exact des parties, comme la fétidité & la force de l'odeur sont une preuve de l'excès de ces parties, cependant la substance aromatique, malgré son odeur suave & douce, ne sert dans la digestion que comme un aiguillon qui accélere cette fonction, qui empêche même les sucs de se corrompre, qui donne une force nouvelle aux nerfs, & qui par son parfum agréable nous les rend plus délicieux.

Telles sont les propriétés générales de ces fruits, que chacun d'eux a un dégré plus ou moins considérable; les uns tournent plus à l'acidité; les autres au contraire ont plus de douceur: dans d'autres la terre qui prédomine davantage, leur conserve un goût austere, suivant Aetius & suivant la raison. Dans les autres enfin il y a plus de parties solides, qui forment des espéces de cellules; le mucilage est par conséquent plus séparé; le travail intérieur se communique moins à toutes les parties de la substance du fruit, ce qui fait qu'il est très-difficile d'avoir de pareils fruits parvenus à une égale maturité. L'action du soleil, qui donne une nouvelle activité au mouvement intérieur des parties, n'agit pas également, ne donne pas une vigueur égale dans tous leurs principes.

Quoique la plus grande quantité de ces fruits paroisse réellement en été, il est cependant difficile de prescrire au juste quelles sont les bornes de la saison qui les produit, & l'on ne peut, peut-être pas avec plus de raison, donner à quelques-uns d'entre eux le titre de *fugaces*, car quoiqu'il ſoit eſſentiel au mucilage, tel que nous venons de le décrire, de ſe corrompre promptement ; cependant ſi ce mucilage eſt exactement défendu des atteintes de l'air extérieur, il peut ſe conſerver long-tems ; c'eſt à cette eſpéce de fruit particulierement, qu'il faut appliquer ce que dit Aetius, qu'on doit les cueillir avant une parfaite maturité, & la maturation s'opere petit-à-petit ſous l'enveloppe extérieure ; c'eſt ce que nous éprouvons plus particulierement dans les oranges, & autres fruits de cette eſpéce qu'on apporte des pays chauds ; car quoique l'ecorce extérieure paroiſſe avoir acquis toute ſa maturité, que même la pulpe intérieure ait tiré de l'arbre tout ce qu'elle peut en tirer, avant que ces fruits acquierent la douceur néceſſaire à leurs parties pour être agréables, il faut leur faire encore parcourir divers dégrés d'acidité, qui, ſuivant Aetius, dépend en grande partie de l'abondance d'eau qu'ils contiennent. Cet élément eſt l'inſtrument de l'atténuation, mais les Chymiſtes ſçavent que ſa trop grande quantité nuit au progrès de l'opération, dont il eſt le véhicule, en éloignant les parties étrangeres les unes des autres. Auſſitôt que le fruit eſt parvenu à l'état de douceur, qui eſt ſa perfection, il doit continuer à prendre un caractere d'altération, & même promptement ; ne pouvant plus gagner, il est nécessaire que le changement qui continue, lui fasse perdre cette propriété & l'achemine à sa destruction.

Les fruits que les Anciens appelloient fruits d'automne, parce qu'ils paroissent plus communément dans cette saison, & qu'ils se soutiennent plus long-tems dans leur intégrité, sans recevoir de changement sensible, contiennent en général moins d'eau dans leurs substances ; leur enveloppe les défend davantage de l'abord extérieur de l'air, ils paroissent dans un tems dans lequel la chaleur de l'air qui diminue, dispose moins les corps aux changemens naturels : il sont en général du genre de ceux desquels Aetius nous dit, que *non humescendo incalescunt*, c'est-à-dire, que la partie terreuse prédomine toujours sur la partie aqueuse ; cette partie terreuse s'atténue plus ou moins, & entre dans de nouvelles combinaisons quand les fruits parviennent à leur maturité ; mais on peut dire de ces fruits, ce que fait observer Aetius, qu'il n'y a pas de milieu entre leur acerbité & leur maturité, *ex acerbitate in dulcedinem transeunt*. Au reste il faut distinguer deux espéces de propriétés dans ces fruits, car les uns se gardent long-tems, mais n'ont, pour ainsi dire, qu'un moment dans lequel ils soient agréables ; les autres conservent long-tems le point même de leur maturité ; les premiers auxquels on peut rapporter la plûpart des *poires* qu'on garde en automne, sont des fruits qui ne peuvent pas prendre sur l'arbre le dégré de maturité qui peut suffire à nos usages ; l'arbre ne fournit plus rien, & c'est la réaction du mucilage qui fait le reste, on le voit évidemment en ce que les plus légeres piqueures des vers occasionnent cette réaction dans le mucilage, & procurent à ces fruits une maturité prématurée, & qui est bientôt suivie de la corruption. Pour les autres, comme les nefles, coings, &c. ce sont des fruits dans lesquels le mucilage est séparé en une infinité de particules, de façon qu'elles n'ont nulle action les unes sur les autres : de plus la nature du mucilage est séche ; les cellules qui renferment ces fruits sont beaucoup plus étroites. On sent assez pourquoi, ces cellules étant une fois brisées, le fruit se corrompt aisément, pourquoi les fruits qui ont souffert plusieurs chocs, sont sujets à se corrompre, pourquoi les fruits se gardent moins après les années pluvieuses où la séve des arbres est imbibée d'eau, & en communique à toutes les parties de l'arbre, pourquoi même ces fruits se corrompent aiſément ſur l'arbre, où ils ſont expoſés à toute la vapeur de la plante & à la tranſpiration des feuilles, & pourquoi ils ont beſoin d'être arrachés pour ſe conſerver.

Au reſte ces alimens ne ſont pas ſuſceptibles d'un changement ſi prompt dans l'eſtomac, ils ſont plus ſujets à reſter inaltérables dans ce viſcere, à ne ſe pas digérer, & ſouvent à ſe rendre tous entiers & tels qu'on les a pris; auſſi exigent-ils pour être changés, des organes digeſtifs plus forts & des viſceres plus robuſtes; cependant leur pulpe donne un chyle léger, qui tient toujours du mucilage ſavoneux & de la douceur des premiers fruits. Enfin il eſt un tems où la plûpart des fruits périſſent, & l'on ne peut guéres retrouver aucun des anciens, quand la ſaiſon commence à en produire de nouveaux. Les fruits ſont donc des alimens paſſagers, preſque tous médicamenteux, & qui ſont appropriés plutôt à certaines circonſtances déterminées, ou par la ſaiſon, ou par le climat, qu'à une nourriture générale, & qui puiſſe ſuffire aux beſoins des animaux.

Les ſemences ſont la partie de la plante qui paroît compoſer la principale nourriture des animaux. En effet elle a été conſtituée en elle-même pour nourrir. C'eſt elle qui eſt deſtinée à ſervir de nourriture à l'embryon de la plante qu'elle renferme & qu'elle enveloppe, & c'eſt l'atténuation que ces parties ſouffrent dans la terre, qui procure de l'accroiſſement & de la grandeur au germe, en lui inſinuant les premiers ſucs qu'il reçoit dans le tems qu'il ne peut pas encore en tirer de la terre. L'altération qui produit le gonflement & le développement des ſucs de cette ſemence dans la terre, eſt une ſuite de l'altérabilité qui les rendoit propres à la nourriture : toutes les ſemences ont en général plus ou moins cette propriété qui leur eſt eſſentielle, de ſe gonfler, de ſe développer, & de fournir beaucoup plus de mucilage délayé, qu'il ne paroîtroit devoir en être renfermé ſous une maſſe ſi peu conſidérable, *alimentum maximum in minimâ mole.*

Mais le ſoin particulier que la Providence a pris de multiplier les ſemences, bien au-delà de ce qu'exige la réproduction des plantes, démontre que c'eſt pour un uſage néceſſaire qu'elles ont été créées, puiſqu'un ſeul grain de froment, ſuivant des calculs réitérés, fournit une race innombrable. Mais toutes les graines ne ſont pas également deſtinées à nourrir, & entre celles qui y ſont les plus propres, il eſt encore des différences eſſentielles. Il faut donc conſidérer ces graines ſéparément,

& examiner leurs différentes qualités.

Des semences, les unes se dissolvent dans l'eau avec plus ou moins de promptitude ; mais avec l'eau elles fermentent & prennent un caractere de gonflement ; par une action continuée de l'eau elles se dissolvent petit-à-petit ; & enfin à l'exception de leur écorce, leur substance se partage exactement dans ce fluide. La chose arrive d'autant plus vîte, que la chaleur de l'eau est plus considérable, son mouvement plus vif & la substance de la semence moins dense, moins concentrée sous le même volume.

Il est un autre genre de semences qui ne changent point du tout dans l'eau, & conservent en son entier l'union de leurs parties : si vous les laissez long-tems macérer dans ce liquide, il les gonfle insensiblement, s'insinuant à la fin légerement dans leurs parties, il donne une action lente aux sels, jusqu'à ce que ceux-ci alkalisés, réagissent sur l'huile de la semence, de façon à en faire un savon qui devient l'instrument de la pourriture ; mais ces semences subsistent très-long-tems dans l'eau sans s'y altérer. Tout ce que peut faire le feu le plus vif en aidant l'action de l'eau, c'est de les amollir légerement. Si on ouvre ces semences, après leur avoir fait souffrir pendant long-tems l'action d'une ébullition vive & continuée, on retrouve la premiere couche de leur substance un peu altérée; mais l'intérieur est tout aussi dur & tout aussi blanc qu'il l'étoit auparavant.

Ces mêmes semences broyées dans l'eau y répandent un mucilage fort huileux, qui donne à l'eau une couleur blanche, produite par un nombre infini de globules que forme leur huile surabondante, & que le mucilage ne mêle avec l'eau qu'à demi. Si on les broye à sec, ce broyement n'ayant aucune action sur le mucilage, on n'en tire que l'huile, chargée cependant d'une partie du mucilage qu'elle a pû dissoudre, & qui est bien-tôt l'occasion de la rancidité que contractent ces huiles, par la réaction de sa partie saline, sur la partie huileuse : c'est donc le mucilage qui rend l'huile mixtible à l'eau; mais ce corps paroît contenu dans des vésicules terreuses, dont l'eau ne peut pas rompre les liens. Si l'on broye exactement ces semences, il reste à la fin une substance blanche de laquelle, après plusieurs broyemens répetés, il est impossible de rien retirer par le secours de l'eau, & dont par le secours du feu on ne retire que très-peu d'huile grossiere & beaucoup de terre. Cette substance si simple paroît, suivant les

les obſervations de Boerhaave, avoir formé les principales enveloppes de l'huile & du mucilage, & avoir été, pour ainſi dire, une eſpece d'épiderme terreux qui refuſoit le paſſage à l'eau. En effet, ſi on examine l'amande dans ſa naiſſance, on la trouve entierement mucilagineuſe, tranſparente, & comme faiſant une eſpéce de gelée claire & tremblotante; cependant elle ne ſe diſſout dans l'eau que par un broiement préliminaire : ce qui vérifie les obſervations de Boerhaave, ſur la quantité de terre qui eſt contenue dans ces ſemences.

Ces ſemences, pour ſe former, ſubiſſent tous les états par leſquels paſſe le mucilage ordinaire; mais à la fin l'huile prédomine ſi fort, qu'elle maſque, pour ainſi dire, la partie viſqueuſe & mucilagineuſe : auſſi l'union de l'huile avec l'eau que procure le mucilage, eſt-elle une foible union, & qui ſe diſſipe aiſément quand on abandonne les parties à leur péſanteur ſpécifique. Alors les émulſions ſe ſéparent en deux portions, & la partie huileuſe ſurnage ordinairement à une eau mucilagineuſe.

Dans les ſemences émulſives, tout peut être regardé comme nutritif, à l'exception du réſidu groſſier qu'on ne peut pas faire paſſer en émulſion. En effet il paroît à l'extérieur une égalité parfaite de parties, & ſi parfaite, qu'on a coûtume de comparer les émulſions au chyle ; cependant ces préparations peuvent contenir des parties étrangeres, ſelon la nature des ſemences qui entrent dans leur compoſition : elles peuvent être ameres, & c'eſt même un cas aſſez ordinaire : elles peuvent être aromatiques, & en un mot avoir les parties médicamenteuſes, qui ſe trouvent dans toutes les autres ſubſtances ; mais il ne s'agit ici que de la partie qui les conſtitue émulſion ; conſidérées ſous cet aſpect, on y trouve conſtamment le *dulce guſtu* d'Hippocrate ; cependant l'expérience nous apprend que les émulſions peuvent ne pas bien ſe digérer, & conviennent à moins d'eſtomacs qu'on ne ſeroit porté à le penſer. Il s'en faut donc bien qu'on doive regarder les émulſions comme un chyle tout fait ; il faut que ce mucilage ſouffre encore pluſieurs atténuations, & comme les parties ne ſont pas également atténuées, ni même capables d'une atténuation uniforme, il eſt néceſſaire que les principes des émulſions ſe ſéparent ; l'eau paſſe plus aiſément que l'huile ; les principes de nos humeurs ont plus d'analogie avec la partie mucilagineuſe, qu'avec les parties huileuſes ; l'huile reſte à nud dans l'eſtomac, & y peut aiſément rancir & prendre tous les caracteres qui appartiennent à l'huile en elle-même. Le relâchement qu'elle produit dans cet organe, diminue son action & fait que l'huile résiste souvent beaucoup à l'impression de nos humeurs. C'est donc dans ce cas proprement que le *dulce gustu*, n'est plus *dulce facultate*. Les émulsions peuvent cependant dans un bon estomac se digérer facilement ; si elles le font, alors elles laissent des excrémens huileux & terreux. Au surplus les Grecs postérieurs à Galien, (car les Médecins plus anciens ont peu connu ce genre d'aliment) prononcent que quand les émulsions ont pénétré dans le sang, elles procurent un sang clair & tenu, *nitidum & tenuem*, c'est-à-dire, qu'en même tems qu'elles en chassent l'âcreté, elles nourrissent légerement. Ils conviennent au reste tous que les amandes cruës se digérent difficilement ; on est assuré que celles qui ne sont pas triturées, ne se digérent point du tout, par conséquent ne peuvent être regardées, ni comme alimenteuses, nï comme médicamenteuses ; il y a plus, les parties mêmes qui n'ont point été triturées par les dents, ne se digérent point dans l'estomac & passent avec les excrémens. Au reste la substance laiteuse des émulsions, & leur couleur qui est ordinairement blanche, avoit fait regarder ces liqueurs comme capables d'augmenter la ſemence, je ne ſçais pas par quelle raiſon. Les Auteurs ont mis non-ſeulement les amandes ameres, mais auſſi les amandes douces, au rang des échauffans, ſans doute il faut dire avec Hippocrate, *æſtuoſæ quia pingues.* Au reſte comme le caractere des émulſions nutritives eſt naturellement la douceur, & que quand ces émulſions ſont douces, ſi l'eſtomac eſt en état de les ſupporter, elles paſſent promptement & ne trouvent aucun obſtacle de la part de l'irritation qu'elles impriment aux vaiſſeaux, on peut leur donner le caractere, que Galien donne aux ſubſtances douces, de ſe digérer vîte (*a*). La rancidité que peuvent prendre ces ſemences, eſt la cauſe du mot d'Horace, *dulcia ſe in bilem vertunt.*

Au ſurplus on doit diſtinguer différentes eſpéces d'émulſions, qui ſont plus ou moins nutritives. Celles qui ſont plus nutritives, ſont celles qui contractent avec l'eau une union plus ſolide & plus inébranlable, & dont les principes ne ſe ſéparent

(a) *Dulcia expetuntur celeriterque rapiuntur viſceribus, atque ab iiſdem quidem rectè valentibus convertuntur in alimoniam, ut in bilem dum febriunt & inflammatione tentantur.*

pas ; celles qui se gonflent davantage au feu, & enfin qui laissent moins de résidu grossier & d'huile superflue.

Quoique les émulsions contiennent assez généralement les vertus de la plante dont elles sont tirées, & que les semences âcres donnent des émulsions âcres, cependant il arrive souvent que les huiles qui forment une partie considérable de l'émulsion, n'ont qu'une saveur très-douce, quoique les semences desquelles on les tire ayent une âcreté considérable : Boerhaave nous le fait remarquer avec raison de l'huile de sinapi ou de moutarde, & la chose est vraie pour plusieurs autres semences, quoiqu'elle ne soit pas d'une vérité générale, & qu'au contraire plusieurs semences nous fournissent, même par expression, une huile fort âcre. Quand les semences émulsives sont ainsi dissoutes, elles prennent le caractere de fermentation naturel à tous les mucilages, quoique la surabondance d'huile produise des phénoménes plus irréguliers.

L'autre espece des semences destinées à la nourriture des animaux, est toute différente de celle-ci ; l'eau agit sur elles non-seulement quand on les mêle avec un grand volume de liquide, mais même elle s'y insinue avec tant de facilité, que ces semences en imbibent une grande quantité ;

cependant il faut encore en diſtinguer deux eſpéces différentes, & l'expérience la plus groſſiere l'a fait depuis long-tems. La premiere eſpéce contient toutes les ſemences qu'on employe pour faire du pain, & en latin on les connoît communément ſous le nom de *cerealia*. Les autres ſont des ſemences renfermées dans des gouſſes, & dans des ſiliques. On nomme ces ſemences légumes, *legumina ;* il ſe trouve entre ces deux eſpéces de ſemences pluſieurs différences eſſentielles ; l'écorce de ces dernieres eſt conſtamment plus épaiſſe, & céde moins aux impreſſions de l'eau, leur ſubſtance eſt plus groſſiere, & fermente moins aiſément, parce que leurs parties ont beaucoup moins cette égalité qui caractériſe une ſubſtance mucilagineuſe, & compoſée d'un mucilage exact dans toutes ſes parties. La dureté qu'elles acquiérent n'eſt point le fruit de la denſité, mais ſimplement de la ſécheresſe que leur a communiqué l'exhalaiſon de l'eau, & cette exhalaiſon produit un changement ſenſible dans l'état du mucilage, qui par ce changement acquiert plus d'âcreté qu'il n'en avoit, ou du moins perd beaucoup de ſa douceur. De-là la différence qui ſe trouve entre les légumes frais & les légumes gardés ; ceux-ci ſont plus âcres, fondent moins facilement dans la bouche, & y impriment un léger sentiment d'âcreté. Le mucilage des légumes frais, est un mucilage doux, aqueux, dans lequel on sent une pointe saline, enveloppée dans un peu d'huile, & qui forme un espece de sel essentiel sucré, lequel, dans les vieux légumes, a perdu cette légere acidité & cette espéce de suréminence qui le faisoit paroître ; mais il est ou tourné en une matiere huileuse, ou du moins masqué par cette matiere, & le goût agréable qui rendoit les légumes précieux dans leur nouveauté, ne subsiste plus. Au reste il est aisé de voir que leurs parties sont, comme les Anciens le disoient, *partes crassæ*, qu'elles ne sont point extrêmement atténuées. Ces semences légumineuses prennent en effet le caractere d'intumescence, beaucoup moins que les semences céréales, soit dans l'ébullition, soit dans la fermentation ; à la vérité elles laissent aller une quantité considérable d'air dans la digestion, mais cela ne prouve autre chose sinon, que l'union de leurs parties n'est pas fort intime, & que l'air se dégage fort aisément ; ce qui ne se fait pas de même dans les farineux céréaux, qui en contiennent pour le moins autant. Comparez les expériences de Boyle entre elles, vous verrez qu'il s'en faut de beaucoup, que la fermentation des légumineux en fournisse une quantité aussi considérable que celle des substances céréales. C'est d'après ces qualités connues, que nous devons déduire leurs propriétés nutritives.

En général les substances légumineuses se dissolvent d'autant plus aisément, qu'elles sont plus fraîches ; elles se digérent par conséquent d'autant mieux, que leur mucilage est plus savonneux. Les parties salines qui y dominent davantage servent d'aiguillon à leur digestion ; cependant elles n'ont pas une grande atténuation dans leurs parties ; elles pésent toujours sur l'estomac, & gonflent ce viscere en laissant aller leur air surabondant, *ventrem implent*, nous dit Galien, *coctuque difficillima sunt*, à la vérité il ajoûte, *cùm cruda comedunt* ; mais comme il est rare qu'on puisse faire usage de ces légumes cruds, il faut aussi remarquer qu'il fait observer que la coction ne leur ôte pas tout-à-fait cette difficulté, *existunt moderatiora.* Au surplus on peut dire généralement que les légumes nourrissent beaucoup, quoique moins que les fromens. Galien remarque de quelques-uns d'eux, qu'ils tiennent le milieu entre les fromens & les autres alimens : aussi si les substances céréales ont peu de vertus médicamenteuses par elles-mêmes, il est peu de légumes qui n'en ayent beaucoup davantage ; les parties de leur mucilage ſont épaiſſes, peu atténuées ; elles ne doivent donc pas produire un chyle denſe, mais *craſſarum partium ;* groſſiéreté qu'il faut diſtinguer avec ſoin de la denſité naturelle des parties. Au ſurplus les légumes ſont d'autant plus, ou d'autant moins nutritifs, qu'ils s'approchent ou qu'ils s'éloignent plus des propriétés des ſemences céréales. On pourroit faire de ces légumes & du pain & des liqueurs enyvrantes, puiſqu'on peut en retirer de tous les végétaux.

Le caractere des ſemences céréales dont nous nous ſervons ordinairement pour faire le pain, qui conſtitue notre aliment le plus ordinaire, eſt celui qui convient au mucilage le plus parfait, le plus atténué, le plus condenſé ; c'eſt ici qu'eſt *alimentum & re & nomine, alimentum maximum in minimâ mole.* Ces ſubſtances ſont en effet un pur mucilage, non-ſeulement en tant qu'elles ſont exactement ſolubles & altérables dans l'eau, mais en tant qu'elles ont des parties ſi exactement combinées, qu'elles approchent toutes plus ou moins de la juſte exactitude des principes, & qu'aucune ne prédomine ſur l'autre. Ce ſont ces eſpeces de nourritures qui méritent bien véritablement le titre de *dulce facultę*, auſſi ſont-elles extrêmement multipliées dans la nature: dans l'eau elles acquierent la plus grande intumeſcence dont ſoient capables aucunes ſemences végétales. Dans ce fluide elles s'amolliſſent conſidérablement ; mais hors de ce fluide elles ſont extrêmement dures, & même d'autant plus dures, qu'elles ſont plus denſes & contiennent plus de parties ſous un moindre volume.

Les ſemences qui, étant les plus dures, ont occupé le moins d'eſpace avant la fermentation, après avoir éprouvé ce mouvement, ſont celles au contraire qui en occupent le plus. C'eſt-là le *valentius frumentum*, ſuivant l'expreſſion de Celſe, plus difficile à diviſer & à digérer, mais capable de fournir une nourriture plus conſidérable quand il eſt une fois digéré : ainſi Hippocrate nous dit que les ſubſtances douces ſont fort nutritives (*a*), *quia ex parvâ ſubſtantiâ ſeſe multùm diffundunt*. Galien a étendu à ſon ordinaire, la doctrine d'Hippocrate ; ainſi il prononce en général que les graines *quæ ex parvâ mole multam reddunt ſubſtantiam, eamque viſcidam & craſſam, optimi ſucci ſunt, nec facilè per alvum pervadunt, quæ verò his ſunt contraria, mollem quidem ac laxam habent*

(a) *De victûs ratione. lib. ij.*

ſubſtantiam, partes autem ipſorum furfureæ citiùs quidem ſubducuntur, ſed alunt minùs.

Il faut diſtinguer dans ces ſemences deux parties, l'une qui fait le corps même de la ſemence, & l'autre qui conſtitue les enveloppes de cette ſemence; celles-ci ſont très-peu nutritives & contiennent une partie âcre, huileuſe & déterſive : mais ſi vous avez une fois ſéparé cette partie inutile, tout le reſte eſt mucilagineux & nutritif. On ſent aſſez, d'après cette diſtinction, pourquoi Hippocrate nous dit que l'orge contient d'autant moins de parties de ſon, qu'il eſt plus denſe, & contient au contraire d'autant plus de cette eſpece de parties, que ſa ſubſtance eſt plus rare & moins condenſée; car la différence de la rareté ou de la denſité des parties, ne conſiſte que dans la quantité des parties nutritives qui ſe trouvent dans la ſemence. Hippocrate rapporte toutes les propriétés des ſemences céréales à l'orge, qui paroît avoir été beaucoup plus en uſage de ſon tems dans la Grece, que toute autre eſpece de bled, & que Pline appelle *antiquiſſimum.*

On voit aſſez pourquoi le caractere de toutes ces plantes nutritives eſt *minùs alvum dejicere*, puiſqu'elles laiſſent moins de parties excrémentitielles, & que pour la plus grande partie, elles sont résorbées pour l'utilité de la machine.

Les différences les plus considérables de ces semences dépendent de la densité, de la perfection de leur mucilage, plus ou moins grossier, plus ou moins attenué. Si l'on trouve quelques qualités étrangeres dans ces matieres, ce n'est que dans l'écorce qu'elles résident ordinairement, elles sont proprement *medii temperamenti, mediæ materiæ;* mais elles peuvent s'en écarter tant soit peu, l'une plus, l'autre moins: ainsi l'on remarque que certaines especes de ces semences échauffent, comme il en est d'autres qui rafraîchissent, tel est l'orge par exemple.

Au reste, aux grandes qualités nourrissantes qu'elles contiennent, il faut joindre d'autant plus de difficulté à digérer que la qualité nutritive est plus grande. En effet dans la plupart de ces semences le mucilage est si condensé, capable par conséquent d'absorber une si grande quantité d'eau, & de résister si puissamment aux agens de la digestion, qu'il n'est pas possible de les surmonter; elles restent en masse dans l'estomac, capables plutôt d'y fermenter que de s'y digerer. Galien nous raconte qu'il lui arriva de se causer une indigestion violente en mangeant de l'orge crud aſſaiſonné ſimplement avec du miel.

Au reſte, il eſt encore dans ces ſemences des différences accidentelles qui dépendent de la nouveauté de la ſemence, de la pluie qui agit deſſus au tems de la moiſſon, ou dans le tems de l'accroiſſement même, de la ſéchereſſe & de la chaleur conſtante qui ont régné pendant l'année. On a parlé de l'effet de la variété des ſaiſons & des climats dans le Chapitre précédent, il reſte à remarquer que ces ſemences trop récentes & employées ſur le champ, ont encore une humidité étrangere, quoiqu'en très-petite qnantité, & n'ont pas encore la même fermeté de principes qu'elles acquiérent étant un peu gardées. Au contraire ſi on les garde trop long-tems, la variété des ſaiſons, les viciſſitudes qu'elles éprouvent ſoit dans la ſécheresse, ſoit dans l'humidité de l'air, font que tantôt les principes de ces ſemences ſont imbibées d'eau, tantôt au contraire elles en ſont conſidérablement ſevrées, ce qui produit dans leurs principes une alternative de mouvement capable d'altérer en quelque choſe l'égalité de leurs parties & la douceur du mucilage. C'eſt pourquoi l'on doit reconnoître un tems moyen où il eſt plus avantageux de faire uſage de ces ſemences, qui eſt le tems de leur perfection ; c'eſt ce que nous indique Galien en diſant, *Non debes uti ſeminibus poſt collectionem, ſed ubi ea repoſueris diu ab iis abſtinere, quò interea pars quidem humoris ſuperflui exhalet, pars autem etiam coquatur, defluit enim à plantis, fructibus & ſeminibus poſtquam collecta & repoſita fuerunt, primùm quidem quidquid in ipſis aquoſum eſt & tenue, poſt autem & nonnihil humidi naturalis, quare quæ diutiſſimè fuerunt repoſita, vires habent imbecillas, verùm hujus terminus fit, cùm ab ipſis diviſis pulvis quidam exilit ;* mais je crois que Galien a un peu trop étendu ce terme, parce que cette pouſſiere eſt déja une marque de ſéparation, & par conſéquent d'altération de principes. Il n'eſt plus néceſſaire de ſuppoſer autre choſe qu'un raffermiſſement de parties dans ces ſemences quand elles ſont une fois parvenues à leur maturité.

CHAPITRE III.

Des préparations générales & particulieres, que peuvent ſouffrir les Matieres nutritives tirées des végétaux.

IL eſt aſſez naturel de vouloir ſéparer les parties nutritives des plantes de celles qui ſont inutiles à cet uſage.

Ces parties inutiles ſont non-ſeulement un poids ſuperflu pour l'eſtomac, mais elles peuvent même être dangereuſes ; delà ſont nées une infinité de préparations dont les unes ſont néceſſaires, les autres utiles ; pluſieurs n'ont pour but que l'agrément & le plaiſir.

On doit diſtinguer en général deux eſpéces de préparation ; dans les unes on conſerve le mucilage autant qu'on peut dans ſon état naturel ; dans les autres on l'altere, on lui donne une nouvelle forme.

La premiere & la plus ſimple de ces préparations eſt celle que l'on nomme conſervation.

Il ne s'agit pour conſerver les plantes que de les empêcher de prendre ce mouvement ſpontané, qui eſt la cauſe & le principe de leur altération, l'eau en eſt l'inſtrument néceſſaire; auſſi tout le principe de l'art par lequel on conſerve les fruits, conſiſte à leur ôter l'humidité, & ſi l'on veut les conſerver dans un état qui ſoit proche de l'état naturel, il ne faut pas forcer les dégrés de feu, mais les priver de cette humidité par des progrès ſucceſſifs qui n'enlevent que leur eau ſuperflue. Pluſieurs fruits, pluſieurs tiges & pluſieurs racines n'ont beſoin que d'être ſéparés de la terre pour être conſervés, d'autres n'ont beſoin que de l'ardeur du ſoleil; mais d'autres doivent ſouffrir un feu plus vif & plus ardent: on ſent aſſez que les dégrés d'atténuation qu'acquiert le mucilage ſont d'autant plus grands, que l'on a beſoin de lui enlever plus d'eau & d'emprunter le ſecours d'un feu plus vif, parce qu'alors l'action de l'eau eſt plus grande, quoique enſuite par la privation de l'eau le mucilage devienne moins ſuſceptible d'atténuation. On peut dire en général de ces produits qu'ils contiennent plus de parties nutritives ſous le même volume, puiſque les parties qu'on leur a enlevé ſont des parties aqueuſes qui n'étoient nullement nutritives; le ſavon des fruits que l'on conſerve par le moyen du feu, n'eſt ni ſi doux, ni ſi exactemenr mêlangé que dans leur parfaite maturité, l'huile y domine un peu davantage à la vérité ; mais cette huile, en même tems qu'elle ſe développe par le feu, eſt auſſi plus atténuée & rendue plus âcre. Ces fruits ne ſont pas non plus ſi ſujets à prendre dans l'eſtomac un caractère de fermentation, on peut même leur rendre l'eau par le moyen de la décoction ; alors le mucilage paſſe légerement dans les ſecondes voies, & s'il nourrit peu, du moins il nourrit ſûrement & efficacement. Tels ſont les changemens que produit ſur les fruits l'exſiccation.

Les autres préparations végétales qu'on fait éprouver aux plantes, ſe font ſans interméde ou par le moyen d'un interméde.

L'interméde naturel, & qui doit ſervir à extraire le mucilage, eſt l'eau ; les plantes macérées dans l'eau qui n'a pas d'autre chaleur que celle de l'air environnant, ſe corrompent plus ou moins vîte dans ce fluide ; mais elles ne lui communiquent leur mucilage qu'à proportion de ſa deſtruction. Les infuſions théiformes des plantes ne communiquent pas non plus de mucilage à l'eau ; les décoctions longues & continuées en emportent enfin la plus grande partie mais en l'atténuant infiniment, &

les parties les plus volatiles, & toutes celles qui ne peuvent pas ſupporter le dégré d'ébullition de l'eau, ſe diſſipent; on ne peut pas même douter que ce mucilage ne ſoit en quelques parties décompoſé, ſur-tout ſi ſes parties étoient unies foiblement; car l'eau diſſolvant beaucoup plus aiſément les parties ſalines que les parties huileuſes, celles-ci quittent ſouvent leur union dans une trop longue décoction & forment à la ſurface de la liqueur une pellicule vraiment huileuſe. Telles ſont proprement les ſeules préparations nutritives du mucilage qui ſe faſſent avec un interméde. Celles qui ſe font ſans interméde, ſont celles par leſquelles on retire les ſucs, les extraits, les concrétions gommeuſes & mucilagineuſes des plantes, qui, quoiqu'on les retrouve quelquefois toutes faites dans la nature, ſont cependant des préparations en tant qu'elles ne peuvent ſe ranger dans aucune claſſe de corps organiſés, & qu'elles dépendent pour la plûpart d'accidens qui peuvent exiſter ou ne pas exiſter.

Il s'en faut de beaucoup qu'on puiſſe ſans interméde retirer le ſuc de toutes les plantes, même des plantes nutritives; toutes celles qui ont un mucilage ſec, & qui n'a beſoin d'aucune deſſiccation, ne donnent point de ſuc; ce ſont même celles qui contiennent le plus de mucilage. Telles ſont toutes les plantes farineuſes, celles qui ſe peuvent broyer, celles qui approchent de la nature ligneuſe, qui ſont par elles-mêmes fort ſéches, la plûpart des plantes aromatiques; en un mot, on ne retire le ſuc que des plantes aqueuſes qui ont une ſurabondance d'humidité; il eſt vrai qu'on peut inſinuer de l'eau dans la ſubſtance de la plûpart de ces plantes, & ainſi en retirer une eſpéce de ſuc; mais alors ces ſucs approchent infiniment de la décoction, en retirant certaines parties qui ſont plus diſſolubles à l'eau que quelques autres; ſouvent ces décoctions ont un goût tout différent de celui qui ſe rencontre dans la plante même: les ſucs qui méritent véritablement ce nom, ont tout le goût, toute l'odeur de la plante dont ils ſont extraits, & comprennent tout ce qu'il y a de liquide dans le végétal; les ſeules parties ſolides en ſont exceptées: ainſi les ſucs diſtillés donnent le même produit que la plante entiere, & ce que nous avons dit ailleurs des plantes, doit s'entendre des ſucs dont nous ne parlerons pas plus au long; mais il eſt d'autres eſpeces de ſucs, qui ne ſont pas les ſeuls contenus dans la plante mais dont elle abonde ſi fort, que non-ſeulement l'art ne peut extraire, mais dont ſouvent la nature ſeule ſe décharge. Telles ſont les ſubſtances balſamiques réſineuſes, dont pluſieurs arbres contiennent une ſi grande quantité, qu'ils en ſont quelquefois ſuffoqués, mais dont on ne parlera point ici, parce qu'elles ne ſe rapportent en aucune façon à la matiere des alimens. Beaucoup d'arbres jettent des gommes qui ſont diſſolubles dans l'eau, qui s'y altérent promptement, & qui étant plus ou moins gluantes, ſont ſi mucilagineuſes qu'elles donnent un exemple frappant du mucilage conſidéré dans ſon eſſence: telle eſt la gomme des ceriſiers, la gomme arabique, & tant d'autres eſpéces de gommes dont les arbres fourniſſent une quantité conſidérable. D'autres plantes jettent un mucilage plus atténué, moins terreux, mais auſſi qui renferme plus de parties étrangeres: telles ſont les exſudations de manne, celles qu'on retrouvoit jadis communément ſur les cannes de ſucre avant qu'on eût appris l'art de les en extraire, & enfin le ſuc épanché dans le nectar des plantes que les abeilles recueillent, & qu'on appelle miel.

Les premieres eſpeces de gomme ſont toutes alimenteuſes & ſéparées des parties étrangeres; la plûpart de ces gommes ſont inſipides, parce que le ſel qu'elles contiennent eſt exactement enveloppé des parties huileuſes, ce qui leur donne la douceur de goût & de faculté recommandée par Hippocrate, mais elles ſont pour la plûpart peu attenuées, par conſéquent leur mucilage eſt groſſier, elles contiennent beaucoup de terre, & une ſi grande quantité d'air, que quand on les expoſe au feu elles ſe gonflent pour la plûpart conſidérablement, car l'union de leurs parties eſt ſi gluante & ſi ſerrée, que l'air lui-même ne s'échappe que difficilement à travers leurs pores; mais elles ſont difficiles à digérer à cauſe de cette union même qui ne ſe détruit que difficilement, & qui nous fait ſentir quelle eſt l'erreur de ceux qui ſous prétexte de leurs douceurs, en chargent l'eſtomac de leurs malades : on doit penſer de même des mucilages que l'art extrait de certaines plantes qui en contiennent une quantité conſidérable, comme de la graine de lin, de coings, & de tant d'autres, qui, outre leurs parties mucilagineuſes, en ont encore de médicamenteuſes.

Pour la ſeconde eſpece des ſucs naturels, elle renferme la manne qui eſt exclue du genre des alimens, quoiqu'elle ait auſſi des vertus nutritives; le miel, & le ſucre qui, outre la faculté nutritive qu'on leur retrouve, ont auſſi le privilége d'être l'aſſaiſonnement le plus gracieux de tous nos alimens ; l'un & l'autre ſont des produits ſinguliers dans la nature, quoique très-univerſellement répandus dans tous les végétaux, comme pluſieurs ſçavans Naturalites l'ont démontré.

Ils ont l'un & l'autre des propriétés très-ſingulieres ; le mêlange des parties du miel eſt plus parfait & plus atténué ; il contient des parties aromatiques que ne contient pas le ſucre, & ſes parties raſſemblent encore l'odeur des plantes deſquelles il a été extrait. Les parties du ſucre ſe ſéparent plus aiſément les unes des autres ; tantôt nous voyons les parties ſalines agir & ſe démontrer à la vue, tantôt ce ſont les parties huileuſes qui l'emportent ; enfin nous le voyons, à l'exemple des mucilages, ſe déſunir & fermenter. On peut, dans le miel comme dans le ſucre, faire paroître des particules ſalines, les réduire en extrait, en obtenir une huile, & ce qu'il y a de plus ſingulier, le rendre tantôt l'inſtrument de l'atténuation des corps, tantôt au contraire le rendre l'inſtrument de leur conſervation : on ſçait que ces deux ſubſtances ſont propres à conſerver les corps végétaux, quand ils ont inſinué dans leur mixtion, au lieu de la quantité d'eau qui pourroit être l'inſtrument de la putréfaction de ces corps, la ſubſtance huileuſe qui les compoſe, enſorte même que les Anciens ont regardé le miel comme une ſubſtance propre à ſervir d'embaumant. Dans les ſyrops & dans les confitures, on enleve par l'ébullition la grande quantité d'eau qui ſe trouvoit dans les végétaux, & l'on y ſubſtitue l'huile, & les parties ſalines du ſucre & du miel. Ce que Beccher fait obſerver de la vertu pénétrante du ſucre, on peut auſſi le dire de la vertu pénétrante du miel : ces deux ſubſtances ſont auſſi l'inſtrument de l'altération des corps, comme on le voit dans la fermentation qu'elles ſont très propres à accélérer.

Mais pour en revenir aux propriétés nutritives de ces deux ſubſtances, elles ſont réellement en elles-mêmes un mucilage, mais un mucilage qui joint aux propriétés ſavonneuſes des mucilages fort atténués, la propriété de ſe joindre plus facilement aux huiles & de les rendre miſcibles à l'eau en un dégré plus éminent qu'aucune autre eſpéce de ſubſtance connue ; ils fourniſſent l'un & l'autre une nourriture légere capable d'atténuer & de diviſer les glaires, de corroborer & d'irriter légerement. Le premier de ces effets dépend de l'huile qu'ils contiennent, le ſecond de leurs parties ſalines ; mais cette même partie huileuſe eſt auſſi capable d'échauffer ; c'est encore là le *dulce gustu* d'Hippocrate, mais non pas son *dulce facultate. Dulce facultate velut aqua, dulce gustu velut mel, index utriusque, ulcera & oculi* ; car le miel malgré sa douceur mord sur les uns & sur les autres, ce que l'on peut dire à plus forte raison du sucre dont l'huile est encore plus échauffante que celle du miel, à cause des différentes ébullitions qu'il a souffert. Hippocrate (*a*) prononce en général sur le miel, *calidum & siccum est, si sincerum adhibeatur, ex aquâ humectat, & pituitosis alvum stringit, biliosis verò dejicit*, chaud par lui-même, c'est-à-dire, huileux & sujet à échauffer ; s'il est dissous dans l'eau, ses vertus savonneuses prennent le dessus, & dans l'estomac des pituiteux il dissout les mucosités, les atténue, & aide à les faire rentrer dans la masse du sang. C'est ainsi qu'il peut les constiper. Dans les estomacs bilieux, qui d'ailleurs ne sont pas assez forts pour le digérer, il rancit : il prend l'amertume que les Anciens n'attribuoient qu'à la bile. C'est ainsi que Galien (*b*) nous dit en mille endroits de ses ouvrages, *mel facilè bilescere, amarum fieri*. En général

(a) *De victûs ratione. lib. ij.*
(b) *Comm. in lib. de vict. in acutis.*

ral le miel ſera d'autant moins ſujet à prendre ce caractere, que les plantes d'où il ſera tiré ſeront plus aromatiques.

On juge aſſez d'après ce que nous diſons ici, quelles doivent être les facultés des différens végétaux combinés avec le ſucre ou avec le miel; c'eſt une combinaiſon des facultés de ces ſubſtances avec les différentes qualités qui appartiennent à chaque eſpece d'entr'eux, le ſucre leur donne une vertu plus ſavonneuſe, leur ôte leur denſité & les rend échauffans.

Une ſeconde claſſe très-étendue dans les préparations des végétaux, ſont celles qui dépendent de la fermentation.

Toute altération produite par le mouvement d'un mucilage végétal, laiſſé à lui-même, eſt une fermentation, pourvu que l'eau ſoit l'inſtrument de ce mouvement, & que l'action de l'air puiſſe parvenir juſqu'au corps, qui eſt d'ailleurs en état de fermenter. Les corps fermentent petit-à-petit: en commençant, le mouvement des parties eſt inſenſible, il augmente peu-à-peu, & quand toutes les parties du végétal ſont en mouvement, il s'excite une chaleur conſidérable & il s'élance du corps qui fermente, des corpuſcules d'une vivacité incroyable & d'une force prodigieuſe. Le goût change dès les premiers momens de la fermentation. Quelque doux que fut ce corps, il prend encore un caractere plus doux & plus miellé, & si les sucs qui fermentent, portoient avec eux avant la fermentation quelque odeur, cette odeur acquiert une vivacité piquante, mais qui n'est jamais si agréable qu'elle l'étoit avant; elle est jointe à de nouvelles molécules attenuées qui la rendent plus vineuse. Quand cet écoulement de parties est cessé, & que le corps fermentant en est revenu à la chaleur ordinaire de l'atmosphère; alors la fermentation est parfaite. Au goût piquant & vineux qu'imprime la fermentation, est joint l'ancien caractere propre au suc ou à la masse qui est fermentée. Ses produits sont tous plus ou moins enyvrans. Il est inutile de suivre en détail les phénomenes de la fermentation chacun en particulier, il ne s'agit que d'examiner les différentes altérations de la matiere nutritive & les caracteres que lui imprime la fermentation.

Le premier effet de la fermentation est l'attenuation générale des parties, produisant nécessairement une altération plus marquée dans chacun des principes; les parties huileuses l'emportent donc toujours de plus en plus sur les parties salines & terreuses.

Un second effet de la fermentation dans les liqueurs, est la séparation des parties qui ne peuvent pas se changer; toutes celles dont l'union est trop forte pour s'altérer, sont rejettées suivant les loix du mouvement & de la pésanteur, les unes au fond, les autres à la surface, indépendamment de ces atômes innombrables qui sortent de la liqueur, & qui paroissent être produits par le mouvement rapide de la partie mucide, & élancés par l'élasticité qu'ils acquierent en se rapprochant de la nature élémentaire, où les effets de l'action & de la réaction sont plus évidens.

Ce peu de réflexions suffit pour suivre les différens états de la matiere nutritive dans la fermentation, mais il faut remarquer, que par rapport à la matiere des alimens, on en doit ici distinguer deux especes.

L'une se fait sous une forme liquide, & l'eau constitue le volume le plus considérable de la substance qui doit fermenter. L'eau est de même l'instrument de la seconde, mais elle ne s'y trouve qu'autant qu'il en faut pour donner à la matiere la consistance d'une pâte molle; cette pâte seroit par elle-même très-long-tems avant que de fermenter, si on n'y ajoutoit un ferment ou levain, c'est-à-dire, un corps, qui, étant actuellement lui-même dans l'état de la fermentation, communique bientôt cet état à toute la masse capable de changement : c'est à cette espece de fermentation que nous devons notre aliment le plus ordinaire : c'est aussi celle qui mérite nos premieres attentions.

Toute pâte fermentée, tirée des semences que nous avons nommé céréales, s'appelle pain, qui est un des alimens les plus anciens & les plus universels que les hommes se soient préparés : nous en entendons parler dès les premiers âges du monde, & tout l'artifice consiste à faire fermenter les semences après les avoir trituré & réduit en poudre. Quand ces semences sont assez fermentées pour qu'il y ait une atténuation suffisante de parties ; la coction supplée au reste de la fermentation, en sorte qu'il n'y a dans le pain, ni esprit, du moins développé, ni aucun des produits de la fermentation ; mais qu'on n'y retrouve qu'un mucilage entier dans toutes ses parties, & atténué.

Ainsi au lieu que la farine qui n'est point fermentée, se dissout difficilement dans la bouche, *difficilè salivâ solvitur*, nous dit Galien, & d'autant plus qu'elle contient plus de mucilage ; la salive au contraire dissout très-aisément le mucilage fermenté au lieu de quelque chose de rude & de terceux qu'il offroit au goût, il a quand il est fermenté, une saveur douce & légerement savoneuse, de façon que le pain est d'autant plus aisé à digérer qu'il est mieux fermenté : la cuisson lui ajoute encore un dégré d'atténuation, & sur-tout arrête les progrès de la fermentation, qui, si elle étoit poussée trop loin, lui donneroit, au lieu de ses vertus nutritives, un caractere d'irritation qui ne pourroit servir pour des usages journaliers ; c'est pour cela que Boerhaave recommande particulierement le pain cuit deux fois, comme moins capable de prendre ce nouveau caractere, & comme plus atténué. Hippocrate lui-même le recommande sous le nom de δίπυρος, δίεφθος (*a*) dans la leucophlegmatie, comme moins capable de produire des glaires & plus propre à se digérer, & Athenée le conseille comme le plus délicat ; mais les Anciens, outre les différentes préparations qu'ils tiroient du seigle, du riz, de l'orge & du froment, (ils recommandoient particulierement le dernier comme le plus nourrissant, & l'orge comme le plus rafraîchissant) distinguoient trois especes de pain, dont les uns étoient

(a) *Hip. de affectionibus.*

appellés *siliginei*, qui étoient faits de fleurs de froment, *qui tener ac niveus molliquè siligine factus, servatur dommo*, dit Juvénal. Les autres étoient *ex similâ*, qui étoient proprement de la pure farine. Les troisiemes enfin étoient les plus grossiers & les moins nourrissans, *quibus nihil furfuris ademptum est*, dit Celse, & qu'on appelle en grec συγκομιστοὶ, *confusanei.* On en comptoit encore une espece plus grossiere, dans lequel il ne restoit presque que le son, πιτυρίαι. Cette division peut exister dans toutes les especes connues de farines céréales. Celse les range chacune dans les trois classes d'alimens : la premiere espece est des alimens *infirmæ materiæ;* les autres sont, *mediæ materiæ*, & enfin les pains grossiers & joints avec le son, *sunt valentissimæ materiæ :* ce qui est vrai si l'on prend ce terme uniquement du côté de la difficulté à la digestion. En général on peut prononcer que la premiere espéce de pains est la plus aisée à digérer, & sous le même volume, contient moins de matiere nutritive. La troisieme espece n'est que plus difficile à digérer, & comme Galien le prononce fort bien, *parùm alit & facile subsidet, & quia furfur non nihil habet facultatis detersoriæ, idcircò irri-*

tatis inteſtinis cito dijicitur (a). Au reſte on peut aſſurer en général, que le pain eſt de toutes les ſubſtances la plus répondante au tempérammment propre du corps humain, qu'elle eſt très-nutritive, *panis ut frumentacea omnia firmiſſimus*, nous dit Celſe, mais la difficulté à digérer qui ſe trouve dans toutes les ſubſtances fromenteuſes, eſt bien diminuée par la fermentation, *ſi frumentum in panem cogatur, flatuoſitatem & difficultatem coctionis deponit*, nous dit Galien, & il ajoute, *ob fermentum & ſalis participationem*; car les Anciens, ainſi qu'on le fait encore aujourd'hui, ajoutoient du ſel dans le pain. Enfin le même Auteur nous expoſe ſon ſentiment ſur la ſalubrité du pain, quand il nous dit, *panis ea ſola ratio probanda quæ fermento conſtat, ſale, & clibano*. L'on voit aſſez par ce que nous avons expoſé, que cette concluſion eſt très-véritable, & nous l'adoptons volontiers dans toutes ſes parties. La facilité avec laquelle le vin diſſout le pain, & celui-ci imbibe le vin, faiſoit regarder chez les Anciens ces deux ſubſtances mêlées enſemble, comme un puiſſant cordial. Au reſte il eſt bien des ſubſtances qu'on appelloit indifféremment,

(a) *Hipp. de victûs ratione. lib. ij.*

mais improprement, pains, chez les Anciens, & qui sont contenues sous le titre de *panes azymi ;* ils ne différent des propriétés des substances fermentées dont nous avons parlé, que par un dégré plus ou moins grand de cuisson, qui atténue leur substance, en même tems qu'elle la desséche encore plus qu'elle ne l'étoit. Ainsi une moindre difficulté à la digestion, est ordinairement le fruit & le produit de cette légere préparation ; mais ces substances n'acquierent jamais la lévité & l'égalité des parties que donne au pain le caractere de la fermentation.

Pour ce qui est des liqueurs fermentées, il faut distinguer deux dégrés dans ces liqueurs : le premier est celui de la fermentation commencée ; & le second est celui de la fermentation parfaite. Dans le premier état, les parties de la liqueur sont dans un mouvement rapide & continuel, & dans la tendance où elles sont à se désunir & à se réunir, elles ont perdu en partie la douceur qui faisoit le premier caractere du mou : du milieu de cette douceur on sent des pointes âcres & irritantes, qui agissent vivement sur les papilles de la langue, qui peuvent par conséquent avoir la même action sur l'estomac, & sur les intestins. Outre cela il sort une infinité de parties ſubtiles, indéfinies, appellées *gas* par Vanhelmont, & ainſi nommées d'après lui, par Boerhaave, qui produiſent ſouvent une eſpece de *ſoda* dans l'éſophage & juſqu'au haut de la membrane pituitaire, & qui ſont par la propriété qu'on leur connoît, de détruire l'élaſticité de l'air, en état de procurer des coliques violentes, qu'on peut d'ailleurs attribuer à l'irritation qu'elles excitent. Le mucilage qui eſt actuellement dans un état de déſunion, nourrit peu & légerement, & ſi l'eſtomac ne le maîtriſe promptement, l'action de la fermentation continue à développer de nouvelles parties ſpiritueuſes, qui ſont un germe d'irritation capable de former des dyſenteries, des *cholera morbus*, & d'autres maux violens dépendans de l'inflammation & de l'exulcération des inteſtins. C'eſt ce dont Boerhaave accuſe avec raiſon les liqueurs qu'on enferme dans des bouteilles, dans le moment qu'elles fermentent, & qu'il appelle *fermentatio ſuppreſſa*. C'eſt ce quon recherche pour les délices des tables, dans des vins dont l'activité concentrée ſe développe tout à coup, & dans leſquels l'air que produit la fermentation, fait quelquefois ſauter le bouchon qui les couvroit, à des diſtances conſidérables. C'eſt ce qu'on recherche auſſi communément dans la bierre; genre de boisson très-ancien, & qu'Osiris a lui-même enseigné aux pays qui n'avoient point de vignes (*a*). Aussi quoique le mucilage de cette boisson soit par lui-même fort adoucissant, il perd toutes ses qualités ; & le seul privilége que cette boisson ait conservé, c'est de contenir moins de parties irritantes que les autres. Ces sortes de boissons à demi-fermentées, ne doivent point être mêlées avec les autres alimens ; la disposition qu'elles ont à fermenter, quand elles sont jointes à ces nourritures, est capable de donner au matieres contenues dans l'estomac un ferment étranger, qui les fait dégénérer & prendre un caractere tout-à-fait différent du naturel.

Quand la fermentation est parfaite dans ces liqueurs, il subsiste une partie du mucilage, très-atténuée à la vérité, mais qui qui a perdu son caractere savoneux.

Au reste par rapport à la matiere nutritive, nous ne distinguons que trois espéces de vins : dans les uns la partie saline prédomine ; dans ceux-ci l'esprit doit être plus dégagé, car l'entrave naturelle de l'esprit est l'huile : ce sont là les vins que les Anciens appelloient ὀλιγόφορα, parce qu'ils portent peu l'eau, & Boerhaave remarque

(a) *Diod. Sicul. lib.* 1.

avec raiſon, que leur yvreſſe eſt de peu de durée : les autres ſont des vins qui contiennnent beaucoup d'huile & d'eſprit. Tels ſont les vins aromatiques, ceux qui viennent des pays chauds, dont l'yvreſſe eſt longue & terrible, ſemblable à la mort. Indépendamment de cette eſpece d'apoplexie, qui dépend de l'effet du vin, décrite par Hippocrate, Paul d'Egme nous rapporte des cas où il a vu des vins de cette eſpece produire des fiévres ardentes mortelles, & accompagnées juſqu'à la mort d'une ſoif immodérée. Enfin la troiſieme eſpece contient les vins terreux & groſſiers, qui renferment beaucoup de mucilage, une huile très-foncée, parce qu'elle eſt fort terreuſe, & que ſes principes ne ſont pas fort développés, fort peu d'eſprits ; cette ſubſtance exige pour ſa production une fermentation continuée & un développement conſidérable de principes (*a*).

On voit par-là que tous les vins contiennent un mucilage, & ſont capables de nourrir plus ou moins : ce mucilage n'a point les propriétés du mucilage abondant

(*a*) On peut douter, qu'entre les Auteurs modernes, quelqu'un ait auſſi bien parlé ſur cette matiere que Galien. *Lib. 4. de ſimp. medic. facul. cap. X.*

qui est dans le mou, il est joint à des parties cordiales qui, agissant sur les nerfs, font l'effet des stomachiques : de là le *celerior appositio* d'Hippocrate, qui est l'espece de nutrition qui se fait *per odoratum ;* suivant ce Médecin, c'est dans ce sens qu'est vrai ce que Galien nous a dit, *vinum maximè & celerimè nutrit*, mais point autrement. Ce que l'expérience avoit dicté aux Anciens, est précisément conforme à ce que la raison nous dicte aujourd'hui : ainsi Hippocrate prononce sur le mou, *flatum movet & subducit, turbationemque in ventre fervore suo excitat, alvumque dejicit.* Tous ces effets sont vrais & se déduisent naturellement de notre théorie (*a*). *Vina nigra & austera sicciora sunt, neque per alvum secedunt, neque urinam aut sputum movent ; sed coporis humiditatem absumendo siccant & caliditatem inferunt ;* & un peu plus bas, *vina recentia magis alvum movent, quia musto sunt propriora ; vina acida refrigerant & urinam magis movent* (b), & la raison qu'il en donne, c'est qu'il y a beaucoup d'eau dans leur mélange. Il prononce dans son excellent traité *de alimento*, que le vin

(a) *Voyez* Part. I. Chap. III.
(b) *De victûs ratione. lib. ij.*

eſt capable de nourrir ; il donne ailleurs particulierement la faculté de nourrir à ce qu'il appelle [illegible] qui, ſuivant le témoignage des Commentateurs, n'eſt autre choſe que le vin cuit à un tiers de ſa ſubſtance, & qu'on appelloit auſſi *defrutum*, duquel Paul nous dit, *defrutum quo coctum magis eo valentius.*

Les dogmes de Galien ſur cette matiere, ſe rapportent à merveille à ce que nous prononçons ici, *vinum nutrit, & concoquit, & roborat, & putrefactioni adverſatur; & ſi intemperies ab humiditatis frigiditate proficatur, eam citra omnem moleſtiam perſanat.*

Mais Paul parle encore plus exactement ſur cette matiere; *in ſummâ omne vinum nutrit, verùm rubrum & craſſum magis quidem nutrit, non autem boni ſucci eſt, dulce verò & ipſum quidem nutrit, ſed non ſtomacho commodat; adſtringens verò commodat ſtomacho, & ægrè diſtribuitur, at minùs alit; minùs adhuc album.*

Si la fermentation continue, nous ſçavons que ſes produits dégénerent enfin en acidité : cette acidité eſt le réſultat de la réunion des parties homogenes, & d'une décompoſition plus conſidérable du mucilage. Les *fæces* de ce nouveau produit ſont très-huileuſes. Dans la diviſion que

Galien a fait des acides, en acides grossiers & en acides plus fins, *crassarum & tenuium partium*, il donne avec raison au vinaigre, la premiere place entre ceux qui sont *tenuiorum partium;* au lieu que les acides naturels qui ne sont point fermentés, comme le verjus, & tant d'autres, ont tous des parties grossieres; *substantiæ crassarum partium.* Galien a particulierement comparé le verjus au vinaigre. Hippocrate paroît ôter au vinaigre toute partie nutritive, *minimè alit;* mais Galien & tous les autres Grecs, lui en ont rendu. En effet un corps mucilagineux, tant qu'il n'est pas pourri, peut toujours conserver quelque faculté nutritive; quoiqu'à dire vrai, le vinaigre doive moins être regardé comme une nourriture, que comme un assaisonnement ordinaire, qui doit plutôt être rangé dans les classes des médicamens, que dans celles des alimens.

Il nous reste une derniere classe de préparations végétales à examiner: ce sont les préparations qu'on fait des végétaux entr'eux: le luxe ou la nécessité les ont introduits. Par rapport aux premieres, imaginées par le luxe, le goût fantasque de chaque particulier, de chaque nation, de chaque ville, invente différentes préparations: vouloir les ranger en classes, ce seroit suivant l'expression de Terence, *nihilo plus agere quàm si des operam ut cum ratione insanias*. Pour celles que la nécessité a inventé, ce sont des correctifs aux excès que l'on peut faire en mangeant certains végétaux indigestes : tels sont les aromatiques que l'on mêle avec les salades ; les stomachiques que l'on mêle avec les aqueux; les amers dont on tempére la fadeur de certains alimens. Au reste tous ces correctifs agissent par leurs vertus médicinales. Une foule d'Auteurs peuvent guider sur cet article ; ainsi nous terminerons ici ce que nous avions à dire sur les végétaux.

CHAPITRE IV.

De la nourriture tirée des animaux, & de ses différences générales.

QUELQUES avantages que puisse avoir la vie que les hommes ont mené dans les premiers âges du monde, & qui a été renouvellée par la secte des philosophes Pythagoriciens, quand de la nourriture ils avoient exclus les alimens qu'on tire des cadavres des animaux ; on ne peut pas disconvenir que la nourriture qu'ils fournissent ne soit quelquefois préférable à celle que l'on peut tirer des végétaux.

Les principes sont les mêmes, l'altération seule est différente. Becher ne met d'autre différence entre les produits animaux & les produits végétaux qu'une différence de rareté, *differentia raritatis*, ce qui, suivant les termes de ce grand homme, ne signifie que la promptitude à ceder à l'action des agens extérieurs. C'est ce que Galien exprime quand il nous dit, *animalia à veteribus humida & calida pronuntiata fuere non propriæ temperaturæ ratione nec absolutè, sed ratione habitâ ad plantas* (a). Il ne faut pas croire qu'il y ait dans tous ces êtres une tendance égale à la pourriture. On peut dire en général qu'il y a quelques dégrés d'altération de plus dans les produits de la nourriture de chaque animal, que dans la matiere qu'il a employé pour se nourrir, puisque l'aliment a essuyé nécessairement plusieurs différens changemens dans le corps animal.

Nous ne devons cependant pas être surpris si nous trouvons souvent un véritable caractere d'ascescence dans le corps de certains animaux & dans leurs produits, & si on y découvre les principes acides comme

(a) *De temp. lib. 1.*

M. Homberg l'a démontré. Il en eſt même de plus développé, qui ſe retrouve dans les gélées & dans les bouillons des animaux, ſur-tout chez les plus jeunes. Si dans les chairs cette même gélée ne donne pas des marques d'aceſcence bien caractériſées, & ſi entre la fraîcheur des viandes & une légere odeur putride, on ne remarque pas cette odeur d'acidité, la raiſon en eſt que les produits du mouvement les plus atténués ſe trouvent joints dans la viande avec cette gélée mucilagineuſe, & que l'ébullition a enlevé ces produits dans la préparation de la gélée ; au ſurplus les chairs des jeunes animaux, & ces animaux même vivans, ont quelquefois une odeur d'acidité ſi développée qu'elle frappe ſenſiblement l'odorat.

En général l'objet de ce Chapitre ſe réduit à trois choſes ; il faut d'abord conſidérer ce que les animaux ont de commun avec les végétaux ; en ſecond lieu, quelles ſont les différences des animaux en général avec les végétaux ; enfin quelles ſont les différences des animaux entre eux, ou plûtôt quelles ſont les cauſes qui peuvent produire ces différences & qui ne peuvent pas agir ſans les produire eſſentiellement, quoiqu'avec des effets plus ou moins marqués ſur chaque eſpece d'animal.

En premier lieu l'on distingue dans tous les animaux comme dans les végétaux, des parties solides & des parties liquides, mais ces parties, dans les uns & dans les autres, different considérablement; les unes par leur différente solidité, les autres par l'attenuation de leurs principes. Des solides, les uns ont une solidité plus grande encore que la partie ligneuse de certains arbres, les autres sont mous & fléxibles; leur union & leur entassement fait toute leur force; les autres, à peine solides, mais capables de le devenir, n'ont encore qu'une foible partie de leur consistence. Dans les animaux, comme dans les végétaux, des parties solides, les unes conservent tout leur volume, les autres le perdent en se séchant. Les os perdent peu de leur volume quand ils sont séparés du corps, ils en perdent cependant, mais leur changement est insensible, & ils restent dans le même état pendant une longue suite de siécles; preuve de leur inaltérabilité, & de la solidité des principes qui les forment. Les chairs & les visceres ne se desséchent qu'avec beaucoup de peine, & l'on est étonné avec raison, du peu de volume qu'occupent leurs parties solides, qui se réduisent tout au plus à un vingtiéme du volume que ces mêmes parties occupoient auparavant.

Donc tout le reste de la substance de ces parties étoit altérable, & pouvoit fournir des liquides. Les animaux comme les végétaux sont d'autant plus tendres, qu'ils sont plus près de leur origine : la proportion du solide au liquide est d'autant moindre, que l'âge est moins avancé : elle augmente à mesure que l'âge augmente ; & à la fin nous voyons évidemment dans le racornissement de la vieillesse, combien peu cet âge contient de parties liquides. Les parties solides non-seulement sont en plus grand nombre, en raison de l'âge, mais aussi plus l'animal est avancé en âge, plus les parties sont liées, plus elles sont dures, plus elles sont serrées : enfin ces deux espéces de corps ont de même une grande quantité d'excrémens superflus. L'écorce dépose tous les ans une grande quantité de terre inutile dans les arbres : la transpiration enleve leur humidité trop abondante. Les excrémens qui se trouvent chez les animaux, se déposent par différentes voies que la nature employe, suivant les besoins différens. Il est encore beaucoup d'autres traits de ressemblance que nous pourrions examiner ; mais ce qui nous intéresse plus particulierement, ce sont les différences qui se trouvent entre ces especes de corps ; ces différences peuvent seules nous donner des lumieres, sur les effets différens que nous devons en attendre pour la nutrition.

La nourriture que tirent les plantes du ſein de la terre, eſt plus groſſiere & plus uniforme que celle que tirent les animaux des plantes ; la raiſon en eſt évidente, & il n'eſt pas beſoin de s'y arrêter long-tems, puiſque l'atténuation donnée à la matiere nutritive des plantes, dans ces plantes même, eſt autant de fait pour les animaux.

La différence des principes nutritifs ne peut pas être déterminée en genéral, & quoique la plûpart des Auteurs de ce ſiécle l'ayent fait conſiſter dans la tendance à l'acidité qu'on trouve dans les plantes, & qu'ils l'ayent opposés à la tendance à l'alcalicité dans les animaux, je crois que cette différence eſt beaucoup trop générale, & tout ce qu'on peut dire, c'eſt qu'il y a une approximation plus conſidérable vers les derniers dégrés d'altération dans les animaux, que dans les végétaux : ce qui ne peut être vrai qu'en ſuppoſant toutes les circonſtances égales ; car ſi nous nous repréſentons un animal dans ſa premiere enfance, nourri des végétaux les plus tendres, & que nous le comparions à ces végétaux, dont l'âcreté volatile les fait regarder comme autant d'alcalis volatils, ou même aux plus âcres d'entre les aromatiques, aux plantes qui, dans les pays chauds, reçoivent une atténuation excessive de la chaleur de l'air : nous pourrions retrouver plus d'atténuation dans de pareils végétaux, que dans les animaux les plus tendres ; mais il est nécessaire que quelque jeune que nous supposions un animal, s'il se nourrit des végétaux qui ont le mucilage le plus atténué, ces plantes prennent encore dans son corps un nouveau dégré d'atténuation.

Nous avons dit ailleurs quels étoient les caracteres du mucilage végétal, & qu'il étoit nécessaire que tout ce qui est nutritif prît essentiellement ce caractere : on peut dire la même chose des animaux ; & comme le mucilage des plantes, délayé dans une quantité suffisante d'eau, n'a pas la forme concréte que lui donne l'évaporation de ce liquide, de même le mucilage animal n'a pas dans l'état naturel, uniformément cette forme concréte : il se trouve dans les liqueurs, il se trouve adhérent aux solides, & même encore dans son état de mucilage, faisant partie de ces solides.

Le mucilage des animaux est plus huileux & moins terreux que celui que nous trouvons dans les végétaux ; c'est l'effet de l'atténuation plus considérable des parties : on doit même le trouver moins salin que celui des végétaux ; car tout ce qui se trouve de sels surabondans dans les liqueurs du corps animal est lavé, détrempé & emporté par des tuyaux particuliers hors du corps ; c'est à quoi servent les réservoirs des reins & de la vessie, ainsi que tous les tuyaux exhalans qui sont à la surface du corps.

Le mucilage des animaux se gonfle moins dans l'eau que celui des végétaux ; ses parties très-atténuées, ou se quittent aisément, ou ne se quittent qu'avec les derniers efforts du feu. L'air qu'il contient est si séparé, que ses parties ne se réunissent que dans la décomposition des principes.

Les différences que nous présente l'analyse entre ces deux genres de corps, ne sont pas aussi générales qu'on l'a prétendu : on retire communément des plantes, des huiles plus ou moins abondantes, des acides ; & par la combustion, de l'alcali fixe. Des animaux, au contraire, on retire beaucoup d'huile, peu d'acide, plus ou moins d'alcali volatil ; mais il ne reste dans la combustion aucun vestige de sel fixe. Les principes de ces derniers sont donc plus disposés à la volatilité.

Au surplus, généralement le mucilage des animaux est plus égal, composé de parties plus proportionnées entr'elles, que le mucilage des végétaux. La sagesse de la nature a arrangé les organes des animaux, de façon que tout ce qui y pénetre s'eſt épuré, & s'eſt déchargé non-ſeulement des parties les plus groſſieres, mais même de toutes celles qui pouvoient y trop dominer. C'eſt encore là un des avantages des animaux ſur les végétaux : il ſe fait chez eux une eſpece d'épuration des mucilages végétaux.

Cependant malgré l'atténuation que le mucilage a acquis, on peut demander pourquoi on y trouve moins de parties volatiles aromatiques que dans les végétaux ; à la vérité il exiſte dans tous les animaux des parties très-ſubtiles & très-légeres, qui caractériſent non-ſeulement l'eſpece, mais à ce qu'il paroît, même l'individu. La légere odeur qui s'éléve quand on ouvre le ventre d'un animal vivant, paroît annoncer cette partie ſubtile ; mais malgré tout cela, nous ne retrouvons jamais les principes aromatiques qui abondent dans les plantes. La réponſe eſt aiſée : ces parties ne peuvent ſervir en aucune façon à la nutrition de l'animal ; ainſi quand elles ſont admiſes dans le corps, elles doivent être chaſſées par les conduits deſtinés aux parties excrémentielles, ou bien s'il s'en engendre dans le corps, c'eſt pour ſe dépoſer dans quelque partie, comme nous le voyons dans les castors, les civettes & autres animaux, qui contiennent des aromatiques précieux dans quelque partie de leur corps. On doit cependant remarquer que les aromatiques tirés des animaux, sont plus vifs & ont des parties plus subtiles, plus efficaces, que tous les aromatiques tirés des végétaux.

Tous ces changemens cependant dépendent du mouvement qu'a éprouvé le mucilage, & qu'il a essuyé dans les organes des animaux ; mais ce mouvement varie suivant les différentes circonstances ; & ses effets sont différens, suivant le genre de vie auquel les animaux sont livrés.

Les causes de ces différences se tirent de l'âge, du sexe, des alimens, de l'exercice, de la façon de vivre des animaux, & du lieu où ils vivent ; & l'on peut dire en général, que les signes & les effets ordinaires qui accompagnent les différens tempéramens des animaux, & dont on trouve plusieurs exemples dans les Auteurs, peuvent nous guider assez sûrement sur la nature des principes qui constituent les humeurs, qui composent les solides.

L'âge imprime une grande différence aux principes des différentes especes d'animaux, & ces différences se font sentir surtout dans tout ce qui concerce la matiere nutritive.

nutritive. En général plus les corps ſont près de leur origine, plus ils tiennent du mucilage dans lequel ils ont pris leur exiſtence, & duquel ils ſont formés ; leurs fibres foibles & ayant encore beaucoup moins de conſiſtance, que celle qu'elles doivent avoir quand elles ont acquis la perfection de leur ſolidité, ſont toutes abbreuvées de l'humeur nutritive qui doit s'incorporer avec elles, & leurs liens mêmes ſemblent ſe fondre plus aiſément. Les fibres peuvent auſſi ſe ſéparer. Les végétaux, comme nous l'avons dit, différent beaucoup moins dans leur enfance les uns des autres, que quand ils ſont parvenus à la perfection de leur âge. La différence des jeunes animaux entr'eux eſt plus marqueé, parce qu'ils tiennent leurs propriétés eſſentielles, non d'une mere commune, telle qu'eſt la terre pour les végétaux, mais des individus de leur différente eſpece ; cependant on peut prononcer que la différence entre leurs principes eſt d'autant moins grande, que les animaux ſont plus près de leur origine ; la raiſon le démontre, car quoiqu'il y ait beaucoup de différence entre le lait des meres des différentes eſpeces, cependant la nourriture qu'il donne, & ſes propriétés, ſe rapprochent beaucoup plus des propriétés des autres laits que les alimens divers, dont chaque espece d'animaux use ensuite, & le lait des meres ne fait, pour ainsi dire, que disposer le corps par les principes des alimens dont la mere s'est nourrie, à s'accoutumer à la nourriture propre à l'espece. De plus la vie des animaux est toute différente dans le courant de leur âge, & sert à confirmer & à produire de plus en plus de nouvelles différences : ne le voyons-nous pas évidemment chez les hommes ? Les différences entre chaque individu de même espece, se développent avec l'âge ; à plus forte raison, la même proportion doit-elle subsister entre les especes.

Mais ce que tous les animaux ont de commun chacun dans leur jeunesse, c'est en premier lieu d'avoir les fibres plus tendres, plus souples, plus aisées à se fléchir & à se rompre : 2° d'avoir ces fibres abbreuvées de mucilage : 3° d'avoir ce mucilage moins atténué. Il est évident que les forces digestives sont moins grandes & moins efficaces dans les jeunes animaux : c'est par égard pour cette foiblesse, que le Créateur leur a donné un aliment proportionné à la foiblesse de leurs visceres. Les vaisseaux ont de même moins de force, & réagissent moins sur les humeurs : celles-ci reçoivent moins d'atténuation, & conservent davantage la qualité plastique, qui leur est essentielle dans ce bas âge. Les humeurs plastiques & glaireuses, sont le fruit d'une médiocre atténuation ; elles sont en plus grande abondance que le sang & les autres humeurs, qui ont aussi moins d'âcreté à cet âge. Tel est l'état de la matiere nutritive des animaux dans leur jeunesse : aussi y reconnoît-on davantage le caractere des alimens. Le sexe imprime aussi ses différences. Dans le bas âge des animaux, à peine connoît-on quelque diversité dans les chairs & dans les humeurs des différens sexes. Cette différence se développe petit-à-petit, même avant que les organes de ces sexes soient en état d'agir, la nature commence à former ces différences. En général les femelles des animaux participent davantage de la constitution de l'enfance, par la molesse de leurs parties, par la nature de leurs humeurs, qui sont toujours moins assimilées & ont moins d'altération que celles des mâles. Ce qui constitue l'essence de leurs parties nutritives, est donc une quantité considérable de mucilage ; mais d'un mucilage moins cuit, qui a souffert l'action de parties moins puissantes, moins actives, & qui par conséquent a les principes moins atténués par le mouvement, moins condensés par l'action des vaisseaux. Cependant il faut distinguer dans le sexe les différences de l'âge dont nous avons parlé, la différence des exercices. Les fibres des femelles se durcissent par l'âge & par l'exercice : par l'exercice leurs humeurs acquierent plus de densité ; mais jamais dans les femelles la proportion du solide au liquide n'est aussi considérable que dans les mâles. Elles fournissent généralement plus d'humidité, un mucilage plus grossier, moins atténué, moins condensé ; leurs parties solides offrent moins de résistance aux dents & à l'action des agens de l'estomac.

Il est encore une autre différence que nous devons ranger avec celle des sexes : c'est celle des animaux châtrés, qui étant mâles par eux-mêmes, ont perdu les organes distinctifs de leur sexe. La semence ne se repompe plus dans les secondes voies, & les animaux privés de ce liquide précieux, n'ont ni la force, ni l'impétuosité, ni la vigueur des passions qu'ont ceux qui n'ont pas souffert cette opération. De cette seule circonstance dépendent les différences énormes qui se trouvent entre le bœuf & le taureau ; mais nous ne rapporterons que celles qui sont liées avec la matiere nutritive. Leurs fibres conservent la mollesse, la souplesse & la flexibilité de l'enfance ; au lieu de la production de la semence, qui fortifie évidemment, il ſe fait un épanchement conſidérable de graiſſe dans toute l'habitude du corps, dans les membranes des muſcles & des viſceres ; en un mot, dans toute l'étendue du tiſſu cellulaire qui eſt prodigieuſe. Cette graiſſe épanchée ſert encore à conſerver la ſoupleſſe de ces fibres, en même tems qu'elle en entretient la foibleſſe juſqu'à un grand âge. L'exercice peut durcir ces fibres, & leur donner une grande ſolidité en les approchant de plus en plus les unes des autres ; mais ſi on fait ſuccéder la tranquillité à ces travaux, il eſt étonnant combien la nourriture abondante, qui n'eſt plus achetée par la fatigue & par la peine, produit d'épanchement dans le tiſſu cellulaire : c'eſt ce que l'on voit évidemment dans les engrais des bœufs, que l'on fait après les avoir fait travailler long-tems au labourage ; car dans tout ce tems ces animaux ne ſont nullement propres à nous fournir une nourriture ſucculente ; mais ſi-tôt qu'on les a laiſſé repoſer, & que la graiſſe s'eſt épanchée dans le tiſſu cellulaire, ils redeviennent alors auſſi agréables & auſſi bons à manger qu'ils l'étoient auparavant : la graiſſe a aſſoupli leurs fibres, & en a rendu la diviſion bien plus facile. Au reſte les animaux châtrés ont les humeurs moins âcres & moins atténuées que les animaux mâles qui n'ont point souffert cette opération : plus atténuées que les petits des animaux dans leur enfance, ayant un mucilage plus formé, plus égal dans ses parties que celui de ces jeunes animaux. Les animaux châtrés ne perdent pas leur perspirabilité, & par conséquent amassent moins de matieres excrémentielles que les femelles. De-là dépend proprement l'égalité des parties dans le mucilage, qui fait le mérite de ces animaux, & qui en rend l'usage plus agréable & plus utile.

Toutes les différences que nous avons annoncé jusqu'à présent, sont proprement les différences naturelles, & la distinction en a été bien marquée chez tous les Anciens ; mais pour bien entendre leur style, il faut se ressouvenir de ce que nous avons dit ailleurs, que ces peres de la Médecine jugent des propriétés des substances nutritives, par leur action évidente & par leurs effets constans. Ainsi les mucilages qui ont les parties les plus égales à un certain dégré d'atténuation, sont ceux qui nourrissent davantage : ce sont aussi ceux qui fournissent le moins d'excrémens évidens. Hippocrate remarque que les animaux les plus jeunes, ont un mucilage plus léger, c'est-à-dire, qui excite moins de pésanteur dans l'estomac, & qu'ils déposent cependant davantage par le bas ventre. La premiere de ces propriétés dépend du peu de fermeté de leur mucilage, & du peu de parties solides desquelles il est enveloppé ; & la seconde du peu d'égalité de leurs parties, *agninæ ovillis sunt leviores hædinæ caprinis., quia exangues magis & humidæ ; siccâ enim & validâ naturâ animantia cùm tenera sunt, per alvum secedunt ; cùm verò adoleverint, non item. Item sicciora sunt*, dit-il plus loin, *quæ in ætatis vigore sunt constituta iis quæ admodùm vetusta sunt & juvencula, mascula quàm fæminea, castrata quàm non castrata.* Les autres Auteurs grecs ont suivi Galien & Hippocrate pas à pas, & n'ont rien ajouté à ce que ces Maîtres avoient dit sur les différences dont il s'agit ici ; Galien lui-même a copié Hippocrate : cependant je ne conviendrai pas avec Hippocrate, de la légereté du mucilage des jeunes animaux ; car quoique les solides soient beaucoup plus souples dans les jeunes animaux, & dans les femelles que dans les animaux déja parvenus à leur juste grandeur, cependant ce ne sont pas ceux qui sont plus aisés à digérer. En effet, outre que les humeurs n'ont point du tout l'égalité des parties qui caractérise le mucilage propre à nourrir, il faut remarquer que le mucilage végétal n'eſt pas entierement déſuni dans ces animaux, la bile n'a pas aſſez d'activité pour agir ſur cette eſpece de maſtic, & pour le diſſoudre ; auſſi s'en faut-il beaucoup, que ces chairs ſoient auſſi aiſées à digérer que celles des femelles, ni que celles des animaux châtrés, ſur-tout ſi on laiſſe paſſer cette premiere enfance, dans laquelle l'animal n'a vécu que de lait.

Mais il faut s'arrêter ſur un genre d'animaux, dans lequel ces différences ne ſont pas auſſi marquées que dans les autres : ce ſont les poiſſons, & la raiſon pour laquelle ces différences ſe laiſſent moins appercevoir chez eux, c'eſt que leur vie nous eſt moins connue que celle des autres animaux, que l'extrême ſoupleſſe de leurs fibres, & l'élément dans lequel ils habitent, en entretiennent l'humidité & les fait parvenir à une extrême vieilleſſe, dont nous ne connoiſſons pas encore les bornes. D'ailleurs la promptitude avec laquelle ces animaux pourriſſent, nous met moins en état de conclure ſur les différens progrès d'altération qu'ils peuvent avoir reçu.

Les différences dont on vient de parler ſont néceſſaires ; il en eſt d'autres qui peuvent varier dans chaque eſpece. Ces différences ſe réduiſent au genre de vie & à l'exercice que font les animaux : c'eſt principalement du genre de vie & des différentes eſpeces d'alimens dont uſent les animaux, que M. Boerhaave a fait dépendre la différence de leurs chairs, & le dégré d'altération qu'elles portent avec elles dans les humeurs du corps humain : ainſi il a diſtingué les animaux en deux claſſes. Les uns uſent pour leur nourriture d'un mucilage déja atténué dans le corps des autres animaux. Les autres uſent ſimplement d'alimens tirés immédiatement des végétaux. Les animaux qui ſe nourriſſent d'autres animaux, doivent néceſſairement avoir reçu de la nature des parties bien plus atténuées ; les animaux dont ils ſe nourriſſent ont néceſſairement les parties plus groſſieres qu'eux, & capables de ſubir une nouvelle altération. C'eſt une concluſion néceſſaire ſans doute ; mais il faut remarquer que cette diviſion ne s'étend pas ſi loin dans la matiere nutritive, que M. Boerhaave nous l'a inſinué ; car à l'exception de beaucoup de poiſſons, de quelques oiſeaux aquatiques, qui vivent d'inſectes & qu'on ſert ordinairement ſur nos tables, le gibier qui porte avec lui le caractere le plus parfait d'atténuation, ſe nourrit d'alimens végétaux. Il eſt vrai cependant que ces animaux libres, & vivans dans les champs de végétaux qu'ils choisissent, semblent sur-tout s'attacher aux végétaux les plus secs, les plus aromatiques, qui par conséquent ont les principes les plus atténués. Le fumet agréable qu'exhale leur corps, & qui les fait trouver délicieux aux hommes, dépend souvent de l'odeur des plantes dont ils se nourrissent; mais la nature de leur mucilage paroît dépendre plutôt de la constitution de leur corps, & du genre de vie qu'ils menent, & de l'exercice qu'ils font, que de leurs alimens; car si vous nourrissez dans le repos ces animaux, & que vous les accoutumiez à des alimens tout différens de ceux dont ils ont coutume de faire usage, vous parviendrez à changer leur goût & leur saveur, à leur en donner une fade & désagréable, au lieu de celle qui les fait rechercher; on parviendra même à les rendre moins putrescibles; mais jamais on ne pourra changer la nature de leurs chairs, ni les réduire à l'état des animaux domestiques: ce qui nous prouve que les alimens apportent une différence bien réelle aux sucs des animaux; mais qu'il y a en eux-mêmes un principe qui différencie le changement que reçoit la nourriture dans leurs corps. Principe qu'on nomme avec raison nature, qui ne se présente ni aux yeux des Anatomistes, ni aux recherches des Physiologiftes, mais dont les effets le démontrent invinciblement. Le fanglier qui a les fibres les plus noires & les principes les plus atténués, vit des végétaux les plus purs. Le porc domeftique, qui n'a aucune de ces propriétés, & qui porte même un mucilage affez difficile à digérer, fe nourrit au contraire de végétaux putréfiés. Les oifeaux qui ont le fumet le plus agréable font des granivores, & s'ils mangent quelques infectes, c'eft plutôt par délices qu'habituellement : cependant quelle différence y a-t-il entre les perdrix domeftiques & les perdrix qui vivent dans les champs. Les phaifans font dans le même cas, & il ne paroît pas qu'il y ait des oifeaux de table, à l'exception de ceux dont le long bec eft fait pour puifer des infectes dans les eaux, qui fe nourriffent abfolument d'animaux. Au furplus pour limiter encore davantage les différences qui viennent de la nourriture, il faut remarquer que plufieurs animaux ufent des mêmes alimens, & ont cependant des différences effentielles. Pour en choifir une bien marquée, entre des animaux dont la figure extérieure s'approche infiniment, ainfi que les propriétes, la différence qui fe trouve entre les lapins & les liévres eft infinie ; le mucilage eft d'un côté fort atténué, il l'eft auffi de l'autre ; mais les uns font bien moins putrefcibles, & ont la chair beaucoup plus tendre que les autres : la couleur en eft tout-à-fait différente, & la vie eft abfolument la même.

Hippocrate a pouffé plus loin qu'aucun des Modernes, les différences qui dépendent de la façon de vivre des animaux; il prononce par exemple avec raifon, que moins un animal mange, plus fa chair eft féche : l'atténuation fait des progrès confidérables dans le jeûne ; auffi voyons-nous les Bouchers faire jeûner les bœufs avant que de les tuer ; il ajoute, que ceux qui boivent beaucoup font moins fecs que ceux qui boivent peu : la raifon en eft évidente ; il conftitue une différence entre les animaux qui mangent le gazon cru & frais, & ceux qui vivent de foin, *ficciora funt*, nous dit-il, *quæ fæno ad paftum utuntur, iis quæ herbis* (a).

Le climat paroît donner aux animaux un caractere tout différent ; on le voit évidemment dans l'efpece humaine, les fibres font plus féches & plus compactes dans les pays chauds ; les humeurs font plus denfes, plus folides, leurs parties huileufes font plus condenfées & plus approchées les unes des autres ; la partie aqueufe s'y trouve

(a) *De aere, locis & aquis.*

moins considérable ; ce qui imprime encore aux solides un nouveau caractere de pésanteur & de solidité. On a remarqué que les os des habitans des pays chauds, sont plus denses & plus pésans que les os de ceux qui habitent un pays plus tempéré ; ainsi cette condensation qui est le fruit de l'exhalaison des parties humides, & du mouvement augmenté, est aussi nécessairement accompagnée de l'atténuation que produit d'un côté la chaleur, de l'autre la sécheresse des fibres, qui étant douées d'un sentiment plus vif, produisent nécessairement de plus grands mouvemens. Ainsi les parties des animaux, dans les pays chauds, sont plus condensées d'un côté, plus atténuées de l'autre, leurs humeurs plus séches, plus denses, nourrissent davantage & fournissent une nourriture plus atténuée. Une autre différence essentielle, est celle qu'imprime, tant aux humeurs qu'aux parties solides des animaux, l'exercice & le repos, une vie libre & champêtre, telle que le Créateur l'a donné à tous les animaux, ou au contraire resserrée entre les bornes d'un petit espace, dans lesquelles les hommes ont concentré plusieurs animaux qu'ils ont destiné pour leurs usages. On peut juger des effets de l'exercice sur le corps des animaux, par ceux que la différence de son usage imprime aux hommes, quoique dans notre espece ces différences soient encore nécessairement moins grandes, que dans des animaux, qui, destinés à voler, ou à courrir, sont resserrés dans des bornes étroites, & ne peuvent suivre la voix de la nature. Ces différences influent si fort sur la nature des animaux, & les fait si fort dégénérer, qu'il paroîtroit qu'il s'est formé petit-à-petit de nouvelles especes d'animaux domestiques, qui n'existoient pas d'abord dans la nature. Ainsi il y a une différence marquée, entre le cochon domestique & le sanglier, qui sont cependant de la même nature. Hippocrate prononce en général, *otium humectat & corpus imbecillum reddit, quiescens enim corporis humidum minimè absumit. Labor siccat corpusque validum efficit.* Le travail & l'éxercice violent produisent plusieurs effets mécaniques sur les humeurs & sur les solides des animaux, que nous devons très-fort considérer dans la matiere nutritive ; car quoique Celse ait dit que *labor longam juventutem efficit*, cependant l'exercice n'étant autre chose qu'une action précipitée, par laquelle le sang & les humeurs sont poussées avec une force extraordinaire, il doit en résulter une nutrition précipitée, une sécheresse prématurée, & par conséquent une vieillesse anticipée. Auſſi remarque-t-on qu'un animal qui travaille de bonne heure, ne prend jamais une auſſi grande augmentation dans ſon volume, que ceux qui ne commencent à s'exercer que lorſqu'ils ont acquis la juſte ſtature de leurs corps ; mais auſſi leurs fibres ſont plus roides & plus fortes. Pour nous tranſporter de l'eſpece des animaux au genre humain, ne voyons-nous pas que les laboureurs & les payſans ſont avant l'âge ordinaire très-caſſés, & paroiſſent avoir un beaucoup plus grand âge qu'il ne l'ont en effet.

Les animaux qui ont fait ces exercices violens, ſont ſujets à avoir avant l'âge des parties oſſifiées ; la différence de l'exercice ſe fait ſentir dans toute l'habitude du corps ; mais ſur-tout dans les parties qui ſont les plus exercées. Les oiſeaux qui volent beaucoup ont les aîles plus fortes, & les muſcles qui agiſſent dans l'action du vol, plus ſecs & plus robuſtes que ceux de ces mêmes animaux, auxquels on a coupé les aîles ; *fera animalia*, nous dit Hippocrate, *manſuetis ſicciora & ea quæ in ſylvis & agris paſcuntur iis quæ domi nutriuntur ſunt ſicciora, laborando à ſole & frigore ſiccantur.* En effet ces alternatives du chaud & du froid, tantôt raréfiant les fibres, tantôt les reſſerrant & donnant par conſéquent lieu à la matiere nutritive de s'y insinuer, & de s'y incorporer, fortifient prodigieusement leur structure; mais non-seulement les parties solides de ces animaux sont plus séches, plus tendues, plus compactes, plus difficiles à diviser, les humeurs portent aussi un caractere d'atténuation & de sécheresse, qui les rendant extrêmement condensées, diminue la quantité de véhicule qui sépare naturellement leurs principes, & si-tôt que ce véhicule leur est rendu, il les rend extrêmement putrescibles; mais il faut admettre encore une autre différence dans la chair & dans les humeurs des animaux exercés, car les uns sont tués dans de violens exercices, les autres sont tués dans leur repos. Les premiers après avoir produit de violentes contractions dans leurs fibres & les avoir tiraillés, ont diminué leur cohérence; mais ils ont augmenté de beaucoup l'extrême propension qu'ont leurs humeurs à la pourriture, à laquelle ils tournent très-promptement. Les autres n'ont d'autre putrescibilité que ce qui est dans leur nature.

L'oisiveté produit de effets tout contraires. Les chairs des animaux oisifs, comme ceux de nos basses-cours, sont tendres, molles, abbreuvées de graisse; mais il s'y fait un moindre développement des parties subtiles:

qui composent dans le gibier & dans les animaux exercés, l'odeur spécifique à l'espece, caractérisées par des différences particulieres dans l'individu. Les humeurs acquierent moins de cette putrescibilité, & le mucilage est moins atténué & plus ou moins grossier, suivant la différence de la nourriture dont on se sert pour ces animaux.

Telles sont les différences générales qui se rencontrent dans les animaux & qui peuvent changer le caractere de leur mucilage; il s'en faut de beaucoup que toutes les différences qui se rencontrent dans les différentes especes d'animaux, puissent s'expliquer parfaitement en les rapportant aux unes ou aux autres de ces classes. La nature est plus variée dans les animaux que dans les végétaux, & l'expérience nous apprend beaucoup de choses que la raison ne peut atteindre; il nous suffit que ce soit là les seules causes de différence, entre chaque espece & entre chaque individu, que nous puissions rapporter aux principes.

On pourroit joindre à ces différences générales, celles que les maladies des différens animaux apportent à leurs mucilages; mais les causes que nous avons rapporté, comme capables de produire quelque diversité dans le mucilage, sont aussi les causes de maladies qui peuvent produire dans ce corps quelque changement. La proportion viciée de ce mucilage, par rapport aux autres parties, un mucilage crud & composé de parties qui ne sont pas liées ensemble, ou ces mêmes parties trop atténuées & trop proches de la pourriture, sont les excès qui produisent les maladies. Pour les parties étrangeres qui peuvent être mêlées avec le mucilage, elles sont incapables de recevoir du corps, le changement qui pourroit les rendre nutritives ; elles ne produisent des maladies qu'en altérant le corps : ainsi elles ne rentrent point dans notre sujet.

CHAPITRE V.

Des différences particulieres des alimens tirés des animaux.

LES animaux qui rentrent dans la matiere nutritive se rapportent à trois genres principaux ; les uns sont les quadrupedes, les autres sont les volatiles ; les derniers enfin sont les animaux aquatiques. Si l'on vouloit chercher des subdivisions rationnelles à chacune de ces classes, on n'auroit qu'à consulter les naturalistes ; mais ces divisions seroient immenses, peut-être même inutiles. L'objet de notre travail se borne donc à considerer 1° les différences de la matiere nutritive dans chacune de ces classes, & 2° les différences de la matiere nutritive dans chaque espece d'animaux qui les composent.

Les quadrupédes sont de deux especes; les uns participent à la variété de la vie des hommes, & partagent les soins que ceux-ci donnent à leur propre vie ; ils ont acheté ces soins par la perte de leur liberté. Les autres vivent librement dans les forêts, dans les prés & dans les montagnes, s'enfuyant tous à l'aspect des hommes, & ne pouvant être approchés que par industrie ; telle est la division de ces animaux par rapport à la matiere nutritive ; division qui ne se rapporte qu'aux différences du mucilage.

L'oisiveté dans laquelle vivent les animaux domestiques & la protection que les hommes leurs accordent, font qu'ils n'ont d'autre soin que de se remplir d'alimens ; ils sentent moins les vicissitudes des saisons & sur-tout celles qu'elles apportent aux alimens par rapport à leur quantité. De-là ils acquierent une graisse considérable, sur-tout s'ils ne peuvent pas sentir les feux de l'amour. Leur chair qui ne s'endurcit point par un exercice fatiguant, doit être extrêmement tendre, & leurs humeurs doivent être d'autant plus douces & d'autant plus égales, que l'acrimonie produite par le mouvement est moindre. Aussi remarque-t-on que plus les animaux sont gras, plus leur bile est douce, & moins elle a d'activité : cette humeur qui est la plus âcre de toutes s'épanche d'autant plus, qu'il y a dans les humeurs plus de principes âcres & attenués. L'oisiveté de ces animaux qui vivent concentrés dans leurs étables pendant l'hyver, fait & que la transpiration est moindre & que le cours des humeurs dans le bas ventre est moins précipité ; ainsi les changemens que le mouvement opere sont moindres. Le foye subit de légers engorgemens, que les plantes fraîches & savoneuses du printems dissipent aisément, suivant la belle remarque de Boerhaave. On peut appliquer à ces animaux toutes les différences qu'Hippocrate a observé dans l'espece humaine suivant la variété des saisons. Toutes ces variations sont communes à tous les animaux domestiques ; mais quels sont les caractères par le moyen desquels nous pourrons parvenir à connoître la différence de l'un à l'autre, ou plutôt quels sont les signes des différences propres de leur nature ? Hippocrate nous a laissé des ſignes aſſurés par leſquels nous pouvons reconnoître la qualité & la quantité de leur mucilage (*a*).

En effet, par rapport à la quantité de cette partie nutritive, il prononce en général, que plus un animal a de ſang, plus il contient de parties nutritives ; car indépendemment de ce que la plus grande partie du ſang eſt compoſée d'un mucilage nutritif, on peut juger de la quantité des humeurs par celle du ſang. Auſſi toutes les diſtinctions que fait cet Auteur ſur chacun des animaux domeſtiques dépendent de cette obſervation ; il regardoit le bœuf comme extrémement nutritif par la raiſon qu'il contenoit beaucoup de ſang, & la quantité de ce liquide précieux déſigne non-ſeulement qu'il y a beaucoup de mucilage ; mais que ce mucilage même eſt porté au point de perfection qui convient à la nature de l'animal, puiſque la génération du ſang & ſa grande quantité, ſont le produit de la parfaite ſanté. Pour diſtinguer exactement la ténuité ou la denſité du mucilage de ces mêmes animaux, Hippocrate donne un ſigne infaillible : c'eſt de faire attention à la ténuité du lait, *quorum enim animalium lac tenue eſt, ſimiliter &*

(a) *De victûs ratione. lib. ij.*

ſanguis & carnes. On en juge aiſément par le peu de ſédiment groſſier qu'il dépoſe & qui conſtitue ſa partie caſceuſe. C'eſt par cette quantité de parties caſceuſes que contient le lait de vache plus que tous les autres laits, que l'on peut couclure que le mucilage de ces animaux, & de ceux de leur eſpece, eſt d'une nature fort denſe. Toutes ces remarques d'Hippocrate ſuivent néceſſairement des principes que nous avons démontrés. Les Anciens regardoient la viande du bœuf comme celle qui contenoit le mucilage le plus denſe & le plus nutritif, & la quantité du ſang de ces animaux les avoit déja fait regarder comme étant du nombre de ceux qui en contenoient le plus. Au reſte ce principe d'Hippocrate eſt non-ſeulement très-vrai, mais même très-capable de marquer l'étendue de ſes connoiſſances; car il eſt conforme à ce que la phyſiologie la plus épurée a démontré aux modernes. Suivant ces lumieres, tout animal ſe nourrit ſoi-même de ſon lait, c'eſt un changement eſſentiel à l'aliment que celui par lequel il tourne en lait avant que d'acquérir les qualités de la matiere nutritive proprement dite. Il eſt évident que le lait de chaque eſpece d'animaux a les mêmes propriétés, non-ſeulement dans les femelles, mais même dans les mâles ; car le lait des femelles est la premiere nourriture des mâles. C'est un aliment approprié à leur nature & sur lequel se moule évidemment le changement du mucilage qui doit les nourrir pendant le reste de leur vie.

Nous n'en dirons pas d'avantage sur chaque animal en particulier, les Auteurs se sont fort étendus sur cet article, & je ne sçache rien de nouveau qui nous mette en état d'ajoûter quelque chose à ce que l'expérience leur a démontré.

Pour les animaux quadrupédes sauvages indépendamment des différences spécifiques de la nature de chaque animal en particulier, ces animaux s'apprivoisent difficilement, & préferent une vie libre & indépendante au commerce des hommes & à l'abondance qui y est attachée. L'exercice, la façon de vivre inquiete, s'il est permis de me servir de ce terme, & altérée par les frayeurs continuelles qu'ils ressentent, la vicissitude des saisons & l'intempérie de l'air, endurcissent leurs fibres, leur occasionnent une plus grande force dans les membres, qui rend leur chair plus dure, leur mucilage plus dense & en beaucoup moins grande abondance que celui des animaux domestiques ; mais en même tems plus âcre, plus irritant. Galien marque avec raiſon que ces animaux, *parum aut nihil pinguedinis habent*, & en effet la graiſſe n'eſt gueres le produit que de la tranquillité & de l'oiſiveté. Le tiſſu cellulaire n'eſt pourtant ni moins étendu dans ces animaux, ni moins capable de recevoir de la graiſſe que dans les autres animaux. C'eſt uniquement la différence de leur vie qui la diminue. Au reſte Galien nous a donné pluſieurs diſtinctions ſur ces animaux; il nous dit, par exemple, que ceux qui vivent ſur les montagnes ſont plus ſecs & ont la chair plus dure que ceux qui habitent des vallées, & il a certainement raiſon; ils ſont moins ſujets aux inconvéniens qui réſultent de l'humidité dans des animaux qui ont d'ailleurs par eux-mêmes les humeurs fort âcres: auſſi les premiers ſont-ils moins ſujets à la pourriture que les autres, car la ſécheresse en empêche la formation, & en arrête les progrès; mais la grande différence qui ſe trouve entre ces animaux, dépend de la nourriture qu'ils employent.

Ce n'eſt pas qu'entre les quadrupedes ſauvages, dont nous faiſons uſage pour notre nourriture, il y en ait un ſeul qui ſe nourriſſe d'autres animaux, mais les uns ſe trouvent ſur des hauteurs où les aromatiques dominent, & où il en prennent beaucoup

beaucoup pour leur nourriture ; ce qui imprime à leur humeur une âcreté & une ſéchereſſe, plus conſidérable que celles qu'elles doivent avoir. Les animaux qui au contraire vivent dans des lieux bas, & qui ſe nourriſſent de plantes aquatiques, ſont moins ſecs & doivent avoir la chair plus tendre ; mais ils ont moins de goût, par le défaut d'aromatiques. En un mot, comme les gens qui ſe livrent au plaiſir de la table, reconnoiſſent par le goût & les délices qu'ils reſſentent, quelle eſt la patrie du gibier ; les Phyſiciens peuvent reconnoître à la nature du mucilage, quel eſt le genre de vie de ces animaux & le lieu qu'ils habitent. Hippocrate a plus inſiſté que Galien ſur la viciſſitude des ſaiſons qu'éprouvent les animaux. En effet, la conſtriction alternative du chaud & du froid durcit les fibres & les rend plus denſes. La chaleur en relâchant y inſinue la matiere nutritive, & le froid en condenſant l'y attache avec force ; c'eſt auſſi de cette viciſſitude, que cet Auteur avoit déduit la plus grande différence des hommes, non-ſeulement dans leur ſtature, mais auſſi dans leurs eſprits & dans leurs inclinations.

Galien conclud de la vie exercée de ces animaux, & de la ſéchereſſe de leurs humeurs, qu'ils contiennent à la vérité moins d'excrémens que les animaux domeſtiques; mais que la ſurabondance des humeurs qui ſe trouvent dans ceux-ci, eſt pour la plus grande partie mucilagineuſe. Quand un animal domeſtique n'eſt attaqué d'aucun des maux des humains, auxquels il participe par les commodités de la vie qu'il partage avec eux; ſa ſubſtance eſt plus nutritive pour les hommes, que celle des animaux ſauvages, dont il ne mange que par délices, leſquels ont beaucoup plus de parties indigeſtibles, & dont le mucilage s'éloigne bien davantage de la nature du mucilage humain, comme nous le pouvons juger par le haut goût qu'ont ces viandes, par leur couleur & par leur penchant exceſſif à la pourriture.

Les volatiles préſentent, par rapport à notre objet, la même diviſion que celle que nous avons admiſe dans les quadrupedes: mais n'ont-ils pas de propriété qui leur ſoit particuliere, & qui les diſtingue des autres genres d'animaux relativement à la matiere nutritive? Hippocrate prononce en général, que la ſubſtance des oiſeaux eſt plus ſeche & renferme moins d'humidité que celle de tous les autres animaux: il tire la raiſon de cette différence, du peu d'excrétion que nous voyons dans ces animaux, *nam quæ neque veſicam habent, neque urinam reddunt, neque ſalivam fundunt, prorſus ſicca ſunt.* On ne peut pas eſtimer au juſte la quantité des matieres excrémentitielles qui ſortent des oiſeaux, ou plutôt on ne s'en eſt point donné la peine juſqu'ici ; mais ce qu'on peut aſſurer, c'eſt que de tous les animaux ce ſont ceux qui prennent la nourriture la plus ſeche, dont les organes ſont moins diſpoſés à mêler à leur nourriture la quantité de fluide conſidérable que nous voyons s'y mêler dans les quadrupedes. Cette différence a frappé tous les Philoſophes, & Borelli même prétendoit que la nature affectoit cette ſécheresſe, dans la vue de donner de la force aux plumes que la nourriture forme, auſſibien que les autres parties de l'animal ; mais quelques ſoient les raiſons qu'on voudroit en donner, le phénomene eſt certain, & la réflexion d'Hippocrate doit être regardée comme très-bien fondée.

Cependant l'art peut déguiſer la nature dans les volatiles ; car, par la différente façon de nourrir ces animaux & de les élever, on peut non-ſeulement les faire participer à la graiſſe & au ſuc des quadrupedes domeſtiques, mais même à toutes les propriétés des quadrupedes châtrés. Les oiſeaux ſont formés par la nature, pour faire un double exercice & ſur la terre &

dans les airs. Quand les oiseaux volent, plus de parties qu'on ne pourroit se l'imaginer concourrent à cet exercice, & sont dans une action réelle indépendamment des aîles. D'ailleurs ces animaux engendrent plus de chaleur que nous, & aux thermometres ils paroissent plus chauds : tout cela concourt également à produire cette sécheresse. Malgré cette sécheresse, leurs fibres sont par leur nature plus minces & plus déliées que celles des quadrupedes, ou si l'on admet la réalité des calculs de Lewenhoek, au moins y en a-t-il plus sous le même volume. Ces animaux sont quelquefois retenus par les hommes, & resserrés de façon à ne faire aucun exercice, ni de leurs pieds ni de leurs aîles, & même souvent on les condamne à une prison si austere, qu'ils ne peuvent pas se retourner : on les réduit aussi à l'impossibilité d'avoir aucune sensation d'amour : en un mot, on ne leur laisse le pouvoir que de manger & de dormir. Par-là en peu de tems il se fait un tel épanchement de graisse, que les solides en sont intimement abbreuvés, que leur substance devient extrêmement tendre, leurs fibres très-séparables les unes des autres ; & même on peut remarquer qu'alors elles sont beaucoup plus humectées que celles des animaux quadrupedes. Malgré toutes ces précautions, la nature se retrouve toujours jusqu'à un certain point ; le suc que ces oiseaux laissent épancher dans l'eau, est un suc mucilagineux, plus cordial & plus huileux ; les volatiles donnent un bouillon plus fort, quoique moins mucilagineux. On peut remarquer que les volatiles contiennent beaucoup moins de parties extractives que les autres animaux ; mais il faut considérer que cette partie extractive, est plus âcre & plus cordiale que celle des quadrupedes, quelle est moins sujette à tourner à l'acidité : aussi tous les hommes ont-ils pensé que ces oiseaux nourris avec nous, & par nos soins, avoient la chair moins pésante pour l'estomac, & moins nutritive. De-là on en a fait la nourriture des convalescens, comme une viande qui en même tems étoit cordiale, nourrissoit peu & offroit moins de difficulté à digérer. Nos anciens Cœnobites, qui craignoient l'effet pernicieux que le trop de nourriture fait sur nos sens, se défendant toute autre espece d'animaux, se permettoient celle-ci.

On retrouve aussi dans ces animaux le caractere des alimens dont ils se sont nourris. Ainsi Hippocrate nous fait faire une bonne remarque, quand il nous dit, *qui semina legunt prioribus sicciores sunt*, *anatis autem & reliquorum quæ in aquis degunt, omnes humidæ existunt.*

Pour les oiseaux qui vivent dans la campagne, qui n'ont d'autre aliment que celui qu'ils trouvent dans les champs, qui jouissent d'une liberté pleine & entiere, & font un exercice continuel, sujets par état à toutes les vicissitudes des saisons, & souvent à une extrême disette, ils joignent à la sécheresse naturelle de tous les oiseaux, la dureté que produit l'exercice dans tous les animaux : aussi leur chair est extrêmement seche, & l'âge produit chez eux les effets que l'on remarque moins évidemment dans les autres animaux. Leurs tendons deviennent osseux de bonne heure ; les chairs acquierent la consistance de filasse, à moins que l'animal n'ait été châtré ; car on remarque bien moins les différences de la vieillesse, dans tous les animaux auxquels on a fait cette opération. Ainsi on peut conclure en général avec Galien, *ea paucissimum præstare alimentum, si ad genus gressilium conferas.* On retrouve pourtant des différences essentielles dans cette espece de gibier, suivant la variété des saisons ; car dans le tems que la terre est couverte de fruits & de grains, les oiseaux s'engraissent bien davantage, & leur chair acquiert une humidité & un tendre qu'elle n'a pas dans les autres tems; il y a aussi une différence bien marquée entre les différens membres des oiseaux, suivant que ces animaux font plus ou moins d'exercice d'un membre que de l'autre. Les oiseaux qui marchent beaucoup à pied, ont les cuisses plus fortes que les aîles; aussi sont-elles plus dures. Les oiseaux, qui au contraire volent beaucoup, ont l'aîle plus forte que la cuisse. Au reste il est utile de remarquer que l'on peut diviser les oiseaux de même que les quadrupedes, en animaux dont les uns vivent de grains, & les autres vivent d'autres animaux. Nous avons remarqué que les hommes n'employoient point pour leur nourriture, cette derniere espece de quadrupede. On connoît beaucoup d'oiseaux carnaciers, dont la seule nourriture est non-seulement d'animaux, mais même des cadavres pourris des animaux. Ils sont de même exclus de la classe des animaux nutritifs : leurs humeurs putrides & trop atténuées, ne sçauroient fournir de nourriture qu'à des animaux encore plus atténués qu'eux; cependant il y a plusieurs oiseaux qui se nourrissent d'insectes, & qui cependant servent de nourriture : telles sont les beccasses & autres animaux aquatiques. Mais outre que tous les insectes ne contiennent point des humeurs très-atténuées, & qu'au contraire un mucilage très-gluant, appartient à plusieurs insectes aquatiques; il est difficile de sçavoir si ces animaux se nourrissent uniquement d'insectes, ou d'une infinité de principes mucilagineux, extraits des plantes qui se rencontrent dans le limon des eaux, ou même des semences qui doivent y germer à leur tour.

Les poissons sont l'espece d'animaux dont nous connoissons le moins les propriétés spécifiques, & les différences par rapport à la matiere nutritive. Ils vivent dans un autre élément que nous, & il est difficile d'épier leur façon de vivre. Ce qui paroît reconnu de tous les Naturalistes, c'est que les plus gros mangent ceux qui sont plus petits : il faut avouer cependant que cela n'est pas général, pour plusieurs raisons, dont les principales sont que les rivieres les plus poissonneuses contiennent beaucoup de plantes, dont les semences multipliées s'enfoncent dans le limon, & y sont trouvées par les poissons, que beaucoup d'entr'eux n'ont pas les instrumens nécessaires pour dévorer d'autres animaux, que plusieurs peuvent être amorcés par des appas tirés des végétaux, & qu'on voit les carpes & beaucoup d'autres poissons manger avec plaisir le pain qu'on leur jette ; d'où l'on peut déduire qu'ils font ufage de végétaux. Les différences qui les diftinguent à cet égard, ne font pas fi marquées ; à peine en appeçoit-on entre les poiffons qu'on appelle d'eau douce, & ceux qui vivent dans l'eau falée. Plufieurs approchent davantage de la nature des quadrupedes, d'autres, recouverts d'écailles de plufieurs piéces, comme d'efpece de cuiraffes, ont une force prodigieufe dans leurs mufcles, & ont la chair féche, ferme, prefque toute excrémenteufe, de mauvaife digeftion ; cependant fujette à fe pourrir, foit à caufe de la nourriture dont ils fe fervent, foit par le peu de nourriture même qu'ils prennent, & dont ils font difpenfés par le peu d'évaporation que font tous les poiffons peu propres par eux-mêmes à tranfpirer, vu la lenteur du mouvement de leur fang, & le peu de chaleur qu'ils engendrent : d'autres enfermés & enveloppés dans des écailles pierreufes, fortes & capables de défendre une fubftance extrêmement tendre, font liés fimplement à leurs écailles par des mufcles forts & par des fubftances ligamenteufes, que nul eftomac ne paroît digérer, & ils ont d'ailleurs le refte de leur fubftance fi tendre, que les délices des hommes font de les manger fans préparation : telles font les huitres, qui fourniffent beaucoup d'excrémens, peu d'alimens, & qui, par des parties étrangeres, sont en état de procurer la liberté du ventre. Pour les autres divisions, que les Auteurs qui ont traité des alimens ont apporté sur les poissons, elles n'indiquent pas grand chose sur leurs natures. En général on retrouve dans ces animaux, une flexibilité, une mollesse, & une souplesse singuliere dans les fibres, qui semble même les mettre si fort à l'abri de la vieillesse, que tous les Naturalistes nous citent des exemples de vieillesse prodigieux dans les poissons, sans qu'on puisse s'appercevoir de la moindre différence, soit dans le goût de leur chair, soit dans leurs autres parties. La différence de leur nourriture peut produire de grandes variétés dans le goût & dans le volume; mais ce qui est général à tous les poissons, tant d'eau salée que d'eau douce, c'est la facilité prodigieuse qu'ils ont à prendre le caractere de pourriture. Si-tôt qu'un poisson est mort, il tourne bien-tôt en pourriture & disparoît, presque entierement réduit en une liqueur âcre, qui approche beaucoup de la décomposition des principes. Suivant les remarques de Boerhaave, une baleine, animal monstrueux, disparoît presque entierement en peu de jours, sur les rivages les plus froids de la Norwege, où la pourriture a par conſéquent moins d'action. En général les poiſſons ont la texture des ſolides très-foible, & quoiqu'on retrouve chez pluſieurs d'entr'eux un mucilage très-gluant, & capable de former une colle puiſſante, leurs principes ſont aſſez généralement fort atténués.

Dans l'ébullition, la chair des quadrupedes & des oiſeaux laiſſe à la vérité beaucoup de principes s'écouler, mais cependant ſe ſeche & s'endurcit au milieu de l'eau. La chair des poiſſons ſemble ſe détruire entierement par l'action continuée de l'eau, & ne paroît plus compoſer qu'un mucilage, à la vérité plus ſolide que celui qui avoit paru dans la premiere action de l'eau ſur les poiſſons. Cette facilité à la diſſolution ſubſiſte dans l'eſtomac; auſſi de toutes les nourritures, on peut dire que le poiſſon eſt la plus légere, celle qui laiſſe le moins d'impreſſion à l'eſtomac & qui le fatigue moins. Si la chair de poiſſon laiſſe beaucoup d'excrémens, ce ſont des excrémens fort atténués, & qui ſont plutôt des excrémens des ſecondes voies, que des premieres, à cauſe de leur légereté : auſſi Galien prononce-t-il hardiment, *porrò alimentum quod ex eis ſumitur, non modò concoctu eſt facile; ſed hominum etiam corporibus ſaluberrimum, ut quod ſanguinem medium consistentiâ generet.* Au reste les Anciens d'après Hippocrate, distinguoient deux especes de poissons : les uns étoient plus légers, les autres étoient plus pésans sur l'estomac. Cet Auteur nous donne comme plus pésans, ceux qui vivent dans les lieux bourbeux & marécageux : il nous donne au contraire comme plus légers & de meilleur suc, ceux que les Anciens ont appellé, *littorales*, *saxatiles*, qui ont une chair blanche, molle, agréable, & qu'on trouve sur les côtes de la mer, au milieu du sable & des cailloux, dans l'eau la plus pure, & dont Galien faisoit tant de cas, qu'il en conseilloit l'usage aux convalescens, préférablement à tout autre aliment. Il regardoit comme un problême de Médecine, qu'il pût y avoir certains estomacs qui digérassent plus facilement la chair de bœuf, que ces especes de poissons. Hippocrate joint à ces poissons, un autre genre qu'il appelle vagabonds, *errones*, & prétend que cette différence produit de la sécheresse dans la maтière nutritive qu'on en tire. On ne conçoit pas aisément quelle différence doit produire l'exercice entre des poissons, à l'exception peut-être de ceux qui vivent dans les lieux fangeux & bourbeux, & qui paroissent aimer le repos. Galien paroît admettre une différence bien plus réelle, lorsqu'il rejette les poiſſons qui vivent au-deſſous des grandes villes, dont les fleuves qui les arroſent ſont les égoûts perpétuels; car outre le mauvais goût que ces poiſſons contractent, ils prennent plus volontiers une qualité putride, répondante à celle des excrémens dont ils ſe nourriſſent. En général donc, indépendamment des cruſtacées qui ont la chair par eux-mêmes fort tendre & fort aiſée à digérer, mais mêlée plus ou moins de gros muſcles & de ligamens conſidérables, qui ſont preſque tous excrémenteux, des teſtacées qui ſont plus ou moins durs, mais qui ont toujours une dureté plus conſidérable que celle des animaux terreſtres, & des autres poiſſons : on peut diſtinguer cette claſſe en poiſſons dont la chair eſt molle : dans cette claſſe ſont les *littorales* & *ſaxatiles*, en poiſſons dont la chair eſt dure, & par conſéquent plus excrémenteuſe : tels ſont ceux qui habitent dans la pleine mer, & dans l'origine des grandes rivieres, comme les éturgeons, les thons, les marſouins, & autres de cette eſpece, dont on doit concevoir la nature, d'après ce peu de principes.

Telles ſont les claſſes générales des animaux qui fourniſſent de la nourriture. Il reſte à préſent à examiner la nature propre de chaque partie d'animal en particulier.

Les animaux ont deux especes de parties, qui different essentiellement entr'elles. Les unes sont les parties solides : les autres sont fluides & constituent les liquides du corps animal.

Leurs quantités respectives sont différentes, suivant la diversité de la nature des animaux ; car les animaux qui ont l'extérieur évidemment plus sec, plus aride, & qui ont moins d'embonpoint, ont à proportion moins d'humeurs que les autres, laissent plus d'excrémens & fournissent moins de nourriture. Nous avons dit ci-dessus avec Hippocrate, qu'on peut juger assez exactement de la quantité des humeurs que contient un animal, par la quantité de sang qui lui est propre, & l'on peut juger de la quantité du sang, non-seulement par la comparaison des masses de sang qui peuvent s'écouler en un tems donné par des ouvertures egales, mais même par les signes extérieurs des tempéramens, tels que la qualité du pouls, l'embonpoint sans une graisse extraordinaire, le gonflement, le nombre apparent des veines, la couleur de la chair & les autres signes qui se trouvent ordinairement chez les sanguins, & qui doivent caractériser autant chaque espece différente que chaque individu dans quelqu'une de ces especes. Mais si l'on peut juger assez exactement de la quantité de matiere nutritive contenue dans un animal, par l'inspection du sang & des signes de sa quantité plus ou moins grande : on ne peut pas juger absolument de la quantité des humeurs étrangeres au mucilage. L'eau par exemple se trouve plus abondamment dans les tempéramens & dans les natures des animaux qu'on appelle pituiteux, la graisse s'y épanche plus abondamment, la partie mucide s'y trouve plus développée, les parties y sont plus écartées les unes des autres; mais elles ne sont pas en plus grande quantité, car autrement il faudroit dire que l'inaction & l'oisiveté peuvent produire plus de matiere nutritive, que l'action & le travail bien ordonnés, qui cependant perfectionnent les liqueurs, leur donnent leur densité, & qui leur font occuper moins de volume, sous la même masse & sous la même quantité de parties.

Quand on a enlevé toutes les humeurs, toutes les différences apparentes qui étoient entre les parties solides des animaux gras & maigres disparoissent absolument. Le corps & toutes les parties, quelque diversité qu'il y ait entr'elles pour la figure, sont formés des mêmes élémens, & l'on remarque par-tout la même fibre solide, appellée par les Médecins, fibre similaire, parce qu'elle n'a rien d'organique, & que ce n'eſt que ſes différens composés qui ſont réellement organiſés. Cette fibre eſt composée de parties terreuſes. L'on retrouve pour leur union une partie plaſtique, mucilagineuſe dans ſon origine, mais qui ayant perdu toute ſa partie aqueuſe, les tient unies enſemble tant qu'il y a un peu d'huile qui les joint, & l'on ne peut l'enlever que par le moyen de l'action du feu nud. Le mucilage qui tombe ſur ces fibres, & qui les arroſe continuellement, leur donne leur ſoupleſſe, & la preuve en eſt ſenſible, puiſque ſi-tôt que ce mucilage ceſſe de ſe ſéparer, les parties s'endurciſſent & n'ont plus cette ſoupleſſe organique qui eſt néceſſaire pour leur action. Nous ne parlons pas ici du différent dégré de ſoupleſſe que leur donne l'épanchement des humeurs qui les abbreuvent, puiſque cette différence eſt accidentelle, & ne nous apprend point l'action nutritive des parties ſolides; cependant quelque conſidérable que ſoit la petiteſſe de la fibre priſe en elle-même, peut-on ſuppoſer que ce ſoit la même qui compoſe le cerveau & certaines glandes, & les parties les plus dures. Ce qu'il y a de très-certain, c'eſt que quand les fibres ſont parvenues à être ſéparées en petites parties, auſſi minces qu'il eſt poſſible, à peine peut-on les appeller ſolides, elles ſe rapprochent de la ſubſtance nutritive, qui eſſentiellement contient les parties terreuſes dont cette fibre eſt compoſée. Les Anciens nous ont tous dit, que les cerveaux des animaux donnoient beaucoup de nourriture, & une nourriture fort pituiteuſe, ils regardoient ce viſcere comme la ſource de la pituite, qui n'eſt ſuivant le langage de Galien, qu'un *alimentum ſemicoctum*; mais au contraire le plus pur & le plus tenu des liquides, s'y ſépare de la partie du ſang la plus atténuée, auſſi le cerveau prend-t-il aiſément le caractere d'une corruption conſidérable, qui le rend promptement incapable de nourrir : les cerveaux ſont peu nutritifs, leurs principes ſont trop atténués; on pourroit les ranger dans les parties fluides, s'il ne reſtoit pas néceſſairement & invariablement une partie indiſſoluble dans l'eau. Po[illegible]les fibres du corps animal, Boerhaave les exclud de la claſſe des nutritifs, par la même raiſon qu'il en exclud les fibres des végétaux; en effet, on peut retirer une gelée des os les plus durs des animaux, conſervés même pendant pluſieurs ſiécles, mais il reſte toujours un ſquelette terreux, qui forme la plus grande partie de leur ſubſtance.

On peut dont ſe diſpenſer de s'étendre

avec les Anciens, ſur les propriétés nutritives des différentes parties des animaux, ces différences dépendent toutes de la qualité des humeurs qui y ſéjournent, & ces différences ſe comprendront aiſément quand on aura détaillé la différence de ces humeurs.

Le chyle eſt la ſource de laquelle ſont formées ſucceſſivement toutes les humeurs du corps animal, les unes après les autres. Les propriétés de ces humeurs dépendent de changemens qui paroiſſent fort éloignés des altérations naturelles du mucilage; cependant elles s'y rapportent, en faiſant toujours un pas en avant vers la putréfaction. Le mouvement & la preſſion ſont les ſeuls auteurs de tous ces changemens, ils procurent plus de réunion entre les parties homogenes, & c'eſt un point eſſentiel par lequel ils répondent à la fermentation.

Le premier produit du chyle, qui retienne le plus de ſes propriétés, cependant avec plus d'atténuation, eſt le lait que l'on retrouve dans l'homme, & dans tous les quadrupedes. La premiere queſtion que l'on peut faire ſur le lait, roule ſur ſon exiſtence univerſelle, car comme on ne le retrouve que dans certaines circonſtances, qui ſont la ſuppreſſion des menſtrues dans les femelles humaines, & le tems qui suit l'accouchement dans toutes les femelles des quadrupedes, & dans certains poissons qui tiennent de la nature des quadrupedes: il paroît douteux que le lait puisse être regardé comme un produit du sang; il sembleroit devoir plutôt passer pour une dégénérescence accidentelle de ce fluide; cependant quelqu'ignorance qui ait regné sur la nature & sur la production du lait, Hippocrate n'a pas craint de mettre cette liqueur au rang du sang, & de prononcer hardiment, *lac & sanguis alimenti redundantia.* Pour prouver en deux mots que telle est la nature du lait, qu'il n'est, pour ainsi dire, qu'une ébauche de la nature pour tourner le chyle en sang: il est inutile d'entasser des exemples de lait trouvé dans des mâles, de lait qu'on a vû surnager dans la poelette quand on a fait des saignées après le repas; il suffit de remarquer que la production du lait est intimement liée avec l'éruption ou la suppression des lochies, & même des menstrues, qui ne sont autre chose qu'un sang très-pur. L'apparition des menstrues fait cesser le lait, comme la suction du lait fait disparoître les menstrues. Le lait est formé pour la nourriture de l'enfant, comme la liqueur de l'amnios est formée pour la nourriture du fœtus; il est donc évidemment une humeur nutritive, & c'eſt le premier produit de l'altération du chyle.

Il paroît en effet principalement après le repas ; mais deux heures après le repas, il eſt clair & tenu, & retient encore quelque choſe de l'ancienne nature des alimens. La nature ne l'a pas encore préparé, & ne lui a pas donné la denſité que le jeu continuel des vaiſſeaux lui donne après cinq ou ſix henres : alors il eſt dans ſon état de perfection ; mais bien-tôt après il prend un autre caractere, car ce qu'il y a de plus denſe, ſuivant des routes nouvelles, conſtitue le coagulum du ſang ; l'on ne voit plus paroître aux mammelles qu'une ſéroſité tout-à-fait animale.

Mais ne conſidérant le lait que comme un aliment, il faut s'attacher à ſon état de perfection, c'eſt-à-dire, à celui où il eſt ſix heures après le repas, quand il a acquis ſa denſité naturelle, la couleur & la conſiſtance qui lui ſont propres. Alors il a une ſaveur extrêmement douce, *quod in ſanguine dulciſſimum eſt*, dit Hippocrate, il a une couleur blanche, une *lévité* & une égalité dans ſes parties, qui fait proprement ſon caractere : auſſi cet Auteur a-t-il bien raiſon de le citer comme un exemple des ſubſtances deſquelles il dit, qu'elles ſont *dulces gustu , & dulces facultate.* Tant que le lait est frais, tous ses produits conservent cette douceur : abandonné à lui-même, il dépose petit-à-petit une partie plus pésante, & qui tombe au fond de la sérosité , c'est le fromage ou la partie caséeuse. Quand on sépare cette partie par un artifice prompt, comme par le moyen des acides, cette partie caséeuse entraîne avec elle toutes les parties qui ne sont pas de la sérosité ; mais si on le laisse à lui-même, il se sépare une troisieme partie qui surnage dans la sérosité, & qui a toutes les propriétés des huiles douces des végétaux, c'est la partie butireuse ou le beurre qui acquiert une certaine consistance par des battemens réitérés, toujours prêt à redevenir fluide dans la chaleur, & même cette consistance lui est commune avec beaucoup des huiles des végétaux. Ces parties se trouvent essentiellement dans le chyle ; mais l'action des vaisseaux a donné la facilité aux parties homogenes de se rassembler, & par conséquent à celles qui sont hétérogenes de se séparer. Cette force d'union qui se trouve entre les parties du lait, est plus grande, plus prompte & plus évidente entre les parties du sang, parce qu'il a souffert plus d'action & plus de pression de la part des vaisseaux, & comme nous l'avons dit, l'action des vaiſſeaux rapproche les parties homogenes, & la preſſion les lie plus étroitement & les condenſe. De là viennent ces pellicules mucilagineuſes, qui ſe forment ſur le lait & qui deviennent ſi ſolides.

C'eſt la même cauſe qui produit la partie caſéeuſe, eſpece de mucilage prêt à devenir ſolide : c'eſt la partie du lait qui a le plus ſouffert l'action des vaiſſeaux, & qui a auſſi acquis le plus d'atténuation. On ſçait qu'on peut retirer de l'alcali volatil, des produits de cette partie, il eſt vrai qu'il faut que le feu le développe ; mais c'eſt ce qu'il a de commun avec tous les produits animaux ; on en retrouve moins, on le retrouve avec plus de peine dans le reſte du lait qui ne donne que les produits des végétaux un peu atténués.

C'eſt d'après le plus ou le moins de ces parties caſéeuſes, que l'on juge de la ténuité du lait, & du plus ou du moins d'alimens qu'il offre ; ainſi que de ſa difficulté à ſe digérer : car on peut dire que plus le lait a de partie caſéeuſes, plus il contient de mucilage concentré & condenſé. L'expérience même fait voir que dans l'eſtomac des jeunes animaux, ces parties caſéeuſes ſe ſéparent des autres qui ſont plus tenues & qui paſſent plus promptement dans les ſecondes voies, au lieu que celles-ci reſtent & même réquierent le ſecours de la bile pour ſe digérer dans les inteſtins. La partie caſéeuſe du lait eſt en plus ou moins grande quantité, ſuivant la nature de l'animal duquel elle a été tirée. Le lait de vache, ainſi que tous les Anciens en ſont convenus, eſt de tous les laits le plus épais, & ſuivant les expériences d'Hoffman, c'eſt auſſi de tous les laits celui qui a le plus de parties caſéeuſes. La Providence proportionne la force & la difficulté de concoction qu'offre un aliment, à la nature de l'animal pour lequel il eſt fait; car c'eſt une propoſition qui dépend des premiers principes de Phyſiologie, que la raiſon dicte, & que chacun peut ſe démontrer à ſoi-même, que le lait de la mere eſt le plus propre à l'enfant.

Toute eſpece de lait differe auſſi ſuivant la ſaiſon; ainſi Galien remarque avec raiſon que *verè liquidiſſimum ſpiſſatur progreſſu temporis; ut mediâ æſtate craſſius ac ſiccius ſit*, ce qui eſt conforme à la ſaine Phyſique, & aux expériences qui prouvent l'évaporation plus copieuſe des eaux dans l'été. La nature des alimens change auſſi infiniment celle du lait; Galien nous dit, *viridis herba & ad aquas naſcens liquidius & modicum lac ſuggerit. Durior & montana, apta eſt ad boni & multi lactis generationem ; omnia pabula adstringentia acerbum & alvum sistens lac præbent.* Moins il y a de parties caséeuses dans le lait, plus les autres parties s'y trouvent à proportion. La partie butireuse qu'Hecatus dans Athenée appelle ἔλαιον ἀπὸ γάλακτος, est celle qui est la plus épaisse après la partie caséeuse, elle se trouve dans les laits un peu épais, & qui ont plus soufferts d'atténuation ; moins dans celui qui en a le moins souffert.

Mais ce qui constitue la plus grande partie du lait, comme de toutes les humeurs animales, c'est sans contredit la partie aqueuse, c'est elle qui sert de véhicule universel, non-seulement aux alimens, comme Hippocrate l'avoit remarqué, mais à toutes les humeurs du corps, & celles-ci sont à leur tour la plus grande portion des parties du corps humain ; cependant il s'en faut de beaucoup que l'eau que l'on retire du lait, quand on en a séparé la partie caséeuse & le beurre, soit une eau simple & pure ; elle conserve encore des parties salines & huileuses, fortement unies entr'elles, ayant par conséquent les vertus saponacées des végétaux desquels le lait a été formé principalement. Outre les parties aqueuses, il en est encore une qui doit entrer en ligne de compte, qui paroît occuper peu d'espace, mais

mais qui, ſuivant ce que l'expérience a démontré aux anciens Médecins, a une grande efficacité & détermine même les vertus du lait ; c'eſt une partie active tirée de l'animal même & formée dans ſon corps, & comparable au *gas* de Van-Helmont. Un Auteur moderne croit qu'elle peut tirer ſon origine des eſprits animaux qui ſe mêlent avec le lait. Quoi qu'il en ſoit il paroît que ces parties ſubtiles ſont des parties capables d'agir ſur les nerfs, & de faire une prompte réparation, capables même d'animer & de procurer à la nature une eſpece de ſentiment gracieux, que le poëte Lucrece exprime en diſant :

. . . . *Lacte mero mentes perculſa novellas.*

Un obſervateur rapporte qu'une nourrice en allaitant ſon enfant dans le tems qu'elle étoit en fureur, lui procura des convulſions : c'eſt pour cette partie ſubtile, qu'Euriphon, Herodote, Prodicus, fameux Médecins de l'antiquité, ont recommandé qu'on prît le lait dans les mammelles, & Galien confirme ce ſentiment en comparant le lait à la ſemence, qui n'a plus aucune activité quand elle n'eſt pas tranſmiſe d'un organe dans l'autre.

De toutes ces ſubſtances réunies enſemble, réſulte le lait, qui eſt une matiere nutritive dans toutes ſes parties, dans leſquelles on retrouve le mucilage à tous ses différens dégrés, moins condensé dans sa sérosité & dans sa partie butireuse, laquelle quoique peu nutritive pour les solides, est cependant capable de former des globules rouges par la partie huileuse qui y domine, plus condensé enfin par la partie caséeuse qui se digere en effet la derniere, & qui prend dans l'estomac des jeunes animaux, un caractere de solidité que la bile seule peut atténuer, comme on le démontre par la dissection. Outre cette faculté nutritive, le lait ne fournit quand il est digéré aucune espece d'acrimonie, & prend aisément le caractere animal; ce qui fait que non-seulement on peut le regarder comme aliment, mais souvent même comme médicament.

Il paroît, par les ouvrages d'Hippocrate, que ce grand homme a plutôt regardé le lait comme médicament que comme aliment; & il ne le considere que pour les cas de maladie. Galien ne l'a guére considéré que sous cet aspect; cependant il est certain que du tems de ces deux Auteurs, les Scythes, comme aujourd'hui les Tartares leurs descendans, vivoient principalement de lait, & ne cédoient ni en force ni en vigueur aux autres hommes. En général le lait de la mere est la nourriture propre de l'enfant; la nature le dicte & la raison le confirme. Le lait des différens animaux qu'on donne aux hommes a différentes qualités. Les Médecins ont coûtume de juger du lait, suivant la qualité de ses parties séreuses, en proportion aux parties butireuses & caséeuses ; ils n'admettent d'ailleurs dans cette liqueur, aucune autre partie étrangere qui distingue ses qualités. Quelques naturalistes ont pensé que le caractere spécifique de l'animal, se transmet avec le lait dans celui qui le suce : les exemples qu'on nous en cite sont très-fabuleux ; à la vérité, des parties plus ou moins actives, insinuées avec ce liquide, peuvent agir plus ou moins vivement sur les solides, leur donner de la force ; mais elles ne peuvent rien sur la façon de penser, ni sur l'esprit. Nous verrons ailleurs quel usage on doit faire de ces différens laits, nous en avons assez dit sur la nature de ce liquide.

Une substance plus merveilleuse encore, s'il est possible, & qui est du même genre, c'est l'œuf des volatiles. Les seuls œufs dont les hommes fassent usage, sont les œufs de poule. Je ne m'attacherai point ici à faire l'histoire de la formation des œufs, c'est une matiere dont tant d'Auteurs ont traité, qu'il est inutile d'en parler plus au long. Pour le sujet que nous avons à présent en vue, il n'y a que deux substances à conſidérer dans l'œuf; le blanc qui en eſt la partie la plus conſidérable, & le jaune qui en occupe le centre. Le blanc d'œuf eſt un vrai mucilage dans toutes ſes parties, qui peut ſe durcir quand on lui enleve ſa partie aqueuſe, qui, quand on le brûle prend la conſiſtance de corne; il devient comme toute eſpece de mucilage, une maſſe rareſcible legere & charboneuſe; il donne dans l'analyſe tous les principes des mucilages; ainſi l'on peut comparer le blanc d'œuf à la séroſité du lait, qui ſeroit jointe avec la partie caſéeuſe de cette liqueur, avec cette différence cependant, que la partie caſéeuſe eſt plus condenſée, & contient un mucilage plus animal & dont les parties ſont plus atténuées que celles du blanc d'œuf. Le jaune d'œuf n'eſt qu'une ſubſtance huileuſe, elle a toutes les propriétés des huiles & contient beaucoup de ces mêmes parties très-atténuées. On retrouve donc, pour ainſi dire, dans les œufs une eſpece de lait, avec cette différence, que le mucilage eſt moins atténué : on y retrouve une partie butireuſe, avec cette différence que l'huile en eſt plus atténuée, qu'elle eſt par conſéquent plus échauffante & plus cordiale : on peut donc comparer juſqu'à un certain point l'un à l'autre, & donner au blanc d'œuf les qualités d'un mucilage peu atttténué, en proportion des autres humeurs animales, capable de beaucoup d'atténuation, qui lui eſt en effet fournie par la chaleur de l'incubation. Le jaune d'œuf au contraire doit être regardé comme une matiere peu capable de fournir proprement de la nourriture; mais on doit lui accorder la vertu cordiale & un peu échauffante des huiles qui ont paſſé le dégré d'atténuation des huiles végétales. Au reſte telle eſt à-peu-près la doctrine d'Hippocrate ſur les œufs & ſur leur action dans le corps des animaux, *volucrum ova*, nous dit-il, *validum quid & nutriens & inflans habent; validum quidem quoniam animalis generationem continent; nutriens verò quòd in pullo lactis rationem habeat: inflans autem, quia parvâ mole in multum diffunduntur.* Quoiqu'Hippocrate, par le malheur de ſon tems, n'ait certainement pas conçu la raiſon des effets dont il nous parle, cependant rien n'eſt ſi vrai, ni ſi conforme à la nature de l'œuf. On peut dire que le blanc d'œuf eſt ce que nous avons appellé un *alimentum valens*; c'eſt un mucilage capable de ſouffrir bien des dégrés d'atténuation, qui ſe gonfle prodigieuſement à cauſe de la tenacité des parties de ſon mucilage; c'eſt pour cela que Galien appelle les œufs, groſſiers, *craſſi ſucci*, qui nourrissent beaucoup, parce qu'ils contiennent beaucoup de matiere en peu de volume. A l'égard du jaune, je ne doute pas qu'il ne contienne plusieurs parties nutritives & utiles; mais sa substance même ne l'est pas, & c'est plutôt une huile ou un savon huileux, qu'une substance nutritive proprement dite. On trouve certainement dans chaque espece d'œuf, non-seulement un caractere spécifique du mucilage qu'il renferme, mais aussi quelque partie de ces corps subtils qui appartiennent à l'animal, qui se développent sans doute davantage dans l'incubation, mais qui se répandent dans tous les produits animaux. Telle est la nature des œufs en général.

Après avoir parlé de ces deux premiers alimens naturels, nous entre-voyons assez ce que nous devons penser des deux produits du lait les plus ordinaires, le beurre & le fromage: le beurre n'est pas proprement un aliment, quoiqu'il contienne quelques parties mucilagineuses; mais il est entierement comparable aux huiles des végétaux, & on le substitue à l'huile dans les pays où les oliviers & les autres arbres dont on tire les huiles sont rares; ainsi il paroît par le peu de mention qu'en font les Grecs & les Romains, qu'on n'en faisoit pas un usage aussi considérable chez eux, que dans les pays plus ſeptentrionaux de la Gaule & de l'Allemagne, (*a*) c'eſt donc une vraie huile à laquelle on doit appliquer ce que nous avons dit ailleurs des huiles des végétaux ; il ſe rancit, il devient amer, *bileſcit.*

Il n'en eſt pas de même du fromage ou de la partie caſéeuſe du lait, c'eſt un des produits du lait dont il ſoit le plus parlé dans les Anciens, nous avons parlé ci-devant de ſa formation ; on voit qu'il eſt compoſé de la partie la plus condenſée du mucilage, jointe avec les parties les plus groſſieres & les plus terreuſes du lait : on ne doit pas croire que cette partie ne ſoit pas un mucilage, parce qu'elle n'eſt pas diſſoluble dans l'eau ſimple ; il eſt autant eſſentiel au ſimple mucilage de pouvoir ſe ſolidifier, que de ſe rendre ſoluble dans l'eau. L'uſage de ces mucilages ſolides eſt ordinaire ; le blanc d'œuf & le fromage peuvent durcir juſqu'au point d'égaler les ſubſtances les plus dures, & ne cédent point à l'action vive & précipitée de l'eau ; cependant le blanc d'œuf tombe à l'air en *deliquium*, & le fromage s'imbibe d'une grande quantité d'eau ; l'un & l'autre cédent à l'action des agens ſavonneux qui ſe

(a) *Plin. lib. 28 29.*

trouvent dans tous les animaux ; mais s'ils acquierent trop de ſolidité ils n'y cédent plus. On peut dire également de l'un & de l'autre, qu'ils ſont les élémens de la ſubſtance ſolide du corps, & le fromage récent montre encore au microſcope les fibrilles entrelaſſées par leſquelles il a laiſſé échapper l'eau ſurabondante de ſa mixtion : c'eſt pour cela qu'Hippocrate, & après lui tous les Grecs regardent le fromage comme une ſubſtance alimenteuſe ; *validus eſt*, nous dit-il, *quia generationi proximus, alit quia pars carnoſa lactis in eo remanet, æſtuoſus eſt quia pinguis, alvum autem ſiſtit, quia ex ſucco & coagulo conſtat.* Nous avons donc dans le fromage un aliment fort nutritif ; il contient cependant des parties terreuſes & groſſieres. En un mot, on retrouve dans le fromage, & le *valens* & le *craſſi ſucci* des Anciens ; Galien reconnoît toutes ces propriétés dans le fromage ; mais il eſtime plus celui qui eſt moins dur & plus récent, parce qu'il ſe rançit à la longue & porte un ſel âcre dans le ſang : il a raiſon ; mais il faut remarquer que, ſuivant nos principes & ſuivant la remarque de Celſe, celui qui eſt plus dur nourrit davantage, mais ſe digere plus difficilement : celui qui eſt plus mollet nourrit moins, mais il ſe digere plus aiſément.

Ce ſont là proprement les ſeules humeurs des animaux dont on faſſe uſage pour ſe nourrir ; cependant toutes les autres humeurs ſont plus ou moins nutritives, & même ſe répartiſſent en quelque quantité dans toutes les nourritures que nous prenons des animaux.

Pour le ſang qui eſt le premier produit du lait, c'eſt un compoſé qui en conſerve beaucoup de propriétés, & l'on peut aiſément faire voir l'analogie qui eſt entr'eux. A la vérité la partie huileuſe ne ſe ſépare pas comme dans le lait, mais on l'y retrouve évidemment, & on peut l'en ſéparer aiſément par des lotions réitérées : c'eſt cette partie rouge qui céde la derniere à la putréfaction, & qui ne ſe putréfie que lorſque le mucilage devenu tout à fait ſavon putride, peut réagir ſur les parties huileuſes. Pour la partie coagulée, on la retrouve même en plus grande quantité, parce que l'action des vaiſſeaux a été plus longue & plus conſidérable, plus capable par conſéquent de condenſer & de réunir des parties qui étoient encore ſéparées dans le lait : outre cela, les parties ſont plus atténuées & les ſels plus développés & plus exaltés, ayant enfin le caractere animal. Il ſe fait de plus un développement de parties ſubtiles & tenues, qui ont un caractere qu'on ne peut pas spécifier, mais dans lequel il y a quelque chose de la putréfaction. De toutes ces parties réunies, il s'ensuit nécessairement que le sang est nutritif, & nutritif dans la plus considérable de ses parties; mais que les parties étrangeres à la nutrition, les parties trop atténuées pour nourrir les hommes, & par conséquent inutiles, sont beaucoup plus multipliées que dans le lait. Au reste les Anciens ont regardé le sang comme vraiment nutritif, & Hippocrate parle de la nourriture qu'on en retire, comme d'une chose qui peut être utile ou nuisible, suivant les circonstances. Galien regarde positivement le sang comme le principe de la nourriture. Les Anciens devoient lui accorder plus de ces propriétés, puisqu'ils prétendoient que le lait même dérivoit du sang; cependant Galien & Paul d'Egme regardoient le sang comme difficile à digérer: en effet, il se coagule promptement, les parties de ce *coagulum* sont plus difficiles à séparer, il est capable de s'endurcir dans l'estomac, & il est d'autant plus dur qu'il est plus cuit; il peut même par la cuisson acquérir une consistance qui le rende incapable de se digérer & de se fondre dans l'estomac: de plus il est dégoûtant, & les parties subtiles qu'il exhale sont fort capables d'agir sur les nerfs & de produire des nauſées ; nauſées & vomiſſemens que produit même le ſang propre de l'animal auquel il appartient, quand il s'eſt épanché dans l'eſtomac par quelque événement malheureux. Au reſte Paul d'Egine & quelques autres Anciens nous ont rapporté les ſymptomes violens qui ſurviennent, diſent-ils, à la boiſſon du ſang de taureau. Ces ſymptomes tiennent en quelque façon de ceux que produiſent les poiſons ; mais la ſcéne ſe paſſe principalement dans l'eſtomac. Il paroît donc que le ſang des taureaux, ſang fort denſe par lui-même, agit principalement par la coagulation dans les eſtomacs humains ; car d'ailleurs on a vû des gens prendre comme ſpécifique de certaines maladies, du ſang de différentes eſpeces d'animaux, ſans aucun accident pernicieux. Au ſurplus, on peut prononcer en général que le ſang eſt nutritif ; mais on ne peut pas décider, que telle ou telle eſpece de ſang, ſoit nutritive pour telle ou telle eſpece d'animaux : il faut l'augurer par les degrés d'atténuation qu'a donné chaque eſpece d'animal à ſes humeurs, & ſe ſouvenir qu'un des caracteres eſſentiels à l'aliment, c'eſt d'être moins atténué que l'animal à la nourriture duquel il eſt deſtiné.

Il eſt aiſé d'après ce que nous venons

de dire, de se faire une régle générale sur toutes les humeurs du corps animal. Boerhaave a divisé ces humeurs, en humeurs qui ont la propriété de se coaguler, & en humeurs inconcrescibles, ou du moins il a insinué cette division en plus d'un endroit de sa Chymie. Il n'est à proprement parler aucune humeur connue du corps animal, qui ne laisse un résidu mucilagineux ou savoneux ; les unes ont quelque chose de tenace ; les autres sont savoneuses, telle que l'urine, la bile & en partie la salive, quoiqu'elle ait bien quelque chose de tenace. Les humeurs savoneuses sont sans contredit les plus atténuées, celles qui ont par conséquent le moins de facultés nutritives ; mais existe-t-il dans la nature quelque animal dont les principes ayent un dégré plus considérable d'atténuation, & auquel l'urine même puisse être nutritive ? En général, ce qui est excrémenteux ne peut pas être nutritif pour un corps duquel il est l'excrément, à plus forte raison pour tous ceux qui contiennent un ordre de principes moins atténués. L'urine est de toutes les humeurs la moins tenace ; mais la quantité d'eau qui y est mêlée, empêche cette consistance qu'on peut lui donner, en enlevant une grande partie de ce fluide. La bile est plus huileuse & forme un savon plus exact, il faut cependant avouer qu'outre que ce savon est encore mucilagineux par lui-même, cette liqueur est intimement mêlée avec un mucilage qui sert de défense aux parties dans lesquelles la bile séjourne. Les autres humeurs sont, ou purement mucilagineuses, ou contiennent un peu plus ou un peu moins de mucilage; le tout, plus ou moins atténué, suivant la nature de l'animal.

Voilà où se réduit tout ce que nous avions à dire sur les humeurs des animaux; il ne nous reste plus à parler que de la graisse, qui n'est autre chose qu'une huile plus atténuée que celle des végétaux, qui contient beaucoup de mucilage, & qui d'ailleurs a toutes les mêmes propriétés.

CHAPITRE VI.

Du mélange des animaux entre eux, & des alimens animaux & végétaux ensemble.

IL n'est point d'aliment qui n'ait besoin de quelque préparation, du moins pour devenir plus salutaire; & c'est sans doute de la nécessité & de l'envie d'améliorer les alimens, qu'eſt venu par des dégrés inſenſibles cet art flatteur & pernicieux qui charge aujourd'hui les tables de luxe & de profuſion, & qui du ſoin de conſerver la vie, fait naître une ſource intariſſable de maux. Quoiqu'il ſoit impoſſible de réduire à un ordre conſtant & régulier ce que le caprice des hommes & le déréglement de leur goût ont inventé pour maſquer les alimens, il eſt cependant beaucoup de mélanges & de préparations naturelles qui méritent l'examen des Phyſiciens, & ces mélanges appartiennent à deux claſſes principales. De ces préparations, les unes tendent à la conſervation des alimens, d'autres ont pour but l'amélioration de ces mêmes alimens; amélioration qui les rend plus utiles à la digeſtion, ou plus flatteurs au goût.

La conſervation des alimens eſt un point de la plus grande importance. Indépendemment de la diſette dont les régions les plus fertiles ſont quelquefois affligées, les voyages de long cours exigent néceſſairement cette conſervation. Nous avons parlé de la conſervation des alimens vegétaux, nous allons ici indiquer les ſources & les principes ſur leſquels ſont fondées les principales méthodes de la conſervation des alimens animaux.

Les animaux tendent assez généralement à la putréfaction, comme les végétaux à la fermentation ; & les moyens d'empêcher l'une & l'autre, sont les mêmes. Ces moyens dépendent de l'addition d'une partie, ou de plusieurs parties étrangeres, ou de la soustraction de quelques parties, qui par elles-mêmes étoient capables d'occasionner ces changemens. Cette derniere méthode de conserver les animaux est plus simple ; elle consiste pour la plus grande partie à épuiser d'eau les chairs que l'on veut conserver, ou du moins à enlever l'eau surabondante de leur mixtion ; ce qu'on appelle proprement dessiccation, laquelle se pratique dans différens pays à un feu lent & doux, quelquefois dans les pays chauds à la chaleur seule du soleil. Dans quelques contrées, au rapport des voyageurs, on fait dessecher les poissons, qui servent ensuite de nourriture ordinaire.

Quand on ôte aux viandes leur partie fluide, on seroit étonné du peu de substance qui paroît y rester. Cependant si l'évaporation est faite à feu doux & avec les soins nécessaires, on ne les décompose point, & on ôte très-peu de la partie mucide ; aussi voit-on, quand on fait bouillir ces viandes, qu'elles se gonflent prodigieusement, & presque de façon à pouvoir les comparer aux grains des végétaux avant que ceux-ci soient fermentés. Il n'est pas étonnant que les animaux desséchés par cette méthode nourrissent peu, nourrissent mal, & excitent principalement les symptomes qui viennent du dérangement du bas ventre ; car le mucilage durci a ses parties très-atténuées, & le reste est excrément. Au reste, quelque desséchés que soient les corps des animaux, la putréfaction s'y met tôt ou tard, à la vérité plus lentement ; & souvent même des insectes qui sçavent discerner le mucilage par-tout où il est, les rongent, & en laissent tomber une partie excrémenteuse qui n'est autre chose que la terre unie a une très-petite portion d'huile. Ces animaux réduisent entierement les cadavres conservés pendant longtems en cette poussiere. Il est vrai que la morsure de quelques insectes, fait tomber plus vîte la chair en putréfaction ; soit que les liqueurs de plusieurs de ces animaux servent comme de ferment pour pourrir les cadavres des animaux dont ils se repaissent, soit qu'en mordant ces chairs animales, ils délayent le mucilage trop sec avec quelque liqueur qui leur soit propre ; soit enfin qu'il suffise d'ouvrir quelque passage à l'air, pour que l'humidité en ſoit réſorbée dans le corps deſſéché. Cette eſpéce de conſervation, n'appartient pas ſeulement aux viandes & aux parties ſolides des animaux ; on peut auſſi ſouſtraire aux ſucs des animaux toute leur humidité ſuperflue, & la leur rendre à propos ; puiſqu'ils ſont mucilage, ils peuvent éprouver cette viciſſitude ; de-là viennent, non-ſeulement les gelées, mais les tablettes de viande qu'on peut tranſporter dans les voyages de longs cours ; mais comme ces tablettes ne ſont pas ſans addition, elles appartiennent plus particulierement à la ſeconde eſpece de conſervation.

La ſeconde eſpece de conſervation, encore plus ordinaire que la premiere, eſt celle qui ſe fait par l'addition de quelque corps étranger, capable d'empêcher la putréfaction par lui-même. Les ſels incapables de pourriture, ont ſur-tout cette puiſſance quand on en ſature aſſez le mucilage, & que la fineſſe extraordinaire de leurs parties les a fait inſinuer par-tout, prédominer ſur les parties mucilagineuſes, & les empêcher par conſéquent de réagir les unes ſur les autres ; car autrement, les parties huileuſes de l'animal agiroient promptement ſur la partie ſaline, & compoſeroient un ſavon très-putride. Le méchanisme, qu'on employe pour conserver les viandes en les sallant, consiste à insinuer bien profondément le sel dans leur substance; de façon qu'il les pénetre intimement & entierement, & qu'il subsiste en son entier, quoique fondu par l'eau, qui d'ailleurs eût été employée à la putréfaction : au reste le sel durcit les viandes, & leur imprime un caractere d'âcreté, dont il est impossible après un certain tems, quelque effort que l'on fasse par l'ébullition, de débarrasser totalement le mucilage. Les viandes & les préparations des animaux qui ont été conservées par le sel, ont donc la propriété de former un chyle âcre & muriatique, & qui dépose difficilement ce caractere; ils ont aussi la propriété de fournir des excrémens salins, & de rendre même le mucilage de plus difficile digestion; mais aussi faut-il remarquer que, quoiqu'on use de beaucoup de sels dans l'usage ordinaire & dans la cuisine, ces alimens salés à fond, pour ainsi dire, ne sont que des alimens auxquels on a recours dans la nécessité, & qui ont une propriété toute différente de celle qu'a le sel, employé à petite dose, puisqu'il aide la putréfaction.

Une autre espece de sel, qui a une action sûre pour empêcher la putréfaction, sont ſans contredit les acides ; mais il faut que ces acides, ſoient des acides végétaux ; les acides minéraux, changent & détruiſent la conſtitution animale.

Au reſte, l'effet de ces ſels eſt de reſſerrer les ſolides des animaux ſur leſquels on les employe, d'approcher leurs parties les unes contre des autres, de rendre leur union plus fixe, plus intime & moins diſſoluble ; d'agir de même ſur le mucilage, de le ſolidifier, d'en exprimer l'eau, & en même tems de le durcir & de le rendre plus difficile à digérer ; ſi on mêle des parties végétales dans la totalité de la viande, ces parties font que l'aliment entier eſt moins atténué ; elles impriment à la viande le caractere directement oppoſé à la pourriture. Les alimens les plus ſujets à la putréfaction, ſe corrigent par le vinaigre ; auſſi le gibier, ſujet par lui-même à une prompte pourriture, eſt corrigé par cet acide & par l'action des ſucs de verjus, d'orange aigre, qui maſquant un peu leur gout, ne les rendent que plus agréables.

Tels ſont les principaux ſels dans leſquels on conſerve les viandes des animaux ; on les conſerve encore par d'autres ſels qui paroîtroient moins capables d'empêcher la putréfaction ; ce ſont les ſels volatils, atténués par la déflagration des végétaux ; ſels acides volatiles, mêlés intimement avec une huile fort atténuée ; tels ſont les alimens fumés ; mais cette préparation eſt compoſée de la deſſiccation qui en fait une grande partie : cependant il eſt certain que l'huile qui ſort de la fumée, & ces ſels très-ſubtils, prenant la place de l'eau qui s'évapore du corps de la viande, doivent la rendre beaucoup moins altérable ; l'expérience le démontre tous les jours ; car les viandes & les poiſſons que l'on prépare de cette façon, ſe conſervent davantage que par toute autre méthode : mais il faut avouer que par rapport à la digeſtion, cette méthode conſervatrice des viandes, réunit à la fois les inconvéniens de toutes les autres. Le mucilage deſſéché, eſt pour ainſi dire pétri d'huile, & moins abordable à l'eau ; les ſels y ſont âcres, & capables de porter ce caractere dans le ſang ; caractere d'autant plus violent, que ces ſels ſont plus pénétrans ; auſſi les alimens, par eux-mêmes les plus atténués, prennent-ils par cette méthode une difficulté de digeſtion qui les rend excrémenteux & peu nourriſſans.

Voilà quels ſont les façons de conſerver les plus générales & les plus durables ; mais il en eſt bien d'autres, fondées ſur les mêmes principes, qui font ſubſiſter les viandes pour nos uſages, plus ou moins longtems ; ainſi en cuiſant les viandes, on retranche beaucoup de leur mucilage ; on le fait davantage en faisant bouillir les viandes, qu'en les faisant rotir ; mais dans l'un & dans l'autre cas, elles deviennent plus excrémenteuses, puisque sans rien retrancher de la partie solide, on ôte beaucoup des liquides & des parties nutritives : les viandes, roties ou bouillies, sont moins sujettes à se gâter ; elles se séchent plutôt qu'elles ne se corrompent : on peut aussi conserver pendant quelque tems les parties des animaux sous l'huile, qui agit en les défendant de l'air extérieur ; mais elle les conserve bien moins que les sucs dépurés des végétaux qui en sont couverts dans les boutiques : il est aisé d'enlever toute cette huile qui les surnage, au lieu que les sucs animaux ont tous un caractere savoneux qui en dissout toujours un peu.

Enfin les aromatiques végétaux, qui laissent sortir continuellement de leur corps un nombre infini de particules plus simples que celles du mucilage d'une extrême volatilité, & qui non-seulement pénetrent très-avant dans la substance de la viande, mais qui ont la propriété de ne s'y point altérer, du moins pendant un très-long-tems, sont aussi des conservatifs d'autant plus recherchés, qu'ils donnent ordinairement un goût gracieux aux alimens qu'on conserve par leur moyen : il est un grand nombre d'alimens ainsi conservés, cependant il est rare que le sel n'entre pas pour beaucoup dans cette préparation. Entre les aromatiques végétaux, le poivre qui paroît agir par ses parties intégrantes, est celui qui a le plus d'efficacité & le plus de pouvoir; aucune autre substance végétale ne pénetre si exactement dans les parties du mucilage; aucune autre substance n'est moins capable de putréfaction ; aucune autre n'a des écoulemens si subtils, aussi est-elle préférée à toutes les autres pour la conservation des viandes : au reste, quoique les aromatiques ne changent rien en eux-mêmes à la contexture naturelle du mucilage animal, cependant la dessiccation concourt toujours, ou presque toujours dans les compositions qu'on fait avec les viandes & les aromatiques, surtout quand on veut les conserver longtems; outre cela la quantité d'aromates, interposée entre les parties des animaux , les rend fort échauffans, toniques stomachiques, en un mot, leur donne toutes les propriétés des végétaux aromatiques, mêlés avec le mucilage animal.

Tout ce qui est moins capable de putréfaction que les animaux, & qui a cependant la propriété de s'insinuer dans leurs fibres, soit par soi-même, soit par les forces de l'art, est donc capable de préserver les parties des animaux de la pourriture : on peut les rendre extrémement séches, &

même pour ainſi dire incorruptibles & inaltérables à l'eau, ſans cependant leur ôter tout-à-fait leur mucilage ; tel eſt le cas des cuirs tannés : on retrouve un nombre conſidérable d'exemples, dans leſquels les hommes ont fait un uſage nutritif de cuirs ainſi préparés. Boerhave en a cité beaucoup dans ſes leçons, commentées par Haller. Les adſtringens abſorbent l'eau, reſſerrent & approchent les parties ſolides, paroiſſent faire corps avec ces parties : ils condenſent auſſi le mucilage, rendent par conſéquent la digeſtion bien plus difficile : le mucilage moins atténué, & chargé de parties acides, terreuſes & groſſieres, eſt d'autant plus difficile à digérer, qu'on l'a rendu plus incapable de céder à l'impreſſion de l'eau ; auſſi n'eſt-ce qu'à la derniere néceſſité que l'on s'eſt ſervi d'alimens préparés de cette façon, qui les déguiſe entierement.

Tels ſont les principes ſur leſquels eſt fondée la conſervation des animaux : il en eſt encore quelques autres de moins d'importance, qu'on peut rapporter à celles que nous venons d'énoncer ; ainſi dans ce deſſein, on couvre ſouvent les viandes de graiſſe animale fondue. En effet, par l'ébullition, cette graiſſe perd une grande partie des principes étrangers qui pouvoient devenir ſavoneux, & qui, en prenant ce caractere, pouvoient plus promptement induire à la putréfaction. Cette huile empêche l'action extérieure de l'air & celle de l'eau; par ce moyen elle préserve de la pourriture.

Après avoir parlé des préparations qui peuvent servir à faire conserver la nourriture tirée des animaux, voyons quelles sont les loix que l'on doit suivre pour leur amélioration: en général, on fait souffrir à tous les animaux avant que de s'en servir une préparation du feu, comme nécessairement préalable. En effet, indépendamment de l'horreur que porte avec soi l'usage des cadavres, que nous nous déguisons à nous-mêmes; il est presque impossible de se nourrir d'aucun animal crud: je n'examine pas s'il est vrai qu'il en résulte une férocité dont quelques Auteurs nous ont laissé des exemples; si les parties subtiles & volatiles que tirent des cadavres cruds les animaux qui s'en repaissent, servent à augmenter leur force & leur cruauté, comme Boerhave l'a prétendu; ou au contraire si nous les appellons féroces, parce qu'ils se nourrissent de cadavres encore fumans & palpitans; ce qui est très-vrai, c'est que les fibres de la chair crue, adhérent trop fortement dans chacune de leurs parties, pour que l'estomac des hommes puisse

puiſſe les ſéparer ; que le mucilage qui les joint a beſoin d'une expanſion & d'une atténuation conſidérable pour être rendu plus ſoluble dans l'eau, & par conſéquent plus facile à digérer.

Mais quelque différens apprêts qu'on faſſe éprouver aux viandes, ils ont toujours pour baſe, ou l'ébullition qu'on fait ſubir à ces viandes dans l'eau ou dans l'huile, ou l'action d'un feu ſec qui les rôtit, & qui les cuit ſans l'intervention d'aucun autre fluide que le ſuc même intérieur qu'elles contiennent. Ces deux préparations ſi ſimples des alimens animaux, ſont les ſeules ſur leſquelles les Anciens nous ayent laiſſé quelque conſeil. Hippocrate regarde les viandes rôties, comme plus ſeches, moins chargées d'eau, & appartenantes par conſéquent plus particuliérement à la diéte ſeche qu'il preſcrivoit en hyver ; auſſi met-il le rôti parmi les viandes d'hyver : l'uſage des viandes bouillies eſt moins ancien, & étoit moins en uſage du tems d'Hippocrate ; il n'en permet l'uſage que dans le printems, car il interdit en été l'uſage de toute eſpece de viandes ; les raiſons de cette méthode, & la ſageſſe de ce précepte, ſeront démontrés dans l'Ouvrage où l'on parlera des régimes particuliers.. Galien prononce bien, comme Hippocrate, que les viandes rôties ſont plus ſeches ; mais il donne la préférence aux viandes bouillies, deſquelles il dit *optimum gignere ſanguinem*. Il eſt vrai que les parties ſolides ſont preſque entierement déſunies dans les viandes qui ſont bouillies juſqu'à un certain point, & par conſéquent elles laiſſent peu de parties excrémenteuſes : mais il eſt certain auſſi, que les viandes rôties contiennent plus de mucilage, quoique mêlé avec plus de parties excrémenteuſes ; quoi qu'il en ſoit, la différence eſt d'autant plus grande, que la viande eſt par elle-même plus déſunie : beaucoup de viandes peuvent ſe manger étant bouillies, qui ne ſe peuvent point manger étant rôties : telles ſont toutes les chairs des vieux animaux, & toutes celles qui tendent à la putréfaction ; car l'ébullition attendrit les unes, & enleve aux autres les parties étrangeres trop ſubtiles : on fait auſſi bouillir les viandes dans l'huile pour différens uſages de la cuiſine, mais ces viandes doivent éprouver une chaleur violente avant que d'en venir à l'ébullition ; puiſque ſi l'eau a beſoin de deux cens douze dégrés de chaleur pour bouillir, l'huile en a beſoin de ſix cens ; ce qui brûle les fibres, enleve tout ce qu'il y a de plus fluide, & ne laiſſe qu'une maſſe ſolide endurcie, avec un mucilage tenace, qui peut à peine ſe digérer.

Quelque gracieux que puiſſent être les ragoûts, que le luxe prépare ſuivant cette méthode, on peut aſſurer poſitivement qu'ils ſont extrémement difficiles à digérer. Le reſte de ce qui regarde les ragoûts & les aſſaiſonnemens conſiſte dans l'addition de différentes ſubſtances ; cette addition tend, ou à l'amélioration du goût, ou à faciliter la digeſtion, ou enfin à corriger la mauvaiſe qualité qui peut être dans de pareils alimens. A l'égard de l'amélioration du goût, les hommes ont fait ſur cet article une recherche expérimentale, telle que le caprice ou le luxe la leur a dicté : il eſt impoſſible de réduire en régle ces caprices, puiſque de ces alimens, les uns ſont plutôt des médicamens agréables, d'autres des eſpeces de poiſons, que des alimens proprement dits. Pour les alimens, deſquels l'aſſaiſonnement eſt fait dans l'intention de donner une nouvelle action digeſtive, l'aſſaiſonnement le plus ordinaire n'eſt en aucune maniere un aliment, ne peut pas même le devenir, mais ſon uſage eſt ſi univerſel, qu'on ne peut pas ſe diſpenſer d'en parler ; c'eſt le ſel marin, ou commun : ce ſel irrite légérement l'eſtomac, augmente ſon action & la ſecrétion de la liqueur qu'il contient, ainſi que la ſecrétion de la bile ; & de plus, en petite doſe, il diſpoſe à la putréfaction ; ce n'eſt pas qu'on ne puiſſe abſolument s'en paſſer, mais les gens qui ſont habitués à en faire uſage auroient certainement de la peine à digérer ſans lui : les autres aſſaiſonnemens ſont tous des végétaux, ou aromatiques, ou irritans, capables d'ébranler les fibres de l'eſtomac ; tels ſont le poivre, la moutarde, le vinaigre, le verjus, la ſauge, & mille autres eſpeces d'aſſaiſonnemens dont chacun peut aiſément trouver les eſpeces, & dont les genres ſont pris dans la matiere médicale; ils ſont cordiaux, ſtomachiques, irritans.

A l'égard de la méthode qu'on emploie pour corriger les alimens animaux, elle conſiſte à leur donner un caractere d'altération contraire à l'excès qui ſe trouve dans les animaux ; & ces excès contraires ſont préciſément pris dans les qualités médicamenteuſes, dont il ſeroit trop long de parler ici. Nous terminerons donc ici ce que nous avions à dire ſur les alimens en général, réſervant à un autre traité de parler de l'uſage de ces alimens, ſuivant les différentes mœurs, les climats, les différens ſujets, les lieux, les ſaiſons où on ſe trouve, ou ce qui revient au même, de comparer les alimens aux hommes.

FIN.

TABLE DES CHAPITRES.

PREMIERE PARTIE.

De la Matiere nutritive en général.

SECONDE PARTIE.

TROISIEME PARTIE.

Fin de la Table des Chapitres.

APPROBATION.

J'Ai lû, par ordre de Monseigneur le Chancelier, un Manuscrit intitulé, *Essai sur les Alimens*; & je l'ai jugé très-digne de l'impression. A Paris ce 10 Avril 1753.

LAVIROTTE.

PRIVILEGE DU ROY.

LOUIS, par la grace de Dieu, Roi de France & de Navarre : A nos amés & feaux Conseillers les Gens tenans nos Cours de Parlement, Maîtres des Requêtes ordinaires de notre Hôtel, Grand-Conseil, Prevôt de Paris, Baillifs, Sénéchaux, leurs Lieutenans Civils, & autres nos Justiciers qu'il appartiendra, SALUT. Notre bien amé PHILIPPE VINCENT, Fils, Imprimeur-Libraire à Paris, Nous a fait exposer qu'il désireroit imprimer & donner au Public des Ouvrages qui ont pour titre, *Essai sur les Alimens*, *Elémens de Géométrie, traduit de l'Anglois de Thomas Simpson*, s'il Nous plaisoit de lui accorder nos Lettres de Privilége pour ce nécessaires : A CES CAUSES, voulant favorablement traiter l'Exposant, Nous lui avons permis & permettons par ces Presentes d'imprimer lesdits Ouvrages en un ou plusieurs volumes, & autant de fois que bon lui semblera, & de les vendre, faire vendre & débiter par tout notre Royaume, pendant le tems de six années consécutives, à compter du jour de la date desdites Présentes: Faisons défenses à toutes sortes de personnes, de quelque qualité & condition qu'elles soient, d'en introduire d'impression étrangere dans aucun lieu de notre obéissance, comme aussi d'imprimer ou faire imprimer, vendre, faire vendre, débiter ni contrefaire lesdits Ouvrages, ni d'en faire aucun extrait sous quelque prétexte que ce puisse être, sans la permission expresse & par écrit dudit Exposant ou de ceux qui auront droit de lui, à peine de confiscation des Exemplaires contrefaits, de trois mille livres d'amende contre chacun des Contrevenans, dont un tiers à Nous, un tiers à l'Hôtel-Dieu de Paris, & l'autre tiers audit Exposant ou à celui qui aura droit de lui, & de tous dépens, dommages & interêts: A la charge que ces Présentes seront enregistrées tout au long sur le Registre de la Communauté des Libraires & Imprimeurs de Paris, dans trois mois de la date d'icelles; que l'impression desdits Ouvrages sera faite dans notre Royaume & non ailleurs, en bon papier & beaux caracteres, conformément à la feuille imprimée & attachée pour modele sous le contre-Scel des Présentes; que l'Impétrant se conformera en tout aux Réglemens de la Librairie, & notamment à celui du 10 Avril 1725; qu'avant de les exposer en vente, les Manuscrits qui auront servi de copie à l'impression desdits Ouvrages, seront remis dans le même état où l'approbation y aura été donnée, ès mains de notre très-cher & féal Chancelier de France, le Sieur DE LAMOIGNON, & qu'il en sera ensuite remis deux Exemplaires de chacun dans notre Bibliothéque publique, un dans celle de notre Château du Louvre, & un dans celle de notredit très-cher & féal Chevalier Chancelier de France, le Sieur DE LAMOIGNON, & un dans celle de notre très-cher & féal Chevalier Garde des Sceaux de France, le Sieur DE MACHAULT, Commandeur de nos Ordres; le tout à peine de nullité desdites Présentes. Du contenu desquelles vous mandons & enjoignons de faire jouir ledit Exposant ou ses ayans cause, pleinement & paisiblement, sans souffrir qu'il leur soit fait aucun trouble ou empêchement. Voulons que la copie desdites Présentes, qui sera imprimée tout au long au commencement ou à la fin desdits Ouvrages, soit tenue pour dûement signifiée, & qu'aux copies collationnées par l'un de nos amés, & féaux Conseillers Sécretaires, foi soit ajoutée comme à l'original. Commandons au premier notre Huissier ou Sergent de faire pour l'exécution d'icelles, tous actes requis & nécessaires, sans demander autre permission, & nonobstant clameur de Haro, charte Normande & Lettres à ce contraires: CAR tel est notre plaisir. DONNE' à Versailles le vingt-huitiéme jour du mois de Mai, l'an de grace mil sept cens cinquante-trois, & de notre Regne le trente-quatriéme. Par le Roi en son Conseil. SAINSON.

Registré sur le Registre XIII. de la Chambre Royale des Libraires & Imprimeurs de Paris, N° 198 fol. 157. conformément aux anciens Réglemens confirmés par celui du 28 Février 1723. A Paris le 6 Juillet 1753.

J. HERISSANT, *Adjoint*.

On trouve au même endroit.

Traité de la Structure du Cœur, de ſon Action, & de ſes Maladies, par M. Senac, *in*-4°. 2 *vol. avec Figures*, 20 l.

L'Anatomie d'Heiſter, avec des Eſſais de Phyſique, ſur l'uſage des parties du corps humain, par M. Senac; *nouvelle édition augmentée de notes ſur les nouvelles découvertes, avec figures, in*-12. 3. *vol.* 1753, 7 l. 10 ſ.

Élemens de Chymie, par Herman Boerhaave, traduits du latin par J. N. S. Allamand, *in*-8°. 2 *vol. avec figures, édit. Hollande* 1752, 12 l.

Traité d'Oſtéologie diviſé en quatre parties, la premiere traite de l'Oſtéologie en général; la ſeconde, des os de la tête en particulier; la troiſieme, des os de l'épine, de la poitrine, du baſſin & des extrémités ſupérieures; & la derniere, des os des extrémités inférieures; avec des réflexions ſur les maladies de chaque partie, par M. Bertin, *in*-12. 4 *vol.* avec figures. 1754, 10 l.

www.ingramcontent.com/pod-product-compliance
Lightning Source LLC
LaVergne TN
LVHW010125230826
846091LV00001BA/141

* 9 7 8 2 3 2 9 3 9 4 2 1 3 *